主编 胡海 贾伟涛 王韬

股骨颈骨折
诊疗体系构建
与新理念新技术

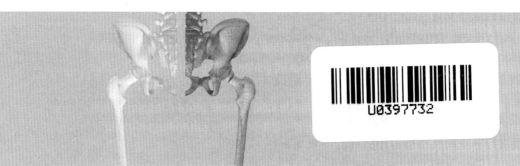

U0397732

上海科技教育出版社

图书在版编目(CIP)数据

股骨颈骨折诊疗体系构建与新理念新技术/胡海,贾伟涛,王韬主编.—上海:上海科技教育出版社,2024.8
ISBN 978-7-5428-7708-6

Ⅰ.①股… Ⅱ.①胡… ②贾… ③王… Ⅲ.①股骨颈-骨折-诊疗 Ⅳ.①R683.420.5

中国国家版本馆CIP数据核字(2023)第038601号

责任编辑　蔡　婷
封面设计　李梦雪

股骨颈骨折诊疗体系构建与新理念新技术
主编　胡　海　贾伟涛　王　韬

出版发行	上海科技教育出版社有限公司
	(上海市闵行区号景路159弄A座8楼　邮政编码201101)
网　　址	www.sste.com　www.ewen.co
经　　销	各地新华书店
印　　刷	常熟市华顺印刷有限公司
开　　本	787×1092　1/16
印　　张	15
版　　次	2024年8月第1版
印　　次	2024年8月第1次印刷
书　　号	ISBN 978-7-5428-7708-6/R·486
定　　价	58.00元

编写者名单

主　编

胡　海　上海市第六人民医院

贾伟涛　上海市第六人民医院

王　韬　上海市同济医院

编　者

王晓民　上海市东方医院

位晓娟　上海市第六人民医院

姜达君　上海市第六人民医院

徐　健　上海市第六人民医院

占　师　上海市第六人民医院

胡　海　上海市第六人民医院

张春芳　上海市浦东新区医疗急救中心

王　韬　上海市同济医院

吴　韦　上海市东方医院

刘　林　上海市东方医院

陈志清　天津市第三中心医院

贾伟涛　上海市第六人民医院

张　波　武汉协和医院（华中科技大学同济医学院附属协和医院）

黄轶刚　上海市第六人民医院

甘　迪　上海市同济医院

冯圣一　上海中医药大学附属岳阳中西医结合医院

钱会娟　上海市第六人民医院

孙雅妮　上海市第六人民医院

陈　金　苏州市相城人民医院

孙　佼　苏州市相城人民医院

郭树章　天津市第三中心医院

胡顺东　上海市第六人民医院

居宇峰　上海市同济医院

序

◆

　　股骨颈骨折一直以来都是临床治疗难题,骨折术后并发症如骨不连、股骨头坏死发生率长年居高不下。此类骨折的诊断治疗也一直是一个研究热点,每年在骨科主流期刊中有大量相关文章,各种治疗理念、内固定策略层出不穷,因此,《股骨颈骨折诊疗体系构建与新理念新技术》这本书的撰写是对近年来新型治疗技术研究成果的一个客观的总结归纳,对于临床医生以及科研人员了解国际前沿治疗理念,提高手术质量具有很高的应用价值。

　　这本书立足于介绍国际前沿技术,包含了大量的国际主流期刊上发表的最新研究成果,例如,在血管解剖研究中不断引起重视下支持带动脉,以及对骨折严重后倾的研究。其次,此专著涉及了很多生物力学的前沿技术。作者创新性地应用信息学技术,细致分析了不同内固定的作用原理,针对不同骨折类型、解剖学特征做出了针对性的推荐。这些观点并未在此前的专著和文章中被提及,因此,这本书代表着国际先进的学术水平。

　　本书的特色之一是介绍了大量的前沿治疗技术。针对股骨颈骨折的并发症如骨不连以及股骨头坏死,不仅详尽介绍了先进的手术技术,更侧重介绍康复护理。文中有大量篇幅详细论述各种护理以及康复手段,有利于提高患者的功能康复,这些内容往往是现有临床工作中容易被忽略的,因此本书的出版价值巨大。

　　作者在撰写中应用了大量的手术照片、病例资料,使得此部分图文并茂,条理清晰,方便读者理解与学习。相信此本图书必将会有助于国内医生了解国际前沿技术以及治疗理念,从而提高手术质量,提高患者的功能恢复情况,降低手术并发症发生风险。

中国工程院院士

2023年11月

前　言

上海作为特大型城市和我国现代医学最发达的城市之一,每年都会收治大量从全国各地过来的因股骨颈骨折治疗失败的患者,有不少患者是由于在初次治疗时骨折复位不理想、内固定选择不合理,导致骨折内翻,骨不连,最终内固定失效,甚至发生股骨头坏死。很多患者通过带血管蒂游离腓骨移植进行挽救,但仍然有相当多的年轻患者只能接受人工全髋置换手术。很多股骨颈骨折患者,在治疗之后的门诊随访过程中,会经常发现这样的情况,也就是X线片上骨折对位对线良好,没有股骨头坏死的表现,但还是有持续疼痛,再仔细检查发现有些是断端骨赘形成,形成股骨坐骨撞击;有些是断端短缩,形成股骨髋臼撞击。诸如此类,虽然有些能够用髋关节镜解决问题,但仍一定比例的患者最终需要接受人工全髋关节置换。每每遇到此类病例,皆感痛心疾首,感触良多。如果所有骨科医生在初始治疗股骨颈骨折时,能够对其有一个系统全面的认识,严格采取科学合理的治疗手段的话,是否能减少股骨颈骨折的并发症呢?为此,笔者萌生了编写此书的想法。

股骨颈治疗有三大要素:解剖复位、牢靠固定、科学合理的功能康复锻炼,治疗要兼顾力学和生物学因素,复位的质量、内植物的位置至关重要。笔者致力于髋部创伤临床研究多年,依托骨科生物力学实验室先进技术平台,以四肢显微外科研究所多年积累股骨头坏死组织学研究为基础,开展了大量生物力学和临床随访研究,形成了一系列临床创新理论体系与实践方案。通过对传统的空心钉内固定技术理论进行系统深入的总结归纳,我们发现传统的三枚平行空心钉采取正三角固定模式,能够更好地抗剪切力,适合于颈干角较大,股骨颈短粗的患者,反之倒三角固定模式能够更好地抗张力,更适合颈干角较小,股骨颈细长的病人。而对于失败风险相对较高的垂直型股骨颈骨折,在传统三枚平行空心螺钉的基础上,增加一枚偏轴螺钉,形成"α"型内固定构架,其生物力学效能最佳;如果将靠近股骨距的空心螺钉换成全螺纹螺钉,兼具有抗短缩能力;对于股骨颈内侧缺损、严重骨质疏松患者,增加使用内侧Buttress钢板,也有利于加强股骨颈骨折内固定的生物力学效能。这些研究成果会在本书的相关章节作详细描述。

股骨颈骨折发生率高，一旦治疗不当，手术失效率较高，但关于股骨颈骨折的专著却较为稀缺。股骨颈骨折的常规治疗大家已经很熟悉了，因此本书专注在"股骨颈骨折诊疗完整体系"这一领域。为了力求给广大骨科医生对于股骨颈骨折诊疗全方位的了解，帮助大家尽可能减少并发症，本书不仅包括股骨颈骨折的历史发展，而且包括股骨颈骨折治疗的新理念和新技术；不仅有西医在股骨颈骨折诊疗的最新进展，而且也有中医在其中的贡献。另外，从治疗的完整性来说，"三分靠治，七分靠养"，本书也专列有股骨颈骨折院前处理、评估、康复和护理章节。在股骨颈骨折内固定治疗研究中，初始固定的研究比较多，但在股骨颈骨折愈合过程中组织学的变化和内固定的相应变化却很少，本书也将有所提及。

感谢所有参与此书编写的作者，通过大家的不懈努力，才有此书的圆满完稿。感谢上海市第六人民医院骨科张长青教授长期以来的关怀和鼓励，感谢好朋友张锐先生对本书出版的大力支持，感谢出版社的悉心指导校准，使本书得以顺利出版，希望能给各位读者带来一些启发和帮助。由于编者的学识经验有限，此书仍有不少缺陷，有待下一版进一步改进。

胡　海　贾伟涛　王　韬

2024年6月

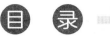 目 录

001 / **绪 论 股骨颈骨折的历史和现状**

001 / **第一章 股骨颈解剖学和组织学**

001 / 第一节 大体解剖

009 / 第二节 血供解剖

014 / 第三节 影像学解剖

016 / 第四节 组织病理学

022 / **第二章 股骨颈生物力学**

022 / 第一节 股骨颈生物力学

029 / 第二节 股骨颈骨折生物力学测量方法

036 / **第三章 股骨颈骨折概论**

036 / 第一节 流行病学和病因学

039 / 第二节 诊断和鉴别诊断

040 / 第三节 分型

044 / 第四节 预后和并发症

050 / **第四章 股骨颈骨折的院前处理**

050 / 第一节 老年人股骨颈骨折

052 / 第二节 青壮年股骨颈骨折

057 / **第五章 股骨颈骨折的评估和处理原则**

057 / 第一节 股骨颈骨折术前评估

063 / 第二节 股骨颈骨折术后评估

069 / 第三节 股骨颈骨折手术处理原则

077 / **第六章 青壮年股骨颈骨折**

077 / 第一节 基本理念

079 / 第二节 切开复位手术入路

084 / 第三节 稳定型股骨颈骨折

091 /　　第四节　垂直型股骨颈骨折

102 /　　第五节　青壮年股骨颈骨折并发症和治疗要点

112 / 第七章　老年股骨颈骨折

112 /　　第一节　特征

112 /　　第二节　手术方案

126 /　　第三节　人工全髋关节置换术后生物力学

130 / 第八章　股骨颈骨折术后并发症的治疗

130 /　　第一节　畸形愈合的治疗

135 /　　第二节　骨不连的治疗

142 /　　第三节　股骨头坏死的治疗

149 / 第九章　特殊类型股骨颈骨折

149 /　　第一节　儿童股骨颈骨折

154 /　　第二节　人工关节假体周围骨折

160 /　　第三节　病理性骨折

164 /　　第四节　股骨颈骨折合并同侧股骨骨折

177 / 第十章　中西医结合治疗股骨颈骨折

177 /　　第一节　中医药保守治疗

182 /　　第二节　中医药配合内固定手术治疗

184 /　　第三节　中医药配合髋关节置换治疗

188 / 第十一章　股骨颈骨折护理

188 /　　第一节　常规护理

192 /　　第二节　内固定手术护理

193 /　　第三节　髋关节置换术后护理

198 / 第十二章　股骨颈骨折康复

198 /　　第一节　保守治疗康复

204 /　　第二节　内固定手术康复

209 /　　第三节　关节置换术后康复

221 / 附　录　大事记

绪 论

股骨颈骨折的历史和现状

一、股骨颈骨折的历史

人类对于股骨颈骨折的认识要远滞后于股骨颈骨折的历史。在没有X线检查技术的年代,要对股骨颈骨折有所认识,确实需要很好的人体解剖学知识,以及超常的智慧和临床阅历。更何况古代人类由于生活环境、医疗水平、战争等诸多因素的影响,平均寿命短,骨质疏松症人群较少,股骨颈骨折并不常见,这已经考古研究得以证实。

我国发现的最早的股骨颈骨折要追溯到距今3000—4000年前的青铜器时代。中国科学院古脊椎动物与古人类研究所的赵振标教授在研究湖北长阳深潭湾遗址人骨时,在深潭湾遗址的M17号墓中发现一例股骨颈骨折。这是一例中年男性的左侧股骨颈骨折,股骨颈嵌插于远端,股骨颈短缩,呈畸形愈合状态。这例股骨颈骨折可能是国内迄今为止发现的最早的股骨颈骨折病例。这一病例与美国Alaska州因纽特人(Inuit,又被称为爱斯基摩人Eskimo)遗址出土的一例骨折标本(NMNH33345号)相似。

历史上著名的"黄金诏书"颁布者——德意志国王、神圣罗马帝国皇帝查理四世(Charles Ⅳ,1316—1378),在其死后600年的考古发掘中才被确认死于股骨颈骨折。所以人类对股骨颈骨折的认识远滞后于对股骨颈骨折的发生的认识,直到法国的现代外科学之父安布鲁瓦兹·帕雷(Ambroise Paré)(约1509—1590)首次将股骨颈骨折与髋关节脱位相鉴别,距今也仅有500余年的时间。在Ambroise Paré提出股骨颈骨折后的200多年间,虽然也有一些散在的关于股骨颈骨折的临床经验记载,但对于临床有指导价值的研究则是始于19世纪初。特别是爱尔兰都柏林大学圣三一学院的学者先后发表的一些研究股骨颈骨折的论文,对后世股骨颈骨折的研究起到了重要的引导作用。比如1818年,Abraham Colles对髋部骨折尸体标本的解剖学研究。1819年,Astley Cooper在大量的解剖学研究基础上提出股骨颈骨折的关节内骨折和关节外骨折分型,因此Cooper也被称为股骨颈骨折分型第一人,并且他总结了所治疗的股骨颈骨折患者中,关节囊内骨折无一愈合。因而他主张"Treat the patient and let the fracture go"（治疗病人，骨折随它去）。

1835年，R.W. Smith对股骨颈骨折患者的临床表现及诊断的经验进行了相关总结。这些早期的研究对后来股骨颈骨折的研究产生了重要影响。一些在X线出现前用于股骨颈骨折的诊断方法如布瑞恩三角（Bryant's triangle）、内拉通线（Nelaton line）至今仍保留在教科书中。但是在此之前，关于股骨颈骨折的治疗，仍然是以非手术治疗为主。

（一）股骨颈骨折内固定手术史

1846年美国波士顿外科医师William Morton发明了乙醚麻醉。股骨颈骨折的手术治疗也是在麻醉技术用于临床之后。1858年，德国外科医师Von Langen Beek在乙醚麻醉下完成世界上第一例股骨颈骨折内固定手术，他采用镀银螺钉为一位老年女性股骨颈骨折患者进行了内固定治疗。遗憾的是，由于无菌观念尚未建立，患者术后伤口感染，患者最后死于败血症。

1867年，英国著名外科医师Joseph Lister发表了他的外科消毒法成果。1875年，德国医师Franz Konig成功地进行了第一例髋部骨折手术，他在外科消毒技术下用金属螺钉对一名年轻的股骨颈骨折患者进行了经皮内固定手术，并且取得了不错的效果，成为股骨颈骨折内固定成功第一人。

1883年，美国外科医师Nicholass Senn通过动物实验发现，内固定手术可很好地解决患者早期活动的问题，从而可避免长期卧床产生的一系列并发症，提出了"股骨颈骨折都应该手术治疗"的观点，但是此观点受制于当时的技术水平及股骨颈骨折术后居高不下的并发症，在此后很长一段时间内股骨颈骨折的治疗仍然是以保守治疗作为主要的治疗手段。其中包括第九届诺贝尔医学奖获得者瑞士外科医师Emil Theodor Kocher，他发明的"丁字鞋"一直在较长时间内是很多国家用于治疗股骨颈骨折的方法之一。这种状况和当时较高的手术感染率有关，相对于非手术治疗股骨颈骨折最常见的并发症——骨折不愈合和股骨头无菌坏死而言，保守治疗更容易为医患双方所接受。

美国医师Royal Whitman还为股骨颈骨折的保守治疗发明了外展架石膏固定术。1930年，该方法作为美国骨科医师学会（American Academy of Orthopaedic Surgeons，AAOS）治疗股骨颈骨折建议的主要方法。

1910年法国医师Pierre Delbet开始使用内固定治疗股骨颈骨折。他将股骨上端骨折分为4型：头下型、经颈型、基底型和转子间型，并总结出骨折线越接近于股骨头，骨折近端血供越差，发生股骨头缺血坏死的可能性也越大的结论。他的理论为此后多种股骨颈骨折分型方法及手术方式的选择奠定了基础。

1925年，美国著名的矫形外科医师Marius Nygaard Smith-Petersen采用了3个钢钉插入治疗股骨颈骨折,这个方法虽然很盲目,但在当时矫形外科领域却是一个了不起的创新,大大提高了手术成功率并降低了死亡率,从此该钉被称为"Smith-Petersen 钉"。1931 年 Smith-Petersen 发表了 24 例股骨颈骨折切开复位"三翼钉"内固定的治疗结果:75% 骨折愈合,15% 骨折不愈合,10% 患者死于败血症。由于其良好的治疗效果,直至 20 世纪 40 年代末开始,"三翼钉"(图0-1-1,图0-1-2)广泛应用于临床,成为股骨颈骨折早期的首选内固定方式,他所采用的手术切口成为髋关节前方入路经典手术切口,被称为"Smith-Petersen切口",一直传承至今。随后,瑞典医师 Sven Johansson (1932)和美国医师 H. Heyward Wescott(1934)为闭合三翼钉内固定手术设计了相应的手术辅助器械,使手术时间大大缩短。

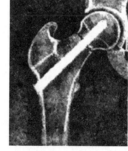 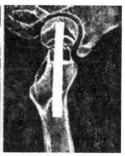

图0-1-1　三翼钉　　　　　　　　　　　图0-1-2　三翼钉固定术后X线片

1935 年,骨折张力带固定原理的提出者、德国医师 Friedrich Pauwels 发表了一种新的股骨颈骨折分型方法,他认为骨折与水平面形成的夹角(Pauwels 角)影响股骨颈骨折的稳定性和预后。根据 Pauwels 角的大小将股骨颈骨折分为 3 型:Ⅰ型(Pauwels 角 < 30°);Ⅱ型(Pauwels 角 30° ~ 50°);Ⅲ型(Pauwels 角 > 50°)(见第三章第三节分型)。该分型较直观地描述了对股骨颈骨折稳定性的判断及治疗方法的选择,至今仍为临床所用。

1941 年,美国骨科医师学会(AAOS)更新了股骨颈骨折的治疗建议,建议对股骨颈骨折使用"三翼钉"内固定。此后"三翼钉"逐渐在全世界范围应用,但是随着治疗病例的增多及更多相关研究结果的公布,其弊端逐渐显露,抗旋转能力较差、缺乏加压作用、易出现松动及对股骨头损伤较大成为主要弊端。1976 年,英国医学研究委员会就得出"三翼钉不适用于有移位的股骨颈骨折"的结论,此后"三翼钉"逐渐退出股骨颈骨折的治疗。但在中国,"三翼钉"一直使用到 20 世纪 90 年代甚至 21 世纪才逐渐退出临床。类似的多钉针组合包括 Knowles 钉、Deycrle 钉、斯氏针及多根螺钉等。此种组合虽创伤小,且可以从钉针布局上达到抗旋转的目的,但是退钉、断钉等内固定失败也常常发生,故这些内固定技术也已被淘汰。

1961 年,英国医师 R. S. Garden 根据骨折的正位 X 线表现,将骨折分为不完全骨折、完全骨折无移位、完全骨折部分移位和完全骨折完全移位4个类型(见第三章第三节分型)。这是一种基于骨折移位程度的分型,该分型最大的优点在于简略而直观,既较客观地描述骨折的严重程度,还能在一定程度上预测骨折不愈合与股骨头缺血坏死发生率。

1987年,AO创始人Maurice Muller等人提出了长管状骨骨折的综合分类系统,即所谓"AO骨折分型"。股骨颈骨折在AO骨折分型中被归类为股骨近端骨折(编号31)的B型(31B)(见第三章第三节分型),再依据骨折发生部位、移位状况分为3个亚型9个种类。后来美国骨科创伤协会(the Orthopaedic Trauma Association,OTA)采用这一分类方法,并将其分类方法和原则应用到全身其他骨骼,形成了AO/OTA骨折分类系统。这种分型比较复杂,难以记忆,而且也不能反映骨折严重程度与预后的关系,因此临床应用不够广泛。但随着当今信息化技术的进步及临床诊疗技术的进步,AO/OTA分类系统由于分型完善可能更有潜力。

多枚空心螺钉内固定是目前治疗股骨颈骨折的主要手段之一,也有较长的历史。1938年,美国医师M. S. Henderson发表了自1933年以来梅奥诊所(Mayo Clinic)应用空心加压螺钉内固定治疗14例股骨颈骨折患者,临床效果满意。巴西医师F. E. Godoy-Moreira对空心加压螺钉系统的改进使一些治疗难度很大的股骨颈骨折手术患者取得了满意效果。目前广泛用于治疗股骨颈骨折的Asnis空心螺钉始于1980年(图0-1-3)。美国医师S. E. Asnis等通过对141例患者长达十余年的远期随访(平均8年),股骨头坏死率分别是:Garden Ⅱ型8/41,Garden Ⅲ型6/30,Garden Ⅳ型12/40。55例存活患者中,骨折均愈合无严重并发症,骨折60个月后的功能保持良好。随着多枚空心螺钉固定股骨颈骨折的相关临床和实验研究逐渐增多,其稳定的疗效和便捷的操作,使其成为当今治疗年轻股骨颈骨折患者的主流,三枚空心钉固定虽然属于微创治疗,但是也存在力学稳定性欠佳、术后不

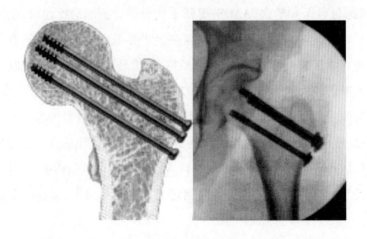

图0-1-3 空心钉效果图及术后X线透视

能早下床活动、康复周期较长等缺点,尤其对于垂直型股骨颈骨折的年轻患者,这些缺点更为明显。随后的第六章将会介绍最新空心钉固定的研究进展。

1951年,波兰医师Ernst Pohl设计了动力髋螺钉(Dynamic Hip Screw,DHS)(图0-1-4),由此滑动钉板系统固定股骨颈骨折成为外科医师的另一种选择,动力髋螺钉后经AO改进而沿用至今。其设计符合股骨近端的生物学特点,力学稳定性较好,但是相对于三枚空心钉内固定,仍具有操作复杂、手术创伤大、手术时间长等缺点,并且其抗旋转能力不及空心钉。

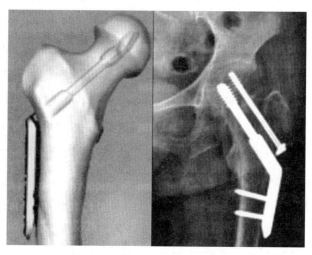

图0-1-4 DHS效果图及术后X线透视

2017年应用于临床的股骨颈动力交叉螺钉(Femoral Neck Systerm,FNS,图0-1-5),由AO内固定协会LEEG(Lower Extremity Expert Group,下肢专家工作组)和强生Depuy Synthes

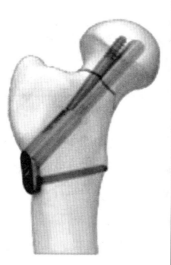
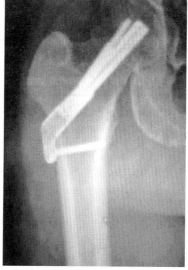

图0-1-5 FNS效果图及术后X线透视

公司合作开发,由钉、板、自带防旋钉组成,适用AO31B型的所有骨折,其手术操作简便、创伤小,兼具DHS生物力学性能及三枚空心钉的微创等特点。国内已于2019年正式批准上市,但是其力学性能仍有待考证。由于上市时间短,缺少大规模临床研究病例,其治疗效果也有待进一步验证。

(二) 人工髋关节置换术

对于不适合行内固定治疗的股骨颈骨折患者,临床上可以选择行人工髋关节置换术(包括半髋关节置换术和全髋关节置换术),例如,老年不稳定型股骨颈骨折(Garden Ⅲ型和Ⅳ型)、无法接受长期卧床休养、对再次手术耐受性较差的患者或高龄患者。

人工关节置换术从早期的探索阶段到如今较成熟发展阶段已有100余年的历史。我们的前辈为了治疗髋关节疾病,走过很多曲折的道路,一路走来,跌跌撞撞、坎坎坷坷,十分不易。有一段时期,为寻找一种更合适的材质,为优化1 cm的设计,往往消耗数十年的努力,其间饱含着几代科学家的毕生研究。直到现在,理论、材料、设计仍在追求进步与卓越的征途上不断前行,每一枚人工假体都像一颗璀璨的明珠,是由无数前辈科学家的汗水以及智慧铸造而成,现将人工髋关节的发展历史总结如下。

最早的人工髋关节置换术是1891年,德国外科医师Glück采用象牙股骨头与髋臼,进行全髋关节置换术,并用镀镍螺钉固定假体。他还使用松香、浮石粉和塑料混合制成的骨胶作为黏合剂来固定全膝关节象牙假体,是骨水泥型假体的启蒙。

1923年,Smith-Peterson在波士顿提出铸模关节成形术的概念,设计了玻璃杯关节(图0-1-6),被认为是髋关节置换术的鼻祖。

1939年,Philip Wiles提出全髋关节成形术的概念,设计并应用不锈钢全金属人工髋关节,成为现代全髋关节置换的先驱者。

1938年,Smith-Petersen将生物惰性材料钴铬钼合金制造成钟状金属杯(图0-1-7),行股骨头置换术,约有1/2患者疼痛缓解,但因无法解决解剖畸形问题而逐渐被淘汰。

1942年,A. T. Moore与H. R. Bohlman首先应用金属人工假体置换术治疗股骨近端骨肿瘤(图0-1-8)。

随着材料学的不断发展及人工髋关节假体的不断更新换代,人工髋关节置换术被广泛应用于老年移位型新鲜股骨颈骨折患者。应用人工关节置换术治疗老年股骨颈骨折主要基于以下两点考虑:①术后患者可以尽快进行肢体活动及部分负重,以利于迅速恢复功能,防止骨折并发症,特别是全身并发症的发生,从而降低老年股骨颈骨折患者的病死率;②人工关节置换术对股骨颈骨折后骨折不愈合及晚期股骨头缺血性坏死是一次性治疗。

1946年,法国人Robert Judet和Jean Judet兄弟使用牙托粉制成带头柄结构的假体(图

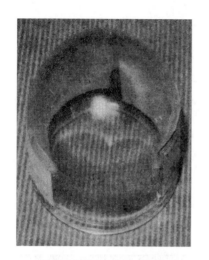

图 0-1-6　玻璃杯关节

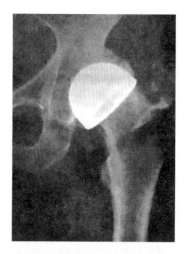

图 0-1-7　钟状金属杯关节

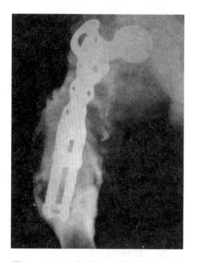

图 0-1-8　金属人工关节治疗股
骨近端肿瘤

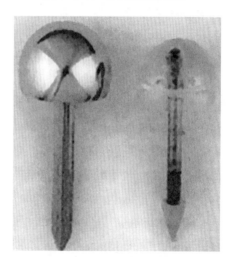

图 0-1-9　带头柄结构的假体

0-1-9），将柄植入粗隆间区域，即短柄股骨头成形术，用来治疗股骨头坏死。

　　1962年，英国外科医师Sir John Charnley设计出全新的金属股骨头与超高分子聚乙烯髋臼组合（图0-1-10），创立低摩擦人工髋关节置换术模式并应用于临床，宣告了髋关节置换时代的来临。他认为生物关节面，类似海绵具有弹性，内含滑液，使关节保持低摩擦系数。那么，采用润滑液润滑假体关节面以获得低摩擦效应是不行的，应当寻求低摩擦系数的生物材料来制作假体以达到目的，从而确立了人工关节低摩擦理论。这个理论直到今天仍是关节假体设计的基础之一。Charnley经过大量的生物材料摩擦试验，设计出直径为22.5 mm的金属股骨头和超高分子聚乙烯髋臼组合的假体，并用聚甲基丙烯酸甲酯（骨水泥)固定。他倡导层流净化手术室个人隔离系统,使感染率由7%下降至1%。此后,人工关节生物力学研究迅速发展,开创了人工髋关节置换的新纪元。由于Charnley对人工关节做出的重大贡献,他被公认为现代人工关节之父。

20世纪70年代,由于骨水泥界面的老化、破裂而引起假体松动等并发症,非骨水泥假体再度兴起,部分学者开始探索非骨水泥假体,生物型假体随即诞生。

瑞士骨科医师、AO基金会创始人Maurice E. Muller在Charnley假体的基础上改进了全髋关节假体(图0-1-11)。1971年表面微孔型钴铬钼股骨头假体在巴黎出现,其特点为假体柄全长都布满了空隙,无需骨水泥辅助固定,由于远端孔隙内骨长入牢靠而产生应力遮挡效应。20世纪70年代后期出现了一些根据严密紧压原则设计的假体。假体与骨间隙不大于1mm,无颈领,柄上宽下窄,使其更适合髓腔形状而紧密相贴,无骨水泥固定而达到固定牢靠的目的。

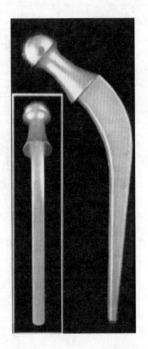
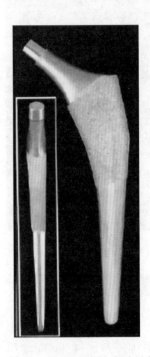

图0-1-10 低摩擦人工髋关节假体　　图0-1-11 Muller改进的全髋关节假体

20世纪90年代很多专家都把混合型人工关节置换作为首选模式:60岁以上的患者髋臼首选非骨水泥型,可早期离床活动,股骨柄采用骨水泥固定;对于年轻患者,非骨水泥型应用较多,长期观察不易松动。目前,人工全髋关节置换术(Total Hip Arthroplasty,THA)已成为人工材料在人体应用最成功的典范。

二、股骨颈骨折治疗现状

2021年5月,我国公布的第七次全国人口普查结果显示,我国60岁以上老年人口达到2.64亿,占总人口比例的18.7%,股骨颈骨折作为髋部常见骨折之一,约占全身骨折的3.58%,占髋部骨折的54%。随着人口老龄化日益加重,股骨颈骨折呈逐年上升趋势,已成为严重的社会问题。如今,股骨颈骨折的治疗及结果等多方面仍存在许多未解决的问题。由于解剖功能上的特点,骨折不愈合率较一般骨折高,占10%~20%。同时,由于股骨头血供解剖特点,骨折后易发生股骨头缺血坏死及塌陷的不良后果,据国内外学者统计其发生率高达10%~30%,故被称为"尚未解决的骨折"。对青壮年患者来说,股骨颈骨折通常由高能量暴力引起,如高处坠落伤或高速交通事故伤;老年人群中股骨颈骨折通常由低能量损伤所致,如站立时跌倒。因此,对于不同年龄、不同损伤机制及不同分型的股骨颈骨折,就需要针对性地选择治疗方式。

(一)保守治疗

保守治疗是治疗无移位股骨颈骨折(Garden Ⅰ型和Ⅱ型)的一种选择,特别是外翻嵌插型骨折。保守治疗过程中存在较高的骨折移位风险,因此应保持定期随访,如果发生骨折移位,则按移位的股骨颈骨折及时处理。保守治疗也适用于身体情况差或合并有严重内科疾患无法耐受手术或主动选择保守治疗的患者。

(二)内固定手术

无论是老年还是年轻股骨颈骨折患者,绝大多数证据都支持尽早进行手术治疗,因此对于有条件的股骨颈骨折患者首选手术治疗。手术方式的选择取决于骨折类型、移位程度、患者自身状况(年龄、骨质量)、伤前身体条件(伤前活动状态、并发症)等。

临床上,一般将年龄小于65岁的股骨颈骨折患者定义为"年轻患者",年龄大于75岁的患者定义为"老年患者"。年龄为65~75岁的患者,应根据患者的伤前生理状态决定其属于"年轻患者"还是"老年患者"。当然,年龄只是一般性标准,治疗方案的选择还要考虑患者的整体身体状况、实际活动能力和预期功能要求。

对年轻患者或者骨骼条件较好的老年患者,手术治疗目标是尽量保留股骨头、避免股骨头坏死,并达到骨性愈合,首选闭合或切开复位内固定治疗。解剖复位和有效固定对获得良好的预后及功能有重要意义。对于骨骼条件较差的老年患者或合并慢性病的患者,为了避免或减少因长时间卧床可能带来的并发症,尽早恢复患者负重行走功能,首选髋关节置换(包括半髋关节置换和全髋关节置换)治疗。

根据作用机制的不同,用于股骨颈骨折治疗的内固定方式主要有以下几类:拉力螺钉固定、动力髋螺钉(Dynamic Hip Screw,DHS)或股骨颈动力交叉钉(Femoral Neck System,

FNS)及髓内钉固定等方式。对于特殊类型股骨颈骨折的内固定选择,如垂直剪切型(如Pauwels Ⅲ型)股骨颈骨折多见于年轻的患者,则治疗方法多种多样,包括单纯平行拉力螺钉、偏轴拉力螺钉、全螺纹螺钉、DHS、锁定板、股骨近端髓内钉、内侧支撑钢板、静力加压内侧支撑螺钉技术等。各有各的生物力学优势,但影响股骨颈骨折稳定性的因素很多。总而言之,选择何种内固定物取决于骨折类型、骨折粉碎程度及骨折部位、内固定物的机械特性以及骨科医师对内固定物的熟悉程度或偏好。此外,患者的骨质量、是否合并股骨干骨折等均会对内固定物的选择产生影响。第七章针对此类骨折将会有详细的分析说明。

(三)髋关节置换

对于老年不稳定型股骨颈骨折(Garden Ⅲ型和Ⅳ型)、无法接受长期卧床休养、对再次手术耐受性较差或极高龄患者(年龄大于80岁),推荐关节置换手术治疗。对于老年无移位或外展嵌插的稳定型股骨颈骨折(Garden Ⅰ型和Ⅱ型),也可以选择内固定治疗。对预期寿命长、伤前活动量较大或术后功能要求高,同时合并髋臼骨关节炎、发育不良或其他本身就需要关节置换手术的髋臼病损的老年股骨颈骨折推荐采取THA治疗;而半髋关节置换(Hemi arthroplasty,HA)更适合高龄、活动要求低、身体条件欠佳的老年患者。对骨质较差,特别是骨皮质厚度纤薄的患者,推荐使用骨水泥型假体;而对骨质尚好、预期生存时间较长的患者,则推荐使用非骨水泥型假体。

股骨颈骨折作为一种古老的骨科疾病,其诊断和治疗的进步也是外科学发展的一个缩影,直到现在,股骨颈骨折的理论、内植物的设计仍在不断的完善与更新。我们相信随着新材料学、人工智能、生物力学等技术的不断发展,踩在巨人肩膀上的我们对于股骨颈骨折这一"尚未解决的骨折"的认识与治疗将会有不断的突破和创新。

(王晓民)

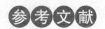

参考文献

1. 张振标. 中国古代人类遗骸的骨折病例. 人类学学报,1993,12(4):319-326.

2. 梅炯. 股骨颈骨折内固定手术的研究历程和展望. 中国骨与关节杂志,2015,4(2):82-83.

3. Xia Y, Zhang W, Hu H, et al. Biomechanical study of two alternative methods for the treatment of vertical femoral neck fractures – A finite element analysis. Comput Methods Programs Biomed, 2021, 211:106409.

第一章

股骨颈解剖学和组织学

股骨颈为连接股骨头与股骨干的狭细部分,较易发生骨折。股骨颈骨折与骨骼结构(如骨密度)密切相关,可发生于各个年龄段,多发于老年人群,骨质正常的青壮年在暴力损伤或长期过度负荷下也会发生。股骨头缺血性坏死和骨折不愈合是股骨颈骨折治疗的关键临床难题,而股骨头血供是影响股骨颈骨折愈合的关键因素。对股骨颈解剖结构的深入认识有助于降低术后并发症的发生率,改善临床结局。

第一节　大体解剖

成人髋关节是多轴性球窝关节,连接骨盆与下肢,是人体重量传达于下肢及负重和行走的枢纽,其结构解剖与负重及运动功能相适配。髋臼、股骨头、股骨颈、大小粗隆共同构成髋关节的骨性结构,以髂股韧带、耻股韧带和坐股韧带支撑稳定关节结构。股骨头呈半球形,朝向前内上方,在股骨头中央有股骨头凹,为股骨头圆韧带附着点,其余部分为关节面,覆盖有透明软骨。两侧的髋关节通过骨盆相连,以骶髂关节和腰骶关节与脊柱相连。

一、髋部解剖概述

股骨和骨盆共同组成髋关节,股骨头位于髋臼内,可做三轴性旋转运动(如屈、伸、内收、外展、内旋、外旋及环转等),但不能侧方平移。股骨头并非规则球形,仅在负重面上与髋臼良好匹配。股骨颈较细,斜行向内上方和前方,仅后下方部分区域位于关节囊外,绝大部分位于关节囊内(图1-1-1)。髋关节周围包绕有强大的韧带和肌肉组织,保证其结构的稳定性和正常活动功能。

（一）髋臼

髋臼位于髂前下棘与坐骨结节连线的中点,是由髂骨、坐骨和耻骨三部分融合而成的半球形杯状凹陷,直径约为4.5cm,朝向外下方。边缘骨质隆起,中央凹陷呈倒杯形深窝为髋臼窝,骨质较薄,其下部有宽而深的缺口,为髋臼切迹,是髋臼横韧带的附着点。髋臼窝内有脂肪垫、外有骨膜覆盖,可保证股骨头圆韧带在髋关节内顺利自由活动。髋臼后上方厚实,内壁较薄,边缘有骨性唇状隆起,可对抗活动产生的压力和应变力。

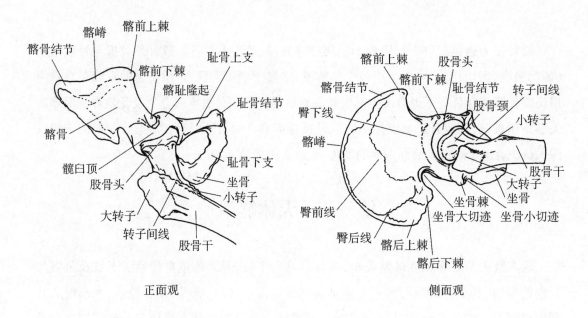

正面观　　　　　　　　　　　　　　　侧面观

图1-1-1　髋关节骨性结构

髂骨位于髋骨上方,包括髂骨体和髂骨翼,髂骨体肥厚不规则,构成的髋臼顶约占髋臼面积的2/5,髂骨翼为宽阔的骨板,其外侧面为臀肌附着点。髂骨上缘为髂棘,前端止于髂前上棘,后端止于髂后上棘,两者下方分别为髂前下棘和髂后下棘,坐骨大切迹位于髂后下棘的下方。坐骨位于髂骨下后方,坐骨体构成的髋臼后壁及臼底约占髋臼面积的2/5,坐骨结节位于坐骨移行处的后部。耻骨体构成髋臼的前下壁,占髋臼面积的1/5。髋臼窝下部有一宽而深的缺口为髋臼切迹,髋臼横韧带附着于其上。髋臼孔位于髋臼深面与切迹之间,内有髋臼血管通过。髋臼的周缘覆有坚韧的纤维软骨,又称盂唇,可将股骨头深抱其中,使髋关节更稳定(图1-1-2)。

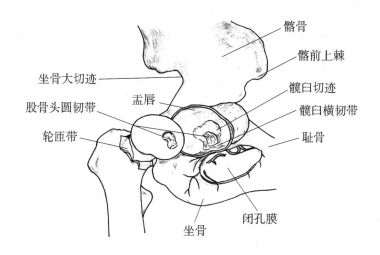

图1-1-2 髋臼解剖结构

（二）股骨近端

股骨近端包括股骨头、股骨颈、大转子和小转子（图1-1-3）。

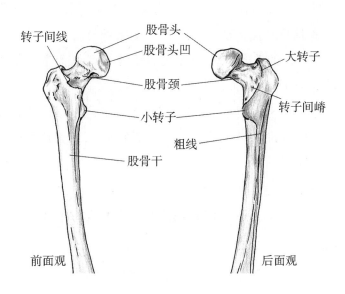

图1-1-3 股骨颈骨性结构

股骨头膨大呈球形，与髋臼相匹配，直径为4.5~5.5cm，其最大直径处紧包于盂唇。股骨头表面覆有关节软骨，关节面较髋臼的关节面大，平时股骨头的前部、外上部及后部边缘不被髋臼所覆盖，仅在髋关节极度屈曲和伸展时，其周围的部分软骨面才与髋臼的关节软骨面相接触。股骨头最高点的稍后方有一凹陷，为股骨头凹，是股骨头韧带的附着部。

股骨头韧带中有动脉，股骨头可由此获得少量血供。

股骨颈长约3.7cm，是连接股骨头与股骨体的狭细部分，两端较粗，远侧端尤甚。成人股骨头、股骨颈双侧对称性高，差异量仅为2%~4%。但有学者基于由61例健康年轻人CT扫描数据获得的股骨三维重建模型进行测量，发现双侧股骨前倾角和股骨头中心至股骨干纵轴线距离均有显著性差异，其中双侧股骨前倾角相差0.2°~17.3°（平均4.3°±3.8°），与股骨颈粗细相关；股骨头中心至股骨干纵轴线距离相差0.5~19.4 mm[平均(7.1±3.8)mm]，与股骨头大小相关。冠状位上，股骨颈长轴与股骨干长轴之间形成一内倾角为颈干角，可使躯干重力由狭窄的髋关节负重区传达至较宽广的股骨颈基底部，并可增加下肢的活动范围。通常，成人颈干角为130°±7°（男性132°，女性127°），儿童约为160°，颈干角如小于110°则称为髋内翻，大于130°则称为髋外翻。不同群体中，股骨颈在冠状面上的中心点始终处于大转子的尖端部位。在轴位上，股骨颈长轴投影线与股骨两髁连线投影线之间所形成的向前的倾斜角，为前倾角或扭转角。成人前倾角为10°~15°（男性12.2°，女性13.2°）。前倾角通常与下肢力学特征密切相关，在进行股骨颈骨折固定时应予以注意。

大转子是位于股骨颈上外侧的方形骨性隆起，其尖部正对髋关节中心，相当于髂前上棘至坐骨结节连线的中点，是测量下肢长度、判断股骨颈骨折或髋关节脱位的重要标志。大转子内下部与股骨颈及股骨干以松质骨相连，后上部有转子隐窝，是闭孔外肌腱附着处。大转子是髋关节外侧的重要结构，是髋关节外展、外旋的力学支点，也是承接骨盆和下肢运动控制的重要枢纽。

小转子位于股骨干内下方，是较小的圆锥状隆起，前面粗糙，附着有髂腰肌，大小转子间有一条隆嵴为转子间线，是髋关节囊及髂股韧带附着部；后方较平滑，有一隆嵴为转子间嵴，附有外旋肌。

二、关节囊、滑膜与韧带解剖

（一）关节囊

髋关节囊为圆筒状结构，厚而坚韧，分为纤维层和滑膜层。纤维层在近端起自髋臼缘、髋臼横韧带和髋臼唇外面，由致密纤维组织构成，含丰富的血管和神经，包绕整个股骨头及2/3股骨颈。在远端，前面附着于转子间线，后面附着于小转子间嵴内侧1.25cm处（即股骨颈中、外1/3交界处），股骨颈前面全包于囊内。纤维膜由浅纵纤维和深横纤维组成，一部分纤维呈螺旋形、斜行和弓形走向，环形纤维在股骨颈后下方形成类似吊带结构，纵行纤维则主要包括髂股韧带、坐股韧带和耻股韧带（图1-1-4）。

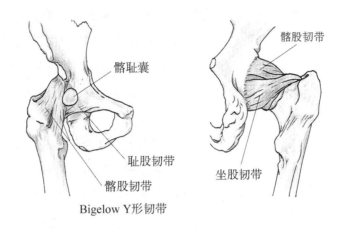

髂股韧带

髂耻囊

耻股韧带

髂股韧带

坐股韧带

Bigelow Y形韧带

图1-1-4　髋关节囊韧带解剖结构

关节囊壁厚薄不一,前壁和上壁极厚,有反Y型的髂股韧带和耻股韧带共同增强,后内壁和内下壁很薄,在髂腰肌腱下纤维层甚至缺如,形成关节囊薄弱部。因之,髋关节在暴力作用下,可造成内下方脱位或后下方脱位。正常关节囊在伸直内旋位时紧张并限制股骨头于髋臼内,为紧包装位置(close packed position)。在轻度屈曲、外旋、外展位时(约10°),关节囊和周围肌肉均松弛。此时关节容积最大,可容纳最大量的关节液,髋关节积液患者在此体位时体感最为舒适。

(二)滑膜

滑膜层为关节囊内层,薄而柔润,以薄层疏松结缔组织为基础,内面衬以2~4层扁平或立方上皮样结缔组织细胞,周缘与关节软骨相连续。滑膜覆盖关节囊内部分股骨颈,又经关节囊内表面覆盖髋臼盂唇、股骨头圆韧带和髋臼窝内脂肪。滑膜上皮可向关节腔分泌滑液,略呈碱性,为透明蛋清样液体,可减轻骨间摩擦。滑膜还是关节软骨等进行物质代谢的媒介。股骨颈表面由滑膜覆盖,滑膜宽阔,近端起自髋臼缘,覆盖髋臼唇和脂肪组织,股骨头圆韧带亦被滑膜包裹。在远端,滑膜于纤维膜附着处反折向上,覆盖股骨颈,直达股骨头关节面周缘。在股骨颈下面,滑膜形成数条皱襞,皱襞下通行有滋养头颈的血管。因此,股骨颈骨折时,如未损及滑膜及其中的血管,将有利于骨折的愈合。滑膜腔有时与髂耻囊相交通,髂股韧带深面的滑膜囊较薄,有时甚至缺如。

(三)韧带

关节囊韧带包括髋臼横韧带、股骨头圆韧带、髂股韧带、耻股韧带、坐股韧带和轮匝带(图1-1-2、图1-1-4)。

1. 髋臼横韧带　始于髋臼切迹下方,与髋臼唇相连但不含软骨细胞,结构坚韧而扁平,可增强髋关节内部与髋臼窝的镶嵌关系,内有血管和神经进入关节。

2. 股骨头圆韧带　呈三角形,长约1.2cm,由扁平的结缔组织构成,顶端附着于股骨头凹前上方,基底部附着于髋臼切迹两侧,与髋臼横韧带融合。圆韧带外被覆有一层滑膜,内含传送至股骨头的营养血管,在关节腔内有一定活动度,其力学强度各异,对增强髋关节稳定性有促进作用。

3. 髂股韧带　是人体最强大的韧带,呈倒Y形,又称Y形韧带或Bigelow韧带,起于髂前下棘与髋臼边缘,止于转子间线,与关节囊紧密相连。髂股韧带包括较厚的内侧下行部和外侧横行部,前者倾斜,止于转子间线上外侧结节;后者垂直,止于转子间线中下部。在髋关节所有动作中,除屈曲外,髂股韧带均维持一定的紧张状态,尤其在升髋、外旋外展时显著紧张。髂股韧带可使髋关节前壁增强,防止股骨头前脱位,股骨颈骨折时也可利用髂股韧带进行整复。髂股韧带也可限制髋关节的后伸并加强关节囊的强度,有助于维持人体直立姿势。

4. 耻股韧带　位于髋关节囊的前下方,呈三角形,起于耻骨上支、髂耻隆起、闭孔嵴和闭孔膜等处,斜向外下与内侧关节囊相融合,止于转子间线下部。与髂股韧带的分叉成N字形,限制大腿的过度外展及外旋活动。

5. 坐股韧带　位于关节囊的后部,略呈螺旋状向上外侧,与关节囊密切融合。坐股韧带起于髋臼后下部、坐骨体,向外上经股骨颈后移行于关节囊轮匝带,止于大转子远端,部分纤维与轮匝带融合,部分纤维包绕于股骨颈后部,可防止髋关节过度内收、内旋。

6. 轮匝带　是关节囊在股骨颈部深层纤维的环状增厚部分,位于股骨颈后下方,环绕股骨颈中部,可托住股骨头增加其移动性,又可约束其向外脱出。

三、血管解剖

髋关节周围由髂内动脉、髂外动脉和股动脉的分支吻合组成丰富的动脉网。旋股内侧动脉、旋股外侧动脉、臀上动脉、臀下动脉、股深动脉第一分支等在臀后形成十字吻合。闭孔动脉沿骨盆侧壁向前穿闭膜管至大腿内收肌群,营养股方肌及髋关节。髋关节盆侧壁出有旋髂深动脉、髂腰动脉、骶外侧动脉、骶正中动脉等及其间的吻合支。

(一)髋臼血供

髋臼血供主要来自附近动脉,由旋股内侧动脉、旋股外侧动脉、闭孔动脉、臀上动脉和臀下动脉在髋臼周围形成动脉环,该动脉环发出关节囊支供应髋关节囊。其中,闭孔动脉后支和旋股内侧动脉在髋臼切迹处发出髋臼支进入髋臼窝,除供应股骨头韧带外,还供应髋臼窝的软组织并发分支到附近髋骨;髂内动脉、臀上动脉发出的分支供应髋臼处关节囊的上部;臀下动脉分支供应髋臼后下部及附近关节囊。诸关节囊支与股骨颈基底血管环的关节囊支吻合,髋臼支与髂内动脉的髂骨营养支吻合。

(二)股骨头血供

股骨头血供具有重要的临床意义,主要包括支持带动脉、圆韧带动脉和股骨头滋养动脉,具体见第二节血供解剖。

(三)静脉

血液循环是维持髋关节正常功能的基础,任何原因引起的静脉回流障碍均可导致病理现象出现。正常髋关节的静脉与同名动脉基本伴行,在关节囊、髋臼、股骨颈、头颈交界处及股骨头凹区表面,均有密集而丰富的浅层静脉网。在局部汇集成几条小静脉伴同名动脉走行。

石杰等人通过解剖发现,髋关节的静脉回流主要包括旋股内、外侧静脉,臀上、下静脉,髂腰静脉及闭孔静脉,具体可分为:①髋关节近、远侧静脉环:旋股内、外侧静脉吻合股骨颈颈升静脉,关节囊远侧分支,大小转子的深、浅静脉与臀上、下静脉分支在股骨颈基底部关节囊外与同名动脉伴行形成髋关节远侧静脉环,汇入股深静脉。臀上静脉、臀下静脉分支与髂腰静脉、鼻孔静脉及旋股内侧静脉、旋股外侧静脉的分支在髋臼周缘表面吻合形成髋关节近侧静脉环。两条闭孔静脉收集股骨头韧带静脉及闭孔外肌覆盖区的静脉,其中一条与动脉、神经伴行进入髂内静脉,另一条经腹壁下静脉或直接入髂外静脉,以沟通髂内、外血液循环。髂腰静脉回流髂腰肌深侧的部分髋臼静脉。②股骨头、颈的静脉回流:胎儿及新生儿的股骨头类静脉在近股骨头表面形成22~25对分支,流向头颈交界处并形成2~3个静脉环,这些分支以股骨头凹上方为中心向四周放射状排列,成为股骨头辐射静脉。股骨头韧带静脉收集头凹区表面的细小静脉网及头凹区深部小范围的静脉汇入闭孔静脉,在头凹区与股骨头辐射静脉有交通支。股骨颈的静脉回流由头颈交界处的头下静脉环收集颈表面的浅层密网形成颈升静脉,汇入髋关节远侧静脉环。颈内部也有细网汇入头下静脉环及颈升动脉。

四、神经解剖

髋关节是多神经支配,其感觉支神经与膝关节的感觉支同源,故而临床上的髋关节疾病常先表现为膝关节疼痛。此外,髋关节骨膜无神经支配。

陈振光等人对股神经、坐骨神经及闭孔神经发出的支配髋关节神经支进行了系统解剖,认为髋关节神经主要包括:①股神经耻骨肌支及其关节支:股神经经耻骨肌支起于股神经内侧向内下方走行,穿经动、静脉深面,在耻骨肌外侧浅面进入耻骨肌,入肌后分成2~3支分布至肌质及关节囊前部。②坐骨神经股方肌支及其关节支:坐骨神经股方肌支于梨状肌下缘上方由坐骨神经深面向内侧发出,沿孖肌上缘下方向内侧深面发出孖肌支,支配上孖肌、闭孔肌及下孖肌;平股方肌上缘水平发出髋关节支,分布于关节囊后部,继续下行至股方肌下缘进入肌肉,入肌后分成2~3支。③闭孔神经及其关节支:闭孔神经前支出闭膜管外口走行于短收肌前面,后分成内、中、外侧3束,内侧束向内下走行进入股薄肌,中间束直下走行入短收肌,外侧束向外下走行入长收肌,在闭孔附近,分别发出耻骨肌支和髋臼支,到达耻骨肌内侧深面、髋臼切迹、髋臼窝和关节囊前部;闭孔神经后支出闭膜管外口后经短收肌深面分两束进入大收肌并支配该肌,主干在外口下方发出关节支分布于关节囊前部(图1-1-5)。

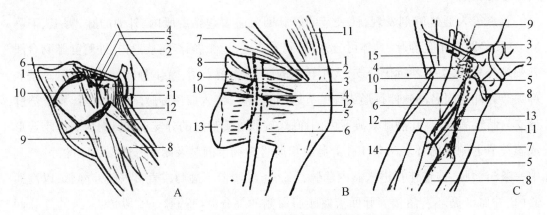

图1-1-5　髋关节神经和肌肉解剖结构

A(前面观):1.股神经;2.股神经耻骨肌支;3.耻骨肌;4.股动脉;5.股静脉;6.髂前上棘;7.缝匠肌;8.股直肌;9.阔筋膜张肌;10.髂腰肌;11.长收肌;12.股薄肌

B(后面观):1.坐骨神经;2.股方肌支;3.孖肌群支;4.髋关节支;5.股方肌支终末支;6.股方肌;7.梨状肌;8.上孖肌;9.闭孔内肌;10.下孖肌;11.臀中肌;12.大转子;13.坐骨结节

C(内侧面观):1.闭孔神经前支;2.闭孔神经后支;3.闭孔神经前支关节支;4.闭孔神经后支关节支;5.长收肌;6.短收肌;7.大收肌;8.股薄肌;9.闭孔神经;10.闭孔神经前支耻骨肌支;11.闭孔神经前支长收肌支;12.闭孔神经前支短收肌支;13.闭孔神经前支股薄肌支;14.缝匠肌;15.髂腰肌

五、肌肉解剖

髋关节的肌群多起自骨盆的内面和外面,越过髋关节止于股骨近端,对髋关节的稳定性和活动性起重要作用(图1-1-5)。

（一）按解剖位置分类

1. 覆盖关节囊和关节韧带的肌肉 包括臀小肌覆盖于关节囊的上面,闭孔外肌靠近关节囊的下面及股骨颈,髂腰肌腱在关节囊下部的下面。

2. 关节囊前面的肌肉 由内而外分别为耻骨肌、腰大肌及髂肌,少数髂肌纤维也止于关节囊。髂肌外面为股直肌,其直头覆盖髂骨韧带的上端,反折头覆盖髂骨韧带的侧部。股直肌外侧为阔筋膜张肌,两肌之间为旋股外侧动脉的升支。

3. 关节囊后面的肌肉 关节囊后部有许多小的外旋肌,如梨状肌、上孖肌、下孖肌、闭孔内肌及股方肌等。

4. 髋关节外侧的肌肉 臀中肌、臀小肌及阔筋膜张肌是有力的外展肌,其前部纤维同时可以帮助内旋。

（二）按运动方向分类

1. 髂腰肌和股直肌 屈肌曲髋、伸膝动作主要由髂腰肌和股直肌完成,前者由腰丛神经和股神经支配,后者受股神经支配。缝匠肌与曲髋、外展髋关节并屈曲膝关节相关,由股神经支配。阔筋膜张肌与屈曲、外展并轻度内旋髋关节相关。此外,耻骨肌、长收肌、短收肌、大收肌、股薄肌、臀中肌和臀小肌的部分肌群也参与部分相关活动。

2. 伸肌 臀大肌是起于髂骨背面、尾骨、骶结节韧带和覆盖臀中肌表面的筋膜,与曲髋、外旋股骨相关。腘绳肌和股二头肌长头、肱二头肌短头则与伸髋、屈膝等活动。

3. 外展肌 主要包括臀中肌、臀小肌和阔筋膜张肌,三者均由臀上神经支配,与外展髋关节活动相关。

4. 内收肌 主要包括短收肌、长收肌、大收肌、股薄肌、耻骨肌等,由闭孔神经支配,参与内收髋关节活动。

5. 外旋肌 主要包括闭孔内肌、闭孔外肌、上孖肌、下孖肌、梨状肌和股方肌,其中闭孔外肌由闭孔神经支配,其余由骶丛支配。

6. 内旋肌 主要包括臀中肌、臀小肌、阔筋膜张肌、半腱肌、半膜肌、耻骨肌及大收肌的后方部分。

第二节 血供解剖

随着人体生长发育,股骨近端和髋臼血供系统变异较大,个体差异也较大,3个月之前的婴儿股骨头主要血供由圆韧带和外骺动脉提供,18个月之后的幼儿则主要由外骺动脉提供。成人股骨近端的干骺端和骺端血液循环形成于青春期,供血至耻骨下部止于生长板。髋臼血供主要来源于臀上动脉、臀下动脉,在机体发育成熟过程中也不断变化。此外,股深动脉第一穿支、闭孔动脉等分支也在髋关节周围形成侧支循环。了解上述血供系统的分布特点对处理髋关节创伤、疾病等具有重要意义。

一、股骨近端血管解剖

股骨头颈部的血供来源主要是旋股内侧动脉、旋股外侧动脉、闭孔动脉。其中,旋股内侧动脉与旋股外侧动脉起着最重要的作用,两者于股骨颈基底处形成交通支即囊外动脉环。此外,有学者研究发现,旋股内侧动脉的分支:上支持带动脉、下支持带动脉、旋股内侧动脉深支在进入股骨头前形成囊内动脉环,即关节血管网(circulus articuli vasculosus)。进入股骨头之后,上支持带动脉、下支持带动脉、前支持带动脉和圆韧带动脉又共同形成2个动脉网:骺动脉网及干骺端动脉网。圆韧带动脉是一条个体差异最多的血管,其对股骨头血供个体差异和年龄差异很大。一般认为,除少数例外,与上、下支持带动脉相比,股骨头圆韧带动脉不是重要的营养股骨头的血管,约提供5%的股骨头血供;而支持带动脉提供70%以上的股骨头血供,其中骺外侧动脉供应股骨头2/3~4/5的血供,是最重要的一支血管,主要由旋股内侧动脉发出;其余25%左右血供来自由股深动脉发出的滋养动脉。

在人类生命之初,旋股内侧动脉与旋股外侧动脉同等重要地供应股骨头颈部血供。此后,随着人体的生长,旋股内侧动脉逐渐成为了主要血管,而旋股外侧动脉逐步退化。定量MRI研究表明:股骨头主要(82%)血供来源于旋股内侧动脉,其余18%血供来源于旋股外侧动脉,后者主要供应股骨头前部;股骨颈血供同样是旋股内侧动脉占主导(67%),旋股外侧动脉占33%,其中旋股外侧动脉对股骨颈前下部血供具有重要意义(48%)。

(一)旋股内侧动脉

旋股内侧动脉(medial femoral circumflex artery,MFCA)大多起自股深动脉,少数起自股总动脉。旋股内侧动脉可以分为3个不同节段,分别为:①横支;②升支;③深支:横支向后走行在髂腰肌和耻骨肌之间,随后在后方朝转子间嵴走行延续为升支,此段走行在闭孔外肌和股四头肌间的脂肪组织中。随后升支发出转子支,主干延续为深支于前方跨过下孖肌、闭孔内肌、上孖肌肌腱,穿入关节囊,并发生分支(支持带动脉)提供股骨颈和股骨头血供(图1-2-1)。

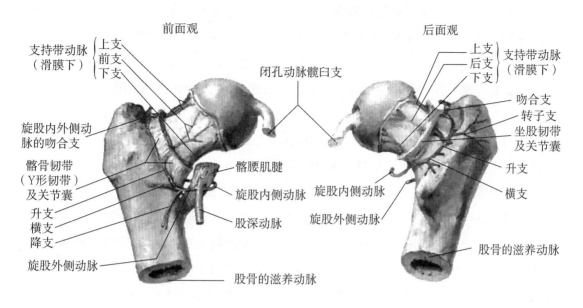

图1-2-1 髋关节血管解剖

1. 旋股内侧动脉　按2015年Lazaro的解剖研究,以钟表图显示结构(下同),横支在股骨颈内下方,距离小转子平均4.1cm(3.0~5.8cm)水平,下支持带动脉从旋股内侧动脉横支发出。下支持带动脉的关节囊外部分平均长度为1.1cm(0.6~1.9cm)。此后,下支持带动脉在距离小转子近端平均2.9cm(2.2~3.2cm)、内侧平均2.6cm(1.7~3.5cm)处穿入关节囊。下支持带动脉在关节囊的穿入位置位于股骨颈前下方177°(167°~187°),约为5:54钟方位。穿入关节囊之后,下支持带动脉在后方斜行走行在股骨颈纤维条索(Weitbrecht韧带)中,其长度约为2.4cm。此韧带首次被Walmsley报道,其作用是保护供应股骨头的旋股内侧动脉的终末支。这些终末支血管被赋予了不同的名称,如关节囊血管、头动脉等。目前主流的命名为支持带动脉,是由Tucker等人于1949年提出的。下支持带动脉在股骨头颈交界处下缘(145°~244°)穿入股骨头内部,发出平均5个分支(3~9个)。因此在进行后方入路手术中,可以从股骨头中心至小转子假想一条线,下支持带动脉位于此线内侧,因此,此线外侧即为关节囊切出的安全区。此外,由于下支持带动脉分布于股骨颈的后下方,因此于6点钟方位放置的Buttress钢板可能会有危及下支持带动脉的风险。然而,也有学者认为下支持带动脉囊内段主要分布于7~8点钟方位,因此支撑钢板的放置并不会影响下支持带动脉的血供。

2. 旋股内侧动脉升支　旋股内侧动脉横支与升支的分叉点位于小转子内侧平均1.2cm(0.5~1.9cm),近端平均2.2cm(2~2.3cm)。旋股内侧动脉升支走行于闭孔外肌上方,位于闭孔外肌与股四头肌的脂肪囊中。此后,旋股内侧动脉升支发出1~3个分支在244°(216°~269°)方位穿入关节囊,并最终在头颈交界处后下方,即246°(207°~281°)方位穿入股骨头。

3. 旋股内侧动脉深支　是供应股骨头血供的重要血管,旋股内侧动脉升支与深支的分叉点位于闭孔外肌肌腱的远侧缘。在后方入路中,在股四头肌近侧端,距离转子间嵴后侧缘平均1.5cm(0.7~2.3cm)处很容易辨认。旋股内侧动脉深支主干在闭孔外肌肌腱后方经过,沿途向外发出转子支。旋股内侧动脉深支在闭孔内肌肌腱远端平均3mm(0~5mm),联合肌腱远端平均1.2cm(0.6~1.9cm)处穿入关节囊。旋股内侧动脉深支于股骨颈平均327°(310°~335°)方位穿入关节囊,而后囊内部分又称为上支持带动脉。上支持带动脉贴近股骨颈皮质表面,走行于Weitbrecht韧带中,最终在头颈交界处上方即平均339°方位穿入股骨头。上支持带动脉目前被认为是生理状态下股骨头血供的主要来源。近些年来研究发现上支持带穿入股骨头位置与股骨头凸轮样改变位置高度重叠,因此关节镜下骨赘切出时存在损伤上支持带动脉的风险。其中滋养孔距离软骨面6.5mm,血管在骨内走行距离软骨面深度为5.3mm,此区域为骨赘切除的危险区,具有较高损伤上支持带动脉风险。

(二)旋股外侧动脉

过去观点认为旋股外侧动脉对于股骨头血供作用较少,近年来观点认为旋股外侧动脉对于股骨头前方及股骨颈前下方血供具有重要意义。

旋股外侧动脉于股三角内由股深动脉发出,少数由股动脉发出,发出位置位于旋股内侧动脉远端,一般比旋股内侧动脉粗大。旋股外侧动脉走行至缝匠肌和股直肌深面时分为升支、降支和横支。其中升支深入股直肌供应股骨颈转子间线、前方关节囊、股骨颈囊内部前方。临床上,旋股外侧动脉升支主要应用于股骨头坏死时采用带血管蒂腓骨移植技术作为供应血管。此外,旋股外侧动脉升支有时会在髋关节Smith-Peterson入路向远端延伸时或髋关节镜前通道中碰到。

二、股骨头内血管网

股骨头血供来源于上支持带动脉、前支持带动脉、下支持带动脉、圆韧带动脉。这四条血管由骺板分割分别形成了两个血管网:骺动脉网(epiphyseal arterial network)、干骺端动脉网(metaphyseal arterial network),其中圆韧带动脉大多仅参与骺动脉网的形成(图1-2-2)。骺动脉网分布最广,是股骨头血管网中最重要的组成部分;而干骺端动脉网血管数量相对较少,且缺乏动脉共干。

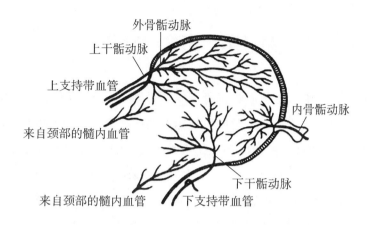

图1-2-2　股骨头血管网

　　髋动脉网垂直向关节面发出血管分支,每个分支又彼此平行地各自发出1~3个终末支血管,其间有交通支沟通各分支。越靠近髋动脉网中心的部位,血管吻合支就越多。负重区(即股骨头后上方)的血管吻合支最稀少,因此也是股骨头坏死及股骨头塌陷最常发生的位置。

　　在组成股骨头血管网的四条血管中,上支持带动脉直径平均为0.66mm,其次为下支持带动脉(直径平均为0.62mm)。圆韧带动脉与前支持带动脉血管直径相对较小,分别平均为0.3mm、0.47mm。

三、股骨颈骨折与血管破坏

　　股骨头颈部血管由于骨折移位程度的影响会发生不同程度的破坏。通常认为股骨头的主要血供来源是上支持带动脉,但研究显示,在非移位骨折中,35.7的上支持带动脉遭到破坏,而在移位型骨折中上支持带动脉几乎完全(100%)遭到破坏。由于下支持带动脉走行在RW韧带中,又与皮质骨存在1.6mm的间隙,故在骨折发生时容易得到保留(移位型骨折中46.2%不受累及,非移位型骨折中100%不受累及)。因此,近些年来有观点认为下支持带动脉在骨折发生后对股骨头血供的维持更加重要。

　　在股骨颈骨折的患者中尤其是囊内型骨折,囊内血供发生破裂,可发生囊内积血、囊内压升高。由于供应股骨头的三条支持带动脉走行在关节囊中,因此极容易受到升高的囊内压影响而发生阻塞。有研究表明,当囊内压升高至250mmHg时,6h后股骨头血流量下降17%,并会显著增加股骨头坏死风险。一般股骨颈骨折发生后,7~24h关节囊内压力最高,伤后3~7天开始下降。此外,下肢伸直时囊内压会升高,屈曲外展时囊内压会降低。

第三节　影像学解剖

影像学检查是目前临床诊断股骨颈骨折的主要手段,主要的影像学检查是X线和CT(Computed Tomography)检查。X线摄片作为标准的评估方法,主要包括髋关节前后位和腹股沟侧位,能快速作出适当的诊断和急诊手术决策。CT检查能提供X线检查不能发现的细节,有助于了解骨折块的数目、大小、形态、移位及软组织损伤情况。此外,CT检查还有利于评价术后骨折断端对位和愈合情况。磁共振成像(Magnetic Resonance Imaging,MRI)能较精准地评估X线隐匿性股骨颈骨折,在判断骨小梁微骨折、肌肉损伤、关节积血、关节积液及创伤后股骨头缺血性坏死方面具有较高的优势。其他特殊辅助检查在帮助骨科医师选择治疗方式和判断骨折愈合上也具有重要价值。

一、X线解剖

X线检查至少需要2个位置,包括髋关节前后位和腹股沟侧位(图1-3-1)。一般前后位即能观察到股骨颈骨折断端有无移位,腹股沟侧位用于观察股骨近端骨折断端前或后移位,以及股骨头旋转情况。此外,骨盆正位片可用于对比对侧髋关节形态;髋关节蛙式侧位可能会导致股骨近端骨折进一步移位,因此不推荐用于检查疑似股骨颈骨折。

X线摄片位置:前后位:患者仰卧位,双脚内旋15°,X线中心束垂直投射于患侧股骨头;腹股沟侧位:患者仰卧位,患肢伸直,对侧肢体抬高外展,X线中心束向头侧20°成角,水平对准腹股沟。

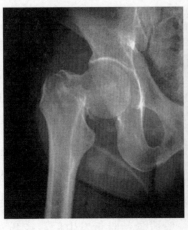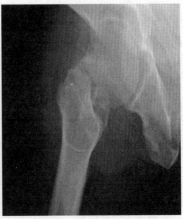

图1-3-1　髋关节X线片:右股骨颈骨折(58岁男性)

左图前后位片;右图侧位片

通过测量前后位上的颈干角股骨干纵轴线(实线)和股骨颈轴线(虚线)内下方夹角为颈干角(图1-3-2),用于判断肱骨颈骨折移位情况,正常颈干角呈125°~135°,骨折内翻时颈干角变小,外翻时颈干角变大。Pauwels根据复位后前后位上骨折线与水平线的成角(Pauwels角),对骨折类型进行了分类。Pauwels角≤30°、30°~70°和≥70°,分别为Ⅰ度、Ⅱ度和Ⅲ度。骨折线越接近水平线,骨折越稳定,预后越好。

观察髋关节前后位骨小梁分布,有利于识别隐匿性或轻微移位的骨折。股骨头和颈内有3组骨小梁,初级张力骨小梁成弓形,起自大粗隆外侧缘,经

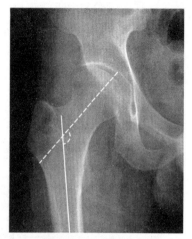

图1-3-2　颈干角测量

过股骨颈皮质,跨过股骨头,终于股骨头小凹下方。初级(内侧)压力小梁成垂直线,从股骨颈内侧皮质到股骨头成三角形分布,与髋臼骨小梁相对应。次级(外侧)压力骨小梁从股骨距和小粗隆到大粗隆成扇形。内外侧压力骨小梁间的骨小梁为ward三角,是相对较弱的区域。Garden分型以复位前股骨头的移位为基础,根据内侧压力骨小梁的位置确定移位的分型。

二、CT解剖

CT利用轴位断层扫描的方式,扫描的速度较快,一次扫描即可获得冠状位、矢状位和横断重建图像,且不受患者体位或解剖结构等的影响。三维重建图像对重叠结构能够更好地显像,从而对骨折部位、移位情况及严重程度等进行准确鉴别,同时还可明显显示出股骨头是否存在旋转移位、旋转方向及旋转程度等,为医师提供更客观、更真实及多个方位的几何图像。目前,CT结合X线检查被常规运用于评估股骨颈骨折术前状态和术后骨折愈合情况。

三、MRI解剖

2%~10%的股骨颈骨折在X线检查时是隐匿的,对于年龄>50岁或患有骨质疏松症且表现为X线检查阴性或不确定骨折的急性髋部疼痛的病例,建议进行MRI进一步评估。在MRI上表现为T_1加权大面积高信号水肿上叠加低信号骨折线(图1-3-3)。此外,MRI是创伤后股骨头缺血性坏死最敏感和特异的检查方式,虽然坏死迹象可能要到伤后48h才会出现,但在伤后6个月的影像随访,常规MRI成像不太可能可靠地排除股骨头缺血性坏死。

增强MRI在预测创伤后48h内股骨头缺血性坏死的发展方面具有极高的价值,尽管这项技术尚未被广泛应用,但早期准确的影像学特征对指导股骨颈骨折的最佳治疗决策至关重要。

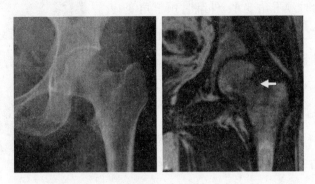

图1-3-3　股骨颈隐匿性骨折(70岁男性)

左图前后位X线片上未见明显骨折线,也无典型的皮质重叠。右图MRI的冠状T1加权像示,低信号骨折线(箭头)叠加低信号水肿上,并从股骨颈上外侧皮质延伸至内侧压缩支撑附近。

四、特殊影像解剖

骨扫描在某些情况下可用于潜在炎症、金属内固定松动、无菌性坏死进展或血运重建手术评估,但较少用于诊断股骨颈骨折。SPE-CT(Single-Photon-Emission-Computertomography)与MRI在诊断股骨头坏死上具有相同的效果,因此在使用不锈钢内固定,不能使用MRI情况下可使用SPE-CT。数字减影血管造影(Digital-Subtraction-Angiography,DSA)在髋关节血管造影方面具有优势,可用于股骨头血供重建手术结果的评价。

超声检查对明确股骨颈骨折的诊断无直接的意义,但对Garden Ⅰ和Ⅱ型患侧髋关节积液评估,以及测量血肿部位和范围具有实际意义。此外,双下肢静脉超声的使用可以降低骨折术后静脉血栓的风险。

第四节　组织病理学

股骨颈骨折是股骨头下至股骨颈基底部之间的骨折,绝大多数患者的骨折线在囊内。与其他骨折相比,股骨颈骨折具有患者年龄高、预后差、易发股骨头坏死及塌陷等特点,被称为"未解决的骨折"。股骨头血供是影响股骨颈骨折愈合的最关键因素,骨折发生后,旋股动脉等股骨头血供阻断,极易引起继发性股骨头坏死甚至节段性塌陷,其间的骨修复活动主要依赖于骨重塑及骨内血管再生。股骨颈骨折后到股骨头坏死,其组织病理变化随时间推移变化较大,对其组织病理学进行分析、判断骨折愈合及坏死与修复的组织病理学演变规律,可为临床治疗及预后预判提供科学依据。

一、股骨颈骨折的组织病理学

(一) 概述

股骨颈骨折后常见2种不同类型的病理改变,一种为负重区的节段性坏死甚至塌陷,即为临床上的股骨头缺血性坏死;另一种为多发性小灶性坏死,最终不出现节段性塌陷。王玉峰等人发现,股骨颈骨折刚发生时,股骨内出现大片骨髓出血,骨髓窦状隙扩展,骨细胞无萎缩;随着股骨头坏死的发展,骨髓细胞减少、脂肪细胞增多并伴有变形、坏死,部分骨小梁出现空骨陷窝,骨髓内出现类纤维状改变;后期股骨头内有囊状坏死区,周围包绕增生的纤维组织,部分骨小梁完全坏死或缺失,并可见大量成骨细胞和破骨细胞参与坏死的修复,已坏死的股骨头血管内有微血栓,静脉内微血栓尤多,部分甚至完全堵塞血管。股骨颈骨折后继发股骨头坏死的概率与骨折位置相关,Garden Ⅲ型和Ⅳ型患者所能承受的剪切力明显减少,易造成移位和短缩,股骨头坏死和晚期塌陷发生率显著增加。

股骨颈骨折后,残存血管的血供量决定股骨头坏死的范围并为早期再血管化的主要来源,随后通过骨折线的新生血管及股骨头边缘软组织的附着也参与坏死区的修复。若骨折范围广、再血管化来源不足,则易发生晚期塌陷。继发股骨头坏死后,出现修复反应的时间与坏死程度有关,骨折后3~4周,小灶性和部分性坏死的骨髓腔内可见明显的小血管和纤维母细胞增生,坏死的骨小梁边缘有骨母细胞增生并可见泡沫细胞和炎症细胞等,这一增生现象在坏死区边缘最为显著。晚期塌陷的股骨头有骨小梁广泛性坏死及脊髓腔坏死后不同程度的机化反应或纤维化,新骨形成很少,负重区软骨下的坏死部位几乎未见骨性修复,部分区域虽有血管增生但无成骨活动,坏死骨与周围增生的纤维组织分离呈"死骨岛"状改变,软骨下骨板折裂,修复区与残存的坏死区之间发生再骨折。此外,多数股骨颈骨折继发股骨头坏死的患者圆韧带和残存的下支持带表现为小血管扩张、增生及不同程度的炎症细胞反应,部分患者有韧带内出血现象。

(二) 软骨下骨改变

软骨下骨结构与股骨头形态密切相关,股骨颈骨折后,软骨下骨(尤其是负重区软骨下骨)的病理形态及组化变化是反映预后质量的重要依据。

股骨颈骨折发生后,负重区软骨下常出现明显的出血带,呈半弧状附于软骨下,非负重区则无明显出血现象。扫描电镜下可见大部分负重区的骨小梁发生微小骨折断裂而失去正常的拱桥状结构，部分骨小梁断裂及游离末端表面不光整，局部骨面破坏，小梁之间的间隙显著增大。微骨折处可见断裂的胶原纤维，排列紊乱。HE染色可见负重区软骨下骨的骨小梁断裂，沿断裂处可见小血管组织及肉芽组织生长并可见多核巨细胞，断裂处及周围组织有成骨细胞生长，但造血组织消失，出现空骨陷窝。

有学者通过免疫组化研究还发现，早期股骨颈骨折后的负重区成骨细胞胞质中，其骨保护素（OPG）高水平表达，说明负重区的软骨下骨存在骨修复现象，成骨细胞增殖活跃，刺激OPG的合成和分泌。同时，负重区的软骨下骨中，缺氧诱导因子-1α（HIF-1α）表达水平也显著增加，侧面证实该区域血运重建活跃，有骨修复现象发生。

（三）骨折处改变

股骨颈骨折发生后，骨折处成骨细胞与破骨细胞活动活跃，血供重建是影响上述活动的关键因素，因此研究骨折处组织学表现及血管再生相关因子的表达可反映修复水平。

2012年Takashi Sakai等组织学研究证实，股骨颈骨折后，TRAP阳性细胞（TRAP[+]细胞）主要出现在骨折线周围，沿修复区的过渡带向中心区分布，破骨细胞样多核巨细胞则分布于骨折处的骨小梁周围。免疫组化染色显示，骨折部位周围的单核细胞，尤其是内皮细胞中，HIF-1α表达显著增强；修复区水肿带的单核细胞中可检测到血管内皮生长因子（VEGF）水平显著提高；骨FGF-2在修复区的血管壁和骨髓单核细胞中均有强阳性表达；CD31则在骨髓血管中强阳性表达。值得注意的是，TRAP[+]细胞主要分布于修复区的过渡带和圆韧带，并随着放射学分期的进展从两侧的支持带区沿着过渡带区向股骨头的中心分布，与Garden分型无相关性。HIF-1α主要表达于修复区额度纤维坏死和过渡带的内皮细胞，FGF-2在修复区和正常区均有表达，CD31则更常见于Garden III型患者。

二、其他研究进展

（一）髋关节表面置换术后股骨颈骨折的组织病理学改变

髋关节表面置换术是全髋置换术的常用替代术式，尤其适用于年轻患者，但术后部分患者出现股骨颈骨折，其原因尚不明朗。R. T. Steffen等人进行组织学研究发现，置换术后的缺血性坏死是导致术后股骨颈骨折的主要原因，血供受损削弱骨重建过程，骨折组中出现空骨陷窝率约71%，显著高于术后未骨折组（21%）。此外，在术后股骨颈骨折患者中，后期股骨颈骨折（术后1个月以上）患者空骨陷窝率（85%）远高于早期骨折（48%），侧面证实了缺血导致的骨坏死是置换术后股骨颈骨折的主要原因。

（二）股骨头骨折后组织微结构改变

股骨头骨折后继发股骨头坏死的风险较高,也与血供损伤导致的组织病理学改变有关。2017年Ma JX对标本组织Micro-CT扫描并3D重建后,发现骨折发生初期,股骨头表面平滑近似圆形,骨折线明显,软骨结构完整规则,骨小梁排列整齐,拉伸区的小梁分离大于其他区域(近端压缩区、连接区和远端区)。股骨头坏死后,股骨头表面的近圆形平滑轮廓消失,软骨与软骨下骨分离,坏死区骨小梁离散、部分塌陷,有非骨性吸收和替代现象,硬化区骨小梁排列紊乱,呈各项异性,骨小梁变厚且部分融合。组织切片后HE染色结果显示,股骨头新鲜骨折后仍可观察到均匀的软骨层,无坏死软骨细胞,软骨下板完整,骨小梁结构完整,大部分骨陷窝中可见骨细胞,骨髓中脂肪细胞大小均匀。股骨头坏死后,软骨层开裂甚至缺失,软骨细胞减少且萎缩,软骨下板出现微骨折,坏死区和硬化区可见骨小梁骨折和断裂,排列紊乱,部分区域骨小梁和骨髓被肉芽或纤维组织替代,骨髓中造血细胞比例降低,脂肪细胞数量增加且大小不均。

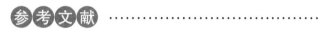

1. Blankenbaker D, Davis KW. Diagnostic imaging: musculoskeletal trauma e-book［M］. 2nd ed. Amsterdam: Elsevier Health Sciences,2016.

2. Sakai T, Iwana D, Nakamura N, et al. Histological characteristics of the human femoral head in patients with femoral neck fracture［J］. VirchowsArchiv, 2012, 461(6):705-711.

3. Ma JX, He WW, Zhao J, et al. Bone Microarchitecture and Biomechanics of the Necrotic Femoral Head［J］. Scientific Reports, 2017, 7(1):13345.

4. Kerr R, Resnick D, Pineda C. CT analysis of proximal femoral trabecular pattern simulating skeletal pathology［J］. Journal Computer Assisted Tomography, 1988,12(2):227 - 230.

5. Dimitriou D, Tsai TY, Yue B, et al. Side-to-side variation in normal femoral morphology:3D CT analysis of 122 femurs. Orthopaedics & Traumatology Surgery & Research, 2016, 102(1):91-97.

6. Sankey RA, Turner J, Lee J, et al. The use of MRI to detect occult fractures of the proximal femur: a study of 102 consecutive cases over a ten-year period［J］. The Journal of Bone and Joint Surgery. British Volume, 2009, 91(8):1064 - 1068.

7. Steffen RT , Athanasou NA , Gill HS, et al. Avascular necrosis associated with fracture of the femoral neck after hip resurfacing: histological assessment of femoral bone from retrieval specimens［J］. The Journal of Bone and Joint Surgery. British Volume, 2010, 92(6):

787-793.

8. Tetsunaga T, Fujiwara K, Endo H, et al. Calcar femorale in patients with osteoarthritis of the hip secondary to developmental dysplasia[J]. Clinics in Orthopedic Surgery, 2017,9(4): 413 - 419.

9. Thomsen NO, Jensen CM, Skovgaard N, et al. Observer variation in the radiographic classification of fractures of the neck of the femur using Garden's system[J]. International Orthopaedics. 1996, 20(5):326 - 329.

10. Troyer BD, Nijs S, Geusens E, et al. Internal Fixation of Femoral Neck Fractures [M]. Springer Vienna, 2007.

11. Wagner FV, Negrao JR, Campos J, et al. Capsular ligaments of the hip: anatomic, histologic, and positional study in cadaveric specimens with MR arthrography[J]. Radiology, 2012,263(1):189 - 198.

12. Zhao D, Qiu X, Wang B, et al. Epiphyseal arterial network and inferior retinacular artery seem critical to femoral head perfusion in adults with femoral neck fractures[J]. Clinical Orthopaedics and Related Research, 2017, 475(8):2011-2023.

13. Hunter W. Of the structure and disease of articulating cartilages.1743[J]. Clinical Orthopaedics and Related Research, 1995,(317):3-6.

14. Ogden JA. Changing patterns of proximal femoral vascularity [J]. The Journal of Bone and Joint Surgery. American volume, 1974,56(5):941-950.

15. Walmsley T. A Note on the Retinacula of Weitbrecht[J]. Journal of Anatomy, 1916, 51(Pt 1):61-64.

16. Wolcott WE. The evolution of the circulation in the developing femoral head and neck. An anatomic study[J]. Surg Gynecol Obstet, 2021, 77:61-68.

17. Howe WW, Jr., Lacey T, Schwartz RP. A study of the gross anatomy of the arteries supplying the proximal portion of the femur and the acetabulum[J]. The Journal of bone and joint surgery. American Volume, 1950, 32A(4):856-866.

18. Tucker FR. Arterial supply to the femoral head and its clinical importance[J]. The Journal of Bone and Joint Surgery. British Volume, 1949, 31B(1):82-93.

19. Putnam SM, Collinge CA, Gardner MJ, et al. Vascular anatomy of the medial femoral neck and implications for surface plate fixation[J]. Journal of Orthopaedic Trauma, 2019, 33 (3):111-115.

20. Sevitt S, Thompson RG. The distribution and anastomoses of arteries supplying the head and neck of the femur [J]. The Journal of Bone and Joint Surgery. British Volume, 1965, 47:560-573.

21. Rego P, Mascarenhas V, Collado D, et al. Arterial topographic anatomy near the femoral head-neck perforation with surgical relevance[J]. The Journal of Bone and Joint Surgery. American Volume, 2017, 99(14):1213-1221.

22. Catto M. A histological study of avascular necrosis of the femoral head after transcervical fracture[J]. The Journal of Bone and Joint Surgery. British Volume, 1965, 47(4):749-776.

23. 陈振光,谢昀,陶圣祥,等.髋关节神经支配的解剖学研究及其临床意义[J].中国临床解剖学杂志, 2004, 22(6):565-567.

24. 李卫哲,贾军,杨希革.TRAP阳性细胞及HIF-1α、VEGF、FGF-2表达在老年股骨头坏死修复反应中的分布及其意义[J].中国老年学杂志,2009, 29(18):2319-2321.

25. 廖永华,张渊.股骨颈骨折[M].西安:第四军医大学出版社, 2014.

26. 石杰,谭允西,陆广庭.髋关节的静脉回流及其临床意义[J].中国临床解剖学杂志, 1991,9(4):199-202,253-254.

27. 王玉峰,梁庆威,范广宇.股骨颈骨折后股骨头的病理学改变[J].中华实验外科杂志, 2008, 25(11):1529.

28. 张长青,曾炳芳,王坤正.吻合血管的游离腓骨移植治疗股骨头坏死[M].上海:上海科学技术出版社,2005.

29. 张长青.髋部外科学[M].上海:上海科学技术出版社,2018.

30. 贺靖澜.股骨颈骨折后股骨头负重区及非负重区软骨下骨形态学研究及OPG/HIF蛋白的表达试验[D].唐山:华北煤炭医学院,2009.

31. LE Lazaro, CE Klinger, PK Sculco, et al. The terminal branches of the medial femoral circumflex artery: the arterial supply of the femoral head [J]. The Bone & Joint Journal, 2015,97-B(9):1204-1213.

32. Dewar DC, Lazro LE, Klinger CE, et al. The relative contribution of the medial and lateral femoral circumflex arteries to the vascularity of the head and neck of the femur: a quantitative MRI-based assessment [J]. The Bone & Joint Journal, 2016, 98-B(12): 1582-1588.

（位晓娟　徐健　姜达君）

第二章

股骨颈生物力学

第一节　股骨颈生物力学

　　生物力学是一门研究力学作用于生物机体的学科,它是涵盖生物学、工程学、运动科学和临床专门知识等多学科的交叉学科,骨科生物力学则着重研究诸如骨、软骨、韧带、滑液以及肌肉、肌腱等组织的力、力矩与以上各组织运动和变形之间的关系。生物力学包括静力学、运动学和动力学等内容。静力学描述生物体的力学特性,包括力量的传递和关节面之间的摩擦学;运动学主要描述肌肉、骨骼系统中的运动、协调及控制;动力学主要描述生物体运动过程中受力的情况,从而了解关节稳定性、协调性、骨折愈合、步态等变化。这些研究有助于了解股骨颈生理和病理的生物力学特征、股骨颈骨折发生机制,指导股骨颈骨折的有效治疗和康复。另外,对于开发和设计髋关节假体和骨折内固定装置等也是非常重要的。

一、股骨颈静力学

　　股骨颈是躯干和下肢之间传递载荷的重要结构,躯干载荷从骨盆传递至股骨头,再经过股骨颈传递于股骨远端。因此,股骨颈骨折需要坚强固定以恢复其力学传导作用。髋关节有如下特点:①精确对合的球窝关节;②厚而紧的关节囊;③强有力的韧带;④关节周围发达的肌肉。前三者为静态稳定结构,后者为动态稳定结构(图2-1-1)。

(一)骨性稳定结构

　　股骨颈骨性稳定结构与髋关节密切相关,在日常活动中,髋关节受到压应力、张应力、剪切应力及摩擦力等影响,这些不同的载荷力会第一时间传递至股骨颈,再由股骨颈传递至下肢。髋关节的球窝设计是其内在稳定性的主要保障。受力时,由于颈干角的存在,作用于股骨颈合力的力线并不与股骨颈轴线一致。合力与股骨头中心相交后向远侧延伸并

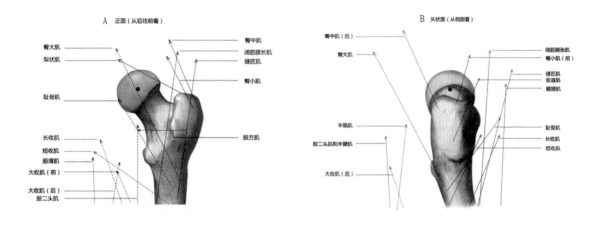

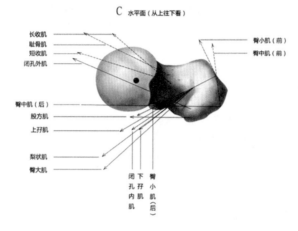

图 2-1-1　股骨头受力情况

A：正面；B：矢状面；C：水平面

向下偏离，从而在股骨颈产生压应力和张应力，并且压应力总是大于张应力。最大压应力位于股骨颈的内侧缘，越靠近股骨颈的中性轴，压应力与张应力越小，直到股骨颈中性轴处降为零。由于合力是斜向作用于股骨颈，故亦产生剪应力，剪应力的大小取决于合力的力线与股骨颈轴线的倾角。股骨颈骨折断端剪应力大小与 Pauwels 角直接相关，当 Pauwels 角小（0°~30°）时，股骨颈远端对股骨颈近端尚有较多的支撑，因此剪切力较小，此时对于骨折内固定的抗剪切要求相对较小。当 Pauwels 角逐渐增大超过 70° 时，骨折线接近垂直，此时股骨颈骨折以剪切力为主，因此采用抗剪切能力较好的内固定作为支撑，有利于恢复股骨颈力学传递功能。

在髋关节结构不良时，股骨颈所受生物力学环境也发生明显的改变。例如，髋臼骨性结构不良可导致股骨头和髋臼之间的包容性下降，可引起被动的髋关节不稳定，从而使髋关节对其周围软组织(尤其是前外侧的关节囊盂唇结构)的依赖性增加。随着时间的推移,这种增加的应力不仅可能导致盂唇损伤及随后的软骨退变,还因此增加了股骨颈部总体应力,造成股骨颈骨折内固定术后力学环境改变而影响骨折恢复(图2-1-2)。在正常情况下外展肌产生合力M,只有M×a=G×b,(G为重力)人体才能维持平衡。

根据M=G×b/a,随着负重面倾斜,股骨头亦向外移动,故b增大,a减小;随着力臂改变,只有M不断增大,才能维持人体平衡。为了维持骨盆平衡,臀中肌等外展肌和其他肌肉需要更多的收缩。长期肌肉紧张和挛缩也是造成临床上臀中肌无力步态和髋痛的原因。随着M不断增大,其与G所产生的合力R也不断增大。可将合力R分解为将骨盆推向下的力P_R及将股骨头推向外的力Q_R(图2-1-3)。此两力虽然不会随着负重面倾斜而改变,但随着股骨头向外移位,合力R也不断增大,其分力也有增大的趋势。图2-1-3为髋发育不良示意图,髋生物力学变化随着负重面倾斜增大,Q_R将更容易把股骨头推向外侧而造成股骨头半脱位或脱位。在这种情况下R_1=R,即髋臼负重面所受合力R_1也会改变,可将其分解为垂直于负重面的压力P_1及平行于负重面的剪切力Q_1两个分力。随着负重面的倾斜两个力也不断变化,在一定范围内髋臼

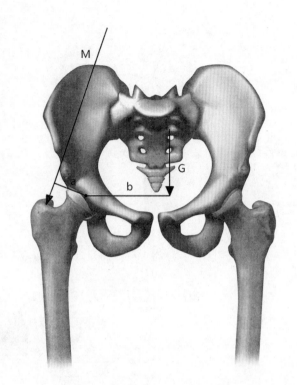

图2-1-2 骨盆维持平衡需要外展肌产生的合力M乘以力臂a与重力乘以力臂b相等

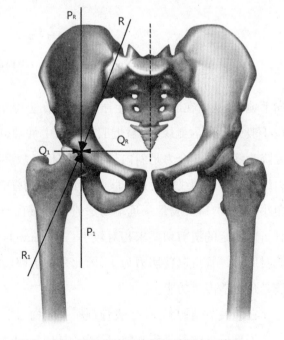

图2-1-3 髋臼发育不良股骨头受力示意图

负重面所受压力 P_1 不断增大直至 $P_1=R_1$，然后再逐渐减小恢复到原来的大小。在此过程中，由于髋臼所受压力要大于正常状态下所受压力，根据 Poissin 效应，软骨受到挤压，便会产生横向扩展。于是，一方面便在潮线处产生出较大剪切应力，使软骨深层，也就是在钙化软骨与未钙化软骨的分界处产生破裂(图2-1-4)；另一方面软骨的横向扩张所产生的张应力与应变足够大时会对关节表面胶原纤维与网状结构产生损害。当髋臼负重面进一步倾斜时，髋臼负重面所受压力 P_1 呈不断减小的趋势，而其所受的剪切力 Q_R 则不断增大，直接作用于负重面的软骨，使其表面受力不断加大对软骨表层产生损害，而且髋臼倾斜度越大，此种损害就越重。髋臼对股骨力学环境的改变，一方面影响关节软骨的受力，引起骨性关节炎；另一方面也会造成股骨颈部力学环境的同步改变。R_1 的增大会造成股骨颈部应力的增大，随着 Q_1 增大，股骨颈的压缩应力增大，颈部发生短缩可能性增加，而 P_1 增大，则会造成股骨颈的剪切应力增大，此时股骨颈发生剪切移位可能性增加，采用抗剪切能力更强的内固定手段则尤为重要。

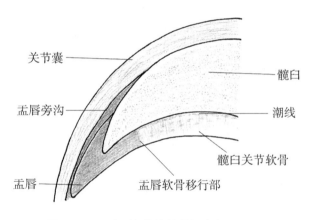

图2-1-4 髋臼潮线处的剪切应力

另外，股骨近端几何形态的改变会对髋关节力臂产生影响，髋关节的受力状态会随着这种变化而发生改变，髋内翻时，外展肌的静息肌张力提高了，关节接触力相应降低，同时股骨头深入髋臼，关节稳定性增加，但髋关节力臂增大，股骨近端的剪切力亦增加。髋外翻时力臂缩短，外展肌静息肌张力下降，关节接触力增大，而股骨头远离髋臼，关节稳定性降低。

（二）关节囊、韧带和盂唇的静态稳定功能

髋关节关节囊本身较厚，可防止髋关节因极度活动而引起脱位，其表面有3个不同的韧带共同形成一个复杂的韧带系统，以维持髋关节稳定：①髋关节前侧为髂股韧带，限制髋关节过伸和内旋；②前内侧为耻股弧形韧带，限制髋关节外展和外旋；③后侧为坐股韧

带,当髋关节屈曲时限制髋关节内旋和内收。但是后侧韧带的强度明显低于前侧韧带的强度,因此髋关节后脱位的概率明显高于前脱位。

盂唇是一种纤维软骨组织,其不仅增加了髋臼的有效深度,也增加了对股骨头的覆盖范围,从而增加了髋关节的稳定性。另外,盂唇在调节滑液流动、维持关节负压吸力密封、分担负荷等方面均具有重要的生物力学作用。临床证据表明,切除盂唇或盂唇出现病理性改变与髋关节过早发生骨性关节炎和关节疾病密切相关。盂唇撕裂会削弱髋关节的稳定性,造成髋关节面不正常的侧滑,从而加速关节软骨的磨损。

此外,关节囊和韧带组织还存在一种蠕变性(creep),对于髋部创伤、髋关节炎或髋部手术后长期固定一个姿势,往往造成一侧挛缩,一侧松弛,从而引起关节僵硬和功能障碍。认识关节囊和韧带这种生物力学特性有助于指导患者康复锻炼。

(三)髋关节动态稳定结构

相对于以上静态稳定结构,髋关节周围的肌肉则为髋关节提供了动态稳定功能。在神经系统的控制下,多条肌肉的相互协调和相对拮抗在维持髋关节站立或运动中的稳定性起到重要的作用。目前针对髋关节的动态稳定研究仍然较少,我们还不清楚有多少肌肉参与、肌肉间如何协调、病理状态下肌肉功能的变化如何等。

理论上,机体存在两套肌肉系统:局部和全局。局部肌肉系统指只起止于髋关节的深部肌肉,如臀小肌等,被认为是重要的关节稳定结构。因其紧贴关节,可直接作用于关节轴心,产生主要的关节紧缩力(而非扭转力)。同时,这些肌肉不断地接收神经系统的反馈来调节关节的张力。相反,全局肌肉系统是一些相对表浅的肌肉,因其具有较大的力臂,可对关节产生较大的扭转力,这些肌肉往往物理横截面积较大,如臀大肌。以下主要介绍在髋关节动态稳定性中起主要作用的一些深部肌肉。

深部外旋肌群(股方肌、闭孔内肌、闭孔外肌、上孖肌和下孖肌)是髋关节重要的稳定肌群,与内旋肌和臀小肌合称为髋关节的"旋转袖"。Ward等学者推测这些肌肉能控制髋关节稳定度及关节细微移动。在对后侧入路进行假体置换患者的研究中发现,保留外旋肌群或对其加强修复,脱位率显著减少。这也间接证实了这些外旋肌群的关节稳定作用。同为外旋肌的梨状肌因收缩时力线方向为水平,并无关节压迫作用。

髂小肌(iliocapsularis)起于髂前下棘下缘和前内侧关节囊,止于小粗隆,其收缩时可紧张前侧关节囊,从而加强关节稳定性。

臀小肌的肌纤维方向与股骨颈平行,并附着于关节囊上侧,该解剖特点也决定了它是重要的髋关节稳定肌肉。

臀中肌是主要的髋外展肌和髋/骨盆重要的稳定肌,尤其在行走的单脚站立相,可防止骨盆倾斜,维持站直姿势。其分前中后三束纤维,每束纤维均有各自的神经支配和纤维走向。行走时,后束纤维将股骨头牢牢地锁紧在髋臼中,而中束纤维启动髋外展活动,前束纤维启动骨盆旋转。国外学者在研究老年人行走摔倒的风险因素时发现,外展肌功能减弱严重影响其步态控制,这类老年人容易摔倒。

髂腰肌含腰肌和髂肌两部分,各有独立的神经支配,在屈髋时主动收缩。在步态的站立相后期,髂肌对稳定髋关节起到重要的作用。

(四)静力学试验

根据载荷方式不同,可以分为垂直载荷、循环载荷。动力学试验主要是指循环载荷试验。

1. 垂直载荷试验 采用Instron测试系统,股骨下端固定于载具上与垂直线夹角为6°~7°,用来模拟正常人行走时的状态。

(1)预载 从0N加至10N,速率为0.5mm/s。

(2)测试 载荷上限设置为2000N,加载速率为2mm/s。

(3)终止(失效) 载荷位移曲线连续性中断,达到载荷上限,发生骨折。记录股骨颈的失效载荷、最大位移(用来计算刚度),如有VIC-3D可以通过喷洒散斑记录股骨表面的位置信息。

2. 循坏载荷试验

(1)预载 从50N加至200N,速率为15N/s,频率为2Hz。

(2)开始试验周期 最低载荷设置为200N,峰值开始为500N,并以1N每周期速度增加。

(3)终止(失效) 压头滑开、轴向位移达到30mm或载荷峰值达到4000N。记录股骨颈短缩10mm时的循环数、失效时的循环数、内翻角度、内固定移位程度、失效方式。

3. 生物力学稳定性分析 刚度与相对位移是主要的稳定性评价指标。刚度是最为经典的评价指标,且测量相对容易。相对位移可以更好地反映骨块间的稳定性,近些年来逐渐受到学者的重视,但是存在测量困难、结果可靠性差的缺点。

(1)刚度 刚度是指结构在受力时抵抗弹性变形的能力,是结构受到载荷与位移成正比的比例系数,即单位位移所需的力。

(2)相对位移 相对位移(inter fragmentary motion,IFM)是近些年来逐渐引起研究人员重视的测量参数,其反映了固定后骨块间的微动。但是相对位移的定义和测量方法在不同文献中报道不一。IFM最初由Duda教授定义,是指骨折断端中心点的移动,通过计算

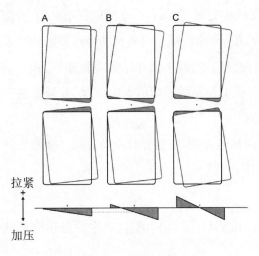

拉紧

加压

图2-1-5　中心点悖论

载荷施加前后远近端骨折块中心点位置变化而得出。但是仅计算骨折断端中心点的相对位移并不能反映真正的微动情况，存在较大的不准确性。Caroline等人指出此种算法存在一个"中心点悖论"，如图2-1-5所示：A，B，C模拟了3种不同的运动形式，黑色方框为运动前的状态（上下分别代表骨折的远近断端），白色方框为运动后的状态。在每一个示例中，骨折断端每一点的相对位移展示在图片下方的灰色图中。如果仅测量中心点的相对位移，会发现：AB两组具有相同的中心点相对位移，但是下方灰度图显示远近端皮质相对位移程度完全不同。C中尽管远近端皮质具有较大的相对位移，但是通过计算中心点我们发现，测量的IFM=0，显然与实际运动情况不符。因此，仅计算中心点不能反映骨折断端运动的真实状态。

二、股骨颈运动学和动力学

股骨颈运动学和动力学与髋关节活动密切相关。例如，行走时，髋关节周期性的对股骨颈施加冲击载荷，此种载荷会对股骨颈骨折患者术后的恢复产生影响。髋关节属于球窝关节，它可以进行以股骨头为中心的多轴运动。为便于分析，只选择互相垂直的3个轴为代表建立空间坐标系。两侧股骨头中心的连线为横向水平轴，围绕此轴的运动为髋关节的屈和伸；围绕通过股骨头前后方向水平轴（矢状轴）的运动为内收和外展。髋和膝关节两中心的连线为机械轴，是髋关节的旋转轴，围绕此轴运动为内旋和外旋。在日常生活中，大多数活动均为3种运动的联合。髋关节正常活动度为前屈130°~145°、后伸10°~30°、内旋30°~45°、外旋40°~50°、内收20°~30°、外展45°~60°，这些活动还包括环转运动，但受到韧带、关节囊和骨性结构的限制。正常髋关节可以完全后伸，但若股骨近端前倾角过大，关节后伸时转子和骨盆会在后方产生撞击，关节外旋也会减少；若股骨近端前倾角过小，关节屈曲时在前方产生撞击，则关节内旋减少。

不同体位（卧位、坐位、站立位和离心位），不同运动方式（双足站立、单足站立、不同速度平地步行、上楼、下楼、跑步），髋关节运动特点不尽相同。同时，髋关节运动还需要周围部位（如腰、骨盆、膝等）的协调运动以完成髋关节的功能要求，如膝关节的运动异常也会影响髋关节的运动特征。

股骨颈动力学相当复杂,这主要是因为髋关节受力时,并不是受单一的载荷影响,而往往是多种载荷的复合。随着身体运动不断变化,再加上骨骼断面的不规则形状,计算时比较复杂。由于体外测量会受到肌肉韧带等的影响,无法直接得到关节内部力学参数。在可植入传感器出现之前,研究者使用各个数学模型来计算髋关节受力情况,而有限元分析是其中的重要手段。髋关节的CT和(或)MRI扫描图像通过建模软件进行建模后,导入有限元分析软件中,再添加上适当的边界条件进行计算,可以模拟不同受力状态下的髋关节力学性能。少数情况下,通过置入人工假体内放置应变传感器的方法可以测得髋关节的内部应力。如Bergmann证实,正常步态下,髋关节应力为2.1~4.3倍体重,上楼时达到2.3~5.5倍体重,当患者突发性绊倒时,其应力达到8倍体重。

股骨颈运动学和动力学的异常,往往是由于髋关节在运动过程中受伤和髋关节疾病的发生,其中股骨颈骨折手术后,因骨折类型或术中复位的质量问题,可能导致股髋撞击综合征(femoral acetatular impingement, FAI),需要引起大家足够的重视。FAI主要包括2种类型(凸轮形和钳夹形),因股骨头颈交界处的凸轮样改变和(或)髋臼缘的钳夹样改变,使原本股骨头在髋臼中的同心圆运动变得不协调了,容易导致盂唇和软骨损伤,进而产生疼痛和活动受限。髋臼侧钳夹样畸形可以是髋臼后倾合并髋臼前缘过度生长,也可以是更广泛的畸形如髋臼过深或髋臼内陷。当髋关节屈曲时,髋臼缘即撞击至股骨颈,从而压迫前盂唇。随着反复地屈髋,盂唇不断承受微损伤,并逐渐地从髋臼软骨分离出来,最终剥脱。股骨侧的凸轮样畸形使股骨头失去正常的球形结构,股骨的头颈偏移度(off-set)也随之下降。在屈髋状态下,变形的股骨头颈旋转经过前上髋臼缘,即产生剪切应力和挤压应力。这时股骨头和髋臼接触的区域在髋臼软骨和盂唇之间,因此,不同于髋臼侧钳夹畸形,髋臼软骨首先受损。

第二节 股骨颈骨折生物力学测量方法

股骨颈骨折的生物力学特性及其多样的内固定治疗方式的力学性能,需要各种生物力学方法进行测试。随着生物力学技术的发展,生物力学研究已经从宏观到微观、从组织器官水平深入到细胞分子水平。以下介绍目前宏观生物力学的常用手段,其他生物力学分支如血流动力学、生物热力学等不在此章叙述。

一、离体机械性能测量方法

机械性能的测试包括常规的拉压试验、弯曲试验、扭转试验和复合载荷试验等,常会配合一些接触式或非接触式力学测量手段如应变片或VIC(非接触全场应变测量系统)一起使用。针对股骨颈骨折不同类型和不同内固定方式,一般需要在离体样本上进行生物力学验证。通常采用尸体股骨和人工股骨作为实验样本,前者最接近活体,具有个性化骨质差异等优势,是离体实验的金标准。但是尸体股骨也有取材困难、要求的样本量大、环境污染等缺点。在小样本量时,由于骨质上的差异,可能对实验结果产生明显的影响,造成结论的偏差。因此,与尸体股骨力学性质接近的人工股骨被广泛应用。人工股骨一般有 Sawbone 和 Synbone 2 个品种,Sawbone 骨质较硬,可以作为健康成年股骨替代骨;Synbone 骨质较软,可以用于模拟骨质疏松症患者替代骨。人工骨的优势在于获取容易,相同型号骨质一致,在进行内固定研究时,骨质因素的影响可以降到最低。

在进行离体股骨颈骨折生物力学实验研究时,为了保证同组样本螺钉植入到相同位置,避免因螺钉位置偏差对评价结果的影响,可以采用3D打印导板辅助置钉。先对离体股骨进行CT扫描,根据扫描图像进行三维建模,然后在三维模型上进行置钉规划,根据螺钉植入的目标位置设计数字导板,再将数字导板导入3D打印设备打印出实体导板。导板辅助下,螺钉位置和方向偏离在(0.82 ± 0.51)mm 和 $2.91°\pm1.62°$ 以内,明显小于徒手植入的误差 $[(3.99\pm2.11)$mm 和 $6.21°\pm2.4°]$,可以显著降低手术差异带来的实验误差。

二、在体生物力学测量方法

(一)双平面X线运动测量系统

传统的数字诊疗和影像学多采用X线成像技术、CT技术及MRI技术探索人体骨和关节准静态的内部运动。近年来,以哈佛大学医学院为代表的研究机构开始尝试利用三维立体骨关节透视,又称 DFIS(dual fluoroscopic imaging system, DFIS)成像技术,并结合 2D-3D 配准技术(2D to 3D image registration)实现在体骨与关节运动的动态三维追踪和分析,该技术不同于传统的运动捕捉系统,通过荧光透视成像直接得到在体关节的骨性结构,是真正意义上的不受皮肤、软组织误差影响的个体化的关节分析技术。DFIS可以精准测量在体髋关节运动数据,从而可以了解股骨在站立位、下蹲位、坐位等姿态下的精准运动轨迹信息。这些信息一方面可以通过与对侧关节比较,分析骨折内固定后患者的股骨运动状态是否发生变化,来了解内固定对患者运动的影响;另一方面还可以作为个性化有限元分析的辅助数据,将运动中髋臼与股骨准确位置信息展示出来,进而分析得到运动过程中股骨颈骨折内固定治疗后的生物力学参数。

（二）步态测试

股骨颈骨折术后功能恢复的随访,可以通过对术后患者进行步态测试和一些评分量表(如Harris评分)获得。步态测试时,尽可能多地选择不同步速(包括低速、正常速度和高速),收集10次以上成功试验数据便于统计分析。常用的步态测试系统有Vicon、Motion Analysis、Qualisys、Optotrak等,系统摄像头6~12个,摄像头越多相应的精度越高,但是调试时间也越久。一般配合测力平台(如AMTI、Kistler、Bertec等)和肌电图仪同步测量,便于导入后期模型测算骨与关节力矩情况。

三、数字仿真建模

目前,除了商务生物力学软件LifeMod和AnyBody外,斯坦福大学开发的OpenSim软件也应用广泛,主要用于人体肌肉骨骼系统的可视化、建模与分析。OpenSim可以根据用户需要建立与每名受试者对应的个性化模型,可以精确地控制肌肉的运动,还能够分析运动过程中人体各肌肉的肌肉力、肌肉活性、肌肉收缩长度和每块肌肉分别对人体运动的贡献度等。OpenSim软件应用极其方便,仅通过受试者的身高、体重数据,以及运动轨迹和地面反作用力数据,就能够进行个性化模型的建立和分析。这对于股骨颈骨折术后髋关节和股骨颈受力情况的研究非常有帮助。

有限元仿真是股骨颈骨折生物力学研究的常用数字计算方法。有限元分析利用数学近似的方法对真实物理系统进行模拟,利用简单而又相互作用的单元就可以用有限数量的未知量去逼近无限未知量的真实系统。即"用较简单的问题代替复杂问题后再求解",在一定程度上可以替代体外生物力学实验。它将求解域看成是由许多称为有限元的小的互联子域组成,对每一单元假定一个较简单的近似解,然后推导求解这个域总的满足条件,从而得到问题的解。因为实际问题被较简单的问题所代替,所以这个解不是准确解,而是近似解。由于大多数实际问题难以得到准确解,而有限元不仅计算精度高,而且能适应各种复杂形状,因而成为行之有效的工程分析手段。其优势在于:①节约经济、时间成本;②方便调整加载大小、方向,模拟不同受力状况;③可以分析内植物的内部应力及受力机制。

在股骨颈骨折的有限元分析研究中,包括数字化建模、力学仿真、结果分析3个方面。数字化建模包括:①样本的薄层CT扫描,三维建模;②骨折线的模拟;③内植物的建模和装配。力学仿真过程包括:①模型的网格划分;②材料属性设置;③接触面设置;④载荷方向大小、约束条件设置。结果分析通常有:①刚度;②相对位移;③内植物应力;④屈服骨量;⑤主应变次主应变分布。以上结果分析参数可以用来比较分析不同内固定的生物力学效果。

其中刚度的计算方法是施加的载荷大小除以作用点的位移值,单位为N/mm。刚度的计算方法简单,因此很早就在生物力学研究及有限元仿真中得到应用,可以在一定程度上反映结构稳定性,但缺点是十分依赖结构的约束条件如约束方式及约束范围。例如,分别在小转子下10mm和小转子下100mm约束的刚度结果可能相差数倍。因此,此数值在不同研究之间缺乏可比性。一般来说,对于具有角固定结构的内固定如滑动髋螺钉、髓内钉等具有较大的刚度;而相对位移是近些年来越来越引起研究人员重视的测量参数,其反映了固定后骨块间的微动。张长青团队基于Matlab编程开发了一套骨块间相对位移的算法(图2-2-1),可以计算所有点的相对位移大小,然后作为标量取平均值。此算法能更准确地反映出骨折间微动的真实状况。具体步骤是:初始位置下,近端任意一点记为P1,远端与P1相匹配的一点记为D1(最近点原则);施加载荷后,P1位置变为P2,D1位置变为D2。相对位移计算公式为:$IFM=|\overrightarrow{\Delta_D}-\overrightarrow{\Delta_p}|$。为了进一步研究不同内固定的机制,笔者将相对位移分解为剪切方向(shear interfragmentary motion,SIM)及张开方向(detached interfragmentary motion,DIM)。其中$\overrightarrow{DIM}$是$\overrightarrow{IFM}$在骨折平面法向量方向上的投影,而$\overrightarrow{SIM}$是$\overrightarrow{IFM}$在骨折平面上的投影。通过分析不同内固定DIM和SIM的差异可以评价内固定抵抗剪切应力或内翻应力的能力。

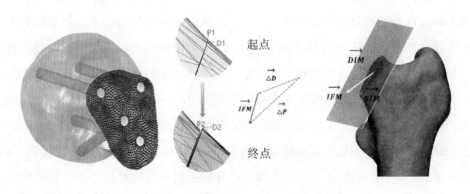

图2-2-1　骨折块间相对位移的新型算法

由于有限元结果属于近似结果,因此建模的有效性和结果的可靠性需要接受实际实验的验证。通常采用尸体股骨进行CT扫描,然后同步进行尸体骨实验和有限元仿真实验,在相同的边界条件下比较仿真结果与真实结果之间的差异性来分析有限元分析的可靠性。有限元仿真计算得到的结构刚度和表面应变可以与实验结果进行比对,实验测量表面应变可以采用数字图像相关技术(digital image correlation)进行测量。研究者曾将有限元仿真技术与体外生物力学实验进行结果比对发现,在刚度方面,实验结果与力学仿真结果相似,其中采用C3D10网格仿真结果与实际情况更接近。在相对位移方面,实验结果与力学仿真结果相似,采用C3D4和C3D10网格仿真并没有显著区别。在应力分布方面,采用C3D4网格仿真结果与实验相关性达87%,78%与此前文献报道类似,而采用C3D10网格仿真结果为83%,80%与C3D4网格近似。综上所述,采用个性化有限元流程进行力学仿真,与真实的力学测试具有较高的一致性(图2-2-2)。

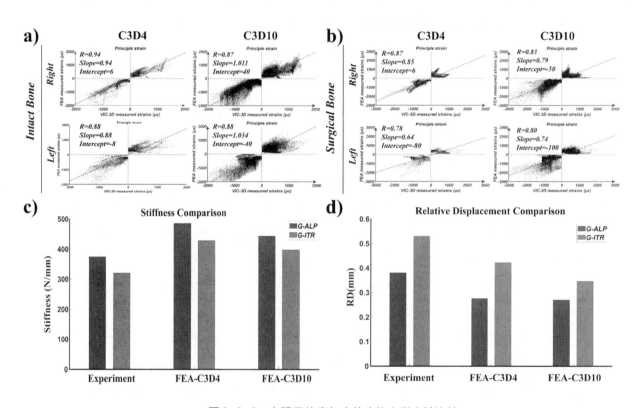

图2-2-2 有限元仿真与离体生物力学实验比较

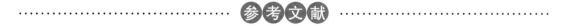

1. Neumann DA. Kinesiology of the hip: a focus on muscular actions. J Orthop Sports Phys Ther, 2010,40(2):82-94.

2. Nepple JJ, Carlisle JC, Nunley RM, et al. Clinical and radiographic predictors of intra-articular hip disease in arthroscopy. Am J Sports Med, 2011,39(2):296-303.

3. Maquet P. Biomechanics of hip dysplasia. Acta Ortho Belg, 1999,65(3):302-314.

4. Adeeb S, Sayed Ahmed E, Matyas J, et al. Congruency effects on load bearing in diar-

throdial joints. Comput Methods Biomech Biomed Engin, 2004, 7(3):147-157.

5. Ferguson SJ, Bryant JT, Ganz R, et al. The acetabular labrum seal: A poroelastic finite element model. Clin Biomech (Bristol, Avon), 2000, 15(6):463-468.

6. Ferguson SJ, Bryant JT, Ganz R, et al. The influence of the acetabular labrum on hip joint cartilage consolidation: A poroelastic finite element model. J Biomech, 2000, 33(8):953-960.

7. Ferguson SJ, Bryant JT, Ito K. The material properties of the bovine acetabular labrum. J Orthop Res, 2001,19(5):887-896.

8. Ferguson SJ, Bryant JT, Ganz R, et al. An in vitro investigation of the acetabular labral seal in hip joint mechanics. J Biomech, 2003, 36(2):171-178.

9. Hewitt J, Guilak F, Glisson R, et al.Regional material properties of the human hip joint capsule ligaments. J Orthop Res, 2001,19(3):359-364.

10. Retchford TH, Crossley KM, Grimaldi A, et al. Can local muscles augment stability in the hip? A narrative literature review. J Musculoskelet Neuronal Interact, 2013, 13(1):1-12.

11. Ward SR, Winters TM, Blemker SS. The architectural design of the gluteal muscle group: implications for movement and rehabilitation. J Orthop Sports Phys Ther, 2010, 40(2): 95-102.

12. Khan RJ, Yao F, Li M, et al. Capsular-enhanced repair of the short external rotators after total hip arthroplasty. J Arthroplasty, 2007, 22(6):840-843.

13. Gottschalk F, Kourosh S, Leveau B. The functional anatomy of tensor fasciae latae and gluteus medius and minimus. J Anat, 1989, 166:179-189.

14. Arvin M, Hoozemans MJ, Burger BJ, et al. Effects of hip abductor muscle fatigue on gait control and hip position sense in healthy older adults.Gait Posture, 2015, 42(4):545-549.

15. Afoke NY, Byers PD, Hutton WC. Contact pressures in the human hip joint. J Bone Joint Surg Br, 1987, 69(4):536-541.

16. Duda GN, Mandruzzato F, Heller M, et al. Mechanical conditions in the internal stabilization of proximal tibial defects. Clinical biomechanics (Bristol, Avon), 2002, 17(1):64-72.

17. Grant CA , Schuetz M , Epari D . Mechanical testing of internal fixation devices: A theoretical and practical examination of current methods. J Biomech, 2015, 48(15):3989-3994.

18. Powers CM.The influence of abnormal hip mechanics on knee injury: a biomechanical perspective.J Orthop Sports Phys Ther, 2010, 40(2):42-51.

19. Bergmann G, Deuretzbacher G, Heller M, et al. Hip contact forces and gait patterns from routine activities. J Biomech, 2001, 34(7):859-871.

20. Kuhns BD, Weber AE, Levy DM, et al. The Natural History of Femoroacetabular Impingement. Front Surg, 2015, 2:58.

21. 殷吉旻,张长青,艾自胜,等.股骨颈骨折内固定术后的股骨髋臼撞击综合征.中国骨与关节外科,2010,3(1):33-36.

22. Puls M, Ecker TM, Tannast M, et al. The Equidistant Method – a novel hip joint simulation algorithm for detection of femoroacetabular impingement. Comput Aided Surg, 2010, 15(4-6):75-82.

23. Gilles B, Christophe FK, Magnenat-Thalmann N, et al. MRI-based assessment of hip joint translations. J Biomech, 2009, 42(9):1201–1205.

24. Menschik F. The hip joint as a conchoid shape. J Biomech, 1997, 30(9):971–973.

25. Li G, Wuerz TH, Defrate LE . Feasibility of using orthogonal fluoroscopic images to measure in vivo joint kinematics. Journal of Biomechanical Engineering, 2004, 126(2):314-318.

26. Bennett KJ, Millar SC, Fraysse F, et al. Postoperative lower limb joint kinematics following tibial plateau fracture: A 2-year longitudinal study. Gait Posture, 2021, 83:20-25.

27. Zhan S, Jiang D, Xu J, et al. Influence of the proximal screws of buttress plates on the stability of vertical femoral neck fractures: a finite element analysis. BMC Musculoskeletal Disorders, 2020, 21(1):842.

28. Jiang D, Zhan S, Wang L, et al. Biomechanical comparison of five cannulated screw fixation strategies for young vertical femoral neck fractures. J Orthop Res, 2021, 39(8):1669-1680.

（占师　姜达君　胡海）

第三章

股骨颈骨折概论

第一节 流行病学和病因学

一、流行病学

股骨颈骨折是创伤骨科中一种常见的骨折类型,在老年(注:WHO将超过65岁人群定义为老年人)骨折患者中所占比例尤高,占全身骨折的3.58%。尤其是老年女性,占所有老年患者全身骨折的10.6%。随着全球老龄化趋势进程的不断加快,其发病率亦呈上升趋势。张英泽报告股骨颈骨折非手术治疗(如牵引)卧床相关并发症多,1年病死率高达20%,甚至50%的患者需要助行器或他人帮助才能行走,25%的患者需要多次住院治疗或长期家庭护理,对公共健康构成极大危害,给患者、家庭及社会带来巨大的经济负担和精神负担。国内外文献报告显示,地理环境、文化差异、生活方式、社会职业及种族差异等不同,骨折流行病学特征亦不相同。一般情况下,71~80岁年龄段患者约占46%,骨折发生率显著高于其他年龄段。81岁以上老年人活动量降低,暴露于交通、坠落等致伤因素的概率降低,进而股骨颈骨折发病率较低。71~80岁年龄段老年人骨质疏松症程度较61~70岁年龄段严重,轻微暴力即可造成骨折。所有股骨颈骨折中31B2型及Garden Ⅲ型骨折构成比较高。青壮年男性比例高于女性,儿童和老年女性高于男性。

股骨颈骨折约占髋部骨折的57%,而文献大多将股骨颈骨折并入髋部骨折进行流行病学分析,但股骨颈骨折较股骨粗隆间骨折或股骨粗隆下骨折发病年龄、治疗和预后均有差异,故笔者认为应该将股骨颈骨折作为单一病种专门进行流行病学调查。

儿童(＜16岁)股骨颈骨折发病最少,在儿童骨折中占比不到1%,但有逐年上升趋势。其发病率随年龄增长而升高,2岁以内的股骨颈骨折占所有股骨骨折的7%,13~18岁患儿占12.8%。按Delbet标准分型,Ⅰ型(股骨头骨骺分离)占儿童股骨颈骨折的10%,多见于小于2岁的幼儿和5~10岁的儿童;Ⅱ型(经颈型骨折)占40%~50%;Ⅲ型(股骨颈基底型骨折)占25%~35%；Ⅳ型(股骨转子间骨折)占6%~15%。若儿童股骨颈骨折不能得到及时有效的治疗，发生股骨头坏死、髋内翻、骨不连、股骨近端骨骺早闭、双下肢不等长等并发症的概率极高，相较于并发症发生率更高的保守治疗，目前更推荐手术治疗，具体见第九章第一节。

青壮年(或称年轻)患者(16~65岁)股骨颈骨折则呈现逐年下降趋势，仅占所有股骨颈骨折的2%~3%，但青壮年是社会的主要劳动力，青壮年股骨颈骨折所造成的社会经济损失巨大，而治疗失败或并发症导致过早的人工关节置换手术，患者一生中还需经历一次或多次的翻修手术。因此，对于青壮年股骨颈骨折，应给予充分的重视！偶有因过量负重行走而引起疲劳骨折，如长跑或长途行军等。在长跑者和士兵中疲劳骨折的年发病率高达20%~31%，而股骨颈疲劳骨折又占所有疲劳骨折的2.5%~5%。此类骨折往往有慢性损伤病史，症状不明显，骨折线与新生骨痂同时存在，常被误诊为髋部软组织损伤。

老年患者是本病的高发人群，老年人随着年龄增长，由于其骨量减少和骨强度降低，易引起骨质疏松症，从而导致股骨颈骨折或其他髋部骨折。其具有较高的致残率和死亡率，对公共健康构成极大的危害，给患者、家庭及社会带来巨大的经济负担和精神负担。

相较于其他老年人骨质疏松性骨折，根据发生率高低，股骨颈骨折排在第一位。前10位依次为股骨颈骨折、股骨粗隆间骨折、腰椎骨折、胸椎骨折、股骨干骨折、胫腓骨骨折、尺桡骨骨折、踝骨骨折、髌骨骨折、肋骨骨折。

老年股骨颈骨折在一天中有3个高发时间段。3:00~5:00是较高龄老年人坠床或夜间去厕所摔伤导致骨折的高发时间；7:00~9:00的早高峰以交通意外和运动损伤为多，而患者年龄相对较小，多数是参加工作和能从事社会活动的老年人。15:00~19:00是一天中各种外伤造成老年人骨折的高峰时间。其季节分布为冬季高发而春秋季较低，尤其在北方这一现象更加明显。

继发性骨质疏松症及可能影响骨代谢的相关疾病(甲状腺功能亢进症、甲状旁腺功能亢进症、长期服用糖皮质激素、严重的肝肾疾病及肿瘤等)所引起的股骨颈骨折比较少见，本书不再赘述。

二、病因学

儿童股骨颈除骨骺部位外，股骨近端有坚强的骨膜保护，较大的股骨颈前倾角及颈干角与坚韧的股骨近端可使此部位受到的暴力得到缓冲，而且儿童股骨颈光滑、致密、坚硬，不具有典型的成人小梁模式。除非遭受较大暴力，一般不易骨折。其致伤原因中高处坠落伤和机动车交通伤所占比例比较高，分别为42%和32%。在儿童时期，圆韧带动脉和旋股外侧动脉对股骨头的血供较少,旋股内侧动脉的分支上支持带动脉是股骨头主要的血供来源。儿童股骨颈骨折时,初始创伤导致血管直接损伤或扭曲移位,由于此时期股骨头主要的血供血管稀少,且无交叉的血管吻合网代偿供血,所以血供十分薄弱,易发生缺血。若不能得到及时有效的治疗,容易发生股骨头坏死、髋内翻、骨不连、股骨近端骨骺早闭、双下肢不等长等并发症。

青壮年人群股骨颈骨质坚固,往往是较大的暴力损伤造成的骨折,如交通创伤或高处坠落伤等。此类骨折的断端存在较大的垂直剪切力,骨折端错位程度一般较重,为不稳定型股骨颈骨折,因而常伴有局部血管的损伤,易引起骨不连、股骨头坏死及内固定的失效等。另外,青壮年股骨颈骨折患者往往为多发伤,必须仔细查体,早期发现合并伤,联合多学科进行会诊,全面评估直至患者生命体征平稳。同时,手术团队可进行充分的术前准备及手术方案的制订。

引起老年人股骨颈骨折的原因很多,主要和老年人骨质疏松症和自我保护能力下降而易跌倒有关,跌倒摔伤占致伤原因的70%左右。随年龄增长,老年人日常运动水平、社会活动范围及遭受外伤的种类也不相同。对于非高龄老年人,由于他们健康状态和活动能力较好,社会活动范围较大,意外伤害的机会较多,外伤种类主要为运动损伤和交通意外。室内跌倒伤多发生在高龄老年人,多系室内行走不稳而摔倒或滑倒,外伤的暴力较小,由于他们的活动和平衡能力差,反应迟钝,缺乏足够的自我保护能力,居室及其周围的环境条件对他们影响较大,一些常见因素如不太平整的地面、地毯的边角、不稳定的坐椅、过高或过矮的床铺,甚至穿着不合适的衣裤和鞋袜都可能造成摔伤。老年人因白内障等原因致视力减退及脑血管疾病后遗症等常造成行走不便,也增加了摔伤的可能。另外,不良情绪和精神状态、疲劳也是造成老年人摔伤的一个因素。

3:00~5:00是较高龄老年人坠床或夜间去厕所摔伤导致骨折的高发时间,老年人肾功能减退和前列腺增生引起尿频及夜尿增多有可能增加这种摔伤的可能,服用镇静安眠药物还会降低老年人夜间起床时的平衡功能、判断及反应能力;15:00~19:00是一天中各种外伤造成老年人骨折的高峰时间,其损伤因素包括室外活动摔伤、交通意外和室内损伤,可能与老年人在这一时间的精神状态、精力分布、反应能力及疲劳程度有关。对于冬季发病率高的原因,Zuckerman等归纳为三点:①冰雪覆盖的道路;②冬季老年人活动减少而使行走活动时平衡控制能力减弱;③冬季昼短夜长,黑暗中的活动增加了老年人摔伤的可能。

从病理生理角度分析致伤原因,主要包括骨性因素和非骨性因素2类。骨性因素主要是骨的质与量(即骨强度)的下降,此时生物力学性能下降,骨脆性增加,此为骨折的内因。非骨性因素包括步态的异常、肌力下降、神经肌肉平衡功能失调、视力减退等易跌倒因素。

股骨颈脆弱,老年人反应慢,不能迅速调整体位抵消有害应力,使髋部应力集中于股骨颈部,造成骨折。股骨颈结构中承受应力的内侧骨小梁系统和承受张力的外侧骨小梁系统,在股骨颈交叉中心形成相对薄弱的Ward三角区。骨质疏松时,骨小梁减少,排列稀疏,Ward三角区脂肪充填。老年人由于活动减少、代谢减退、内分泌紊乱(尤其见于绝经期后的女性),常导致股骨近端产生不同程度的骨质疏松,从而导致股骨近端的力学性能下降,轻微暴力即可导致股骨颈骨折。关于股骨颈骨折的发生机制,存在着2种解释:一是跌倒时大粗隆受到直接撞击;二是肢体外旋,股骨头由于前关节囊及髂股韧带牵拉而相对固定,股骨颈向后旋转,后侧皮质撞击髋臼而造成颈部骨折。受伤时多为生活性损伤,常不需要较大的暴力,如由平地滑倒或绊倒、床上或坐椅上跌下,甚至行走时体位扭转等亦可能导致骨折。因此,股骨颈骨折在老年患者被认为是一种病理性骨折。

另外,既往骨折是再骨折最重要的危险因素,因此对于老年患者而言,即便骨密度正常,也应积极诊治骨质疏松症。

第二节　诊断和鉴别诊断

一、诊断

股骨颈骨折是指股骨头下至股骨颈基底部范围内的骨折,是临床常见损伤,其绝大多数骨折线均在关节囊内,故又称为股骨颈囊内骨折。股骨颈骨折常发生于老年人,儿童和青壮年股骨颈骨折的发病率较低,其治疗一直是一项挑战。股骨颈骨折分类采用ICD-9和ICD-10,其中ICD-9编码为820.801;ICD-10编码为S72.0002。

(一)病史

详细了解和记录患者的年龄、既往身体状况、伤前功能状态、骨骼质量、受伤机制、暴力大小、受伤时身体姿势和局部位置等,都能为伤情判断和治疗选择提供重要依据。

(二)体格检查

细致而全面的体格检查一如既往地必不可少。除了强调全面的全身体检,还要关注局部肢体畸形、软组织情况、远端肢体的神经功能和血运情况等。特别要注意有无合并其他损伤,有可能出现同侧股骨多处骨折。

(三)影像学检查

高质量的X线成像是基本的也是重要的检查手段,包括骨盆平片、患髋正侧位片。患髋CT(平扫和不同平面的重建)检查也是常用的检查手段。有时还需要MRI检查,可以为隐匿型股骨颈骨折的鉴别或者确认,提供进一步的依据。

二、鉴别诊断

股骨颈骨折主要是和股骨粗隆间骨折相鉴别。首先发病年龄,股骨颈骨折和股骨粗隆间骨折一样,均好发于老年人,但股骨颈骨折年龄偏小些,要比股骨粗隆间骨折年轻5~6岁。其次,临床表现,股骨颈骨折多为短缩外旋畸形,但是外旋少于60°,因为股骨颈骨折属于囊内骨折,关节囊有牵拉阻挡,而股骨粗隆间骨折属于囊外骨折,短缩外旋畸形会更加明显。尤其是外旋差不多90°。最后,影像学检查可以更为准确地判断是股骨颈骨折还是股骨粗隆间骨折。

儿童型股骨颈骨折主要与骨囊肿(bone cyst)和骨纤维异常增殖症(fibrous dysplasia)所致病理性股骨颈骨折相鉴别。后者为轻微暴力所致,一般通过病史、体格检查、X线检查和MRI检查就可以鉴别。

对于多发同侧骨折应给予重视,如股骨颈骨折合并同侧股骨头骨折或股骨颈骨折合并股骨干骨折等。同一部位的疼痛往往会掩盖多发骨折的征象,因此,详细的影像学检查是必要的。

老年人骨质增生硬化,医师在阅读髋部X线片时,有时会错认为股骨颈骨折。例如,有些腰痛患者出现髋部和臀部放射痛,无法行走,摄片时将股骨颈部位的增生硬化带错误地诊断为股骨颈骨折。这需要医师认真询问病史、进行体格检查和阅片,必要时增加髋部MRI检查。

第三节 分型

一、常见分型

目前常用的股骨颈骨折分型方法包括:①AO/OTA分型;②Pauwels分型;③Garden分型。儿童股骨颈骨折Delbet标准分型已在前文提到,不再赘述。

(一) AO/OTA分型

1987年开始,瑞士AO/ASIF的创始人之一的Maurice Muller及其同事,着手建立了一个关于长骨骨折综合分类系统,该分类系统通过字母和数字组合来描述长骨骨折的部位、形态和严重程度等特征。后来美国骨科创伤协会(OTA)采用了这一分类方法,并将其分类方法和原则应用到全身其他骨骼,形成了AO/OTA骨折分类系统。

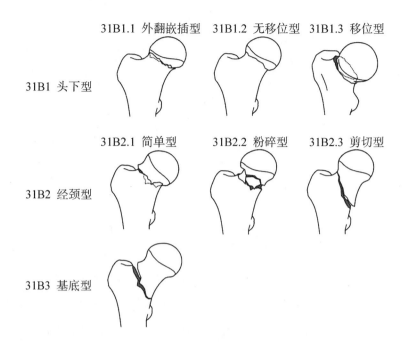

图 3-3-1　股骨颈骨折 AO/OTA 分型

根据 2018 版 AO/OTA 分类系统，股骨颈的部位编码为 31B（图 3-3-1），根据骨折的部位形态进一步将股骨颈骨折分为 31B1 型（头下型骨折）、31B2 型（经颈型骨折）、31B3 型（基底型骨折）。其中 31B2.1、31B2.2 和 31B2.3 分别与 Pauwls Ⅰ 型、Ⅱ 型和Ⅲ型相对应。虽然 AO 分型能够较好地反映骨折的严重程度及手术难度，但目前尚无资料显示与骨折预后之间的关系，因而临床上应用较少。

也有学者将外展嵌插型股骨颈骨折的结构分型进一步完善。Marsh J.T. 等进一步根据后倾畸形是否 > 15° 将其中 31B1.1 和 31B1.2 分为 B1.1.1 股骨头外展≥15° 伴后倾 < 15°；B1.1.2 股骨头外展≥15° 伴后倾 > 15°；B1.2.1 股骨头外展<15° 伴后倾 < 15° 和 B1.2.2 股骨头外展 < 15° 伴后倾 > 15°。后续临床研究随访也表明此分型中不同亚型间预后确实存在统计学差异。

（二）Garden 分型

Garden 分型是临床上应用最多的分型方法，1961 年，英国医师 R. S. Garden 根据骨折的正位 X 线表现，以骨折移位程度来划分，分出 4 种类型（图 3-3-2）。Ⅰ 型：不完全骨折；Ⅱ 型：完全骨折，但无移位；Ⅲ 型：完全骨折，部分移位；骨折面有部分接触，骨折远近端部分残留支持带联系；Ⅳ 型：完全骨折，完全移位。

该分型最大的优点在于简略而直观，还在一定程度上可以预测骨折不愈合率与股骨

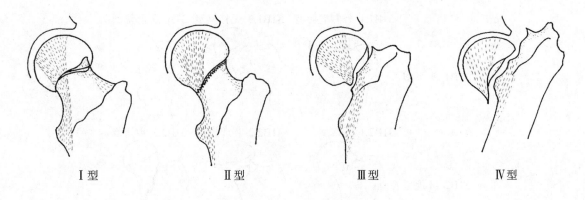

Ⅰ型　　　　　　　Ⅱ型　　　　　　　Ⅲ型　　　　　　　Ⅳ型

图3-3-2　股骨颈骨折Garden分型

头缺血坏死率(表3-3-1),但可信度比较低。它的不足之处体现在此分类方法依据患髋的正位X线片来判断,容易受摄片过程、读片医师主观判断等因素影响,有的病例不能通过普通X线片得到股骨颈骨折的骨折远近两端的相互情况。不同医师根据髋关节前后位的X线平片判断Garden分型差异性大,常规结合髋关节的侧位片有助于减少这样的差异。由此可见,Garden分型中移位的判断与主观因素有密切关系,人工智能的介入有助于降低主观误差。有研究认为,结合股骨颈骨折在DR及CT、MRI图像上的表现,可提高对隐匿型股骨颈骨折的诊断准确率,减少误诊。

表3-3-1　股骨颈骨折Garden分型

Garden分型	内侧压力骨小梁位置	预后
Ⅰ型不完全(外展或压缩)	头和颈内侧骨小梁成角>180°	稳定型,预后好
Ⅱ型完全骨折,无移位	头和颈内侧骨小梁成角≈160°	稳定型,预后好
Ⅲ型完全骨折,部分移位	头内侧骨小梁与骨盆小梁不对齐	不稳定型,正确复位后可转成稳定型
Ⅳ型完全骨折,完全移位	头内侧骨小梁与骨盆小梁对齐	不稳定型,预后差

(三)Pauwels分型

这是根据骨折线的倾斜角度即Pauwels角度大小来区分的(图3-3-3)。Ⅰ型:外展骨折,Pauwels角<30°;Ⅱ型:Pauwels角在30°~50°;Ⅲ型:内收骨折,Pauwels>50°。通常认为Pauwels Ⅰ型、Ⅱ型、Ⅲ型的稳定性依次降低。Pauwels分型对临床上手术方案的选择有指导意义。

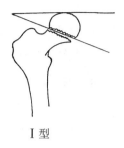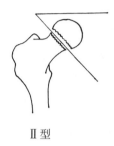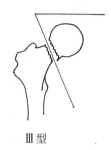

Ⅰ型　　　　　　　　　Ⅱ型　　　　　　　　　Ⅲ型

图3-3-3　股骨颈骨折Pauwels分型

二、其他分型

（一）根据骨折线走行部位分型

根据骨折线走行部位分为头下型，也就是骨折线贴近股骨头；经颈型就是股骨颈的中间部位骨折；基底型就是近大小转子部的股骨颈骨折。

这样的分型依据X线表现上难以区分，骨折线距离差别不是很大，但是它也决定了股骨颈骨折后，股骨头残余的血液供应还有多少。骨折线越靠近股骨头，对于股骨头血供的破坏就越严重。临床上会配合Garden分型使用。

（二）按颈垂角（Vertical neck angle, VN）分型

2017年由张长青团队张伟教授提出，利用股骨颈骨折线与股骨颈轴线的垂直线之间的夹角（VN角，图3-3-4）评价股骨颈短缩、内翻和骨折移位，其角度增大与固定失败率的相关性高。分为4型：Ⅰ型 VN<0；Ⅱ型 0°≤VN<10°；Ⅲ型 10°≤VN<15°；Ⅳ型 VN≥15°。

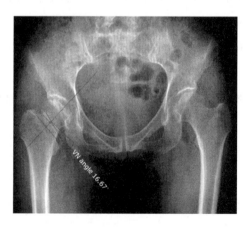

图3-3-4　股骨颈骨折VN角定义

（三）基于CT三维重建分型

随着CT三维重建技术的展开,临床医师可直观地发现股骨头的空间移位情况。李智勇等依据股骨颈骨折在CT三维重建下的不同表现,提出将股骨颈骨折分为5型,其中 Ⅰ 型为不完全骨折;Ⅱ型为完全骨折无移位,无嵌插为 ⅡA,有嵌插为 ⅡB 型;Ⅲ型完全骨折且骨折端部分移位,骨折线不规则、远近端互相嵌插的为 ⅢA 型;骨折线为斜行、远近端无嵌插的为 ⅢB 型;骨折线为横行的为 ⅢC 型;Ⅳ型完全骨折,骨折端完全移位;Ⅴ型完全骨折,骨折端粉碎。同时认为, Ⅰ 型、ⅡA 型及 ⅡB 型骨折术中均无需复位,可直接采用空心钉固定治疗。Ⅲ型骨折复位后可采用内固定治疗。Ⅳ型、Ⅴ型可采用植骨加内固定的方法治疗,对于年龄较大的患者还可行股骨头置换术。这种依据CT重建下股骨颈骨折表现的新分类方法尚不完善,也缺乏足够的资料及报道,尚不能对其进行合理评估,但给我们提供了新思路。

第四节　预后和并发症

一、预后

股骨颈骨折具有解剖及临床上的显著特点。在解剖方面,股骨颈连接股骨头和股骨干,形成颈干角和前倾角;股骨颈内部骨结构有张力骨小梁和压力骨小梁,并形成骨小梁减少稀疏区(Ward三角)和致密区(股骨矩);股骨颈的血供主要有四组动脉组成的囊内动脉环,分别供应骺与干骺端,由于骺板的屏障作用,使骺与干骺端之间在骨内无吻合支而只在骨外吻合;骨干营养动脉,一般只达股骨颈,与股骨头内无血管吻合。另外,股骨颈无骨外膜。上述特点奠定了股骨颈不易愈合,股骨头骺易坏死的解剖学基础。在临床方面,股骨颈骨折均为囊内骨折,具有如下特点:①骨折后血肿"填塞效应"及滑液对愈合的影响;②发病年龄大,伤后并发症多;③剪切力大,稳定性差,不愈合率高;④易发生股骨头缺血坏死及塌陷的不良后果。因此股骨颈骨折治疗比较困难,一直是创伤骨科探讨的重点。

儿童型股骨颈骨折有其特殊性,儿童股骨颈部血供比较脆弱,存在促进股骨纵向生长占70%的骨骺生长板,若不能得到及时有效的治疗,发生股骨头坏死、髋内翻、骨不连、股骨近端骨骺早闭、双下肢不等长等并发症的概率较高,及时手术治疗可能减少并发症的发生。

二、并发症

股骨颈骨折早期并发症同其他骨折一样,尤其是下肢骨折,常见的并发症有深静脉血栓、肺栓塞、脑栓塞、脂肪栓塞综合征、急性呼吸窘迫综合征、休克等。其他合并损伤所造成的并发症也应引起重视。

股骨颈骨折中晚期并发症则取决于股骨颈骨折的治疗方法,包括保守治疗、内固定治疗和人工关节置换治疗。

保守治疗并发症主要是和卧床治疗相关的并发症,比如压力性损伤(压疮)、泌尿系统感染、肺部感染或下肢静脉血栓,甚至引起肺栓塞等。因患者长期制动,限制了髋关节屈伸活动,很容易导致髋关节周围的韧带关节囊粘连、挛缩,引发髋关节僵硬、活动受限及下肢肌肉废用性萎缩的情况。在儿童,存在股骨头坏死、髋内翻、骨不连、股骨近端骨骺早闭、双下肢不等长等并发症。

对于青壮年和老年无移位的股骨颈骨折,内固定是首选的治疗方案。然而,除了一般内固定术后常见并发症(创伤性关节炎、关节僵硬、异位骨化、慢性疼痛、感染等)外,有10%~20%患者因术后1年内发生内固定失败而需要二次手术。失败原因主要包括螺钉切出、内固定物断裂、内翻塌陷、骨折延迟愈合或不愈合、股骨头坏死,甚至股骨颈短缩。内固定失败的危险因素有复位不良,后倾角过大(> 20°)或前倾角过大(> 10°),股骨颈完全性骨折(相较于不完全性骨折)等。

人工髋关节置换术后的并发症有股骨近端骨折、股前外侧皮神经损伤、感染、慢性疼痛、关节脱位、关节僵硬等,这些内容将在相应章节详述。

三、股骨颈骨折致骨不连和股骨头坏死病因分析

骨折延迟愈合或不愈合(骨不连)和股骨头坏死是股骨颈骨折的两大严重并发症。虽然固定技术、内固定材料、治疗理念等都在不断进步,但是股骨颈骨折内固定术后股骨头坏死的发生率并没有因此而下降。股骨颈骨折内固定后股骨头坏死的防治仍然是研究者不断努力攻克的方向。股骨颈骨折所致股骨头坏死主要有以下原因。

1. 内固定前因素

(1)年龄 不同年龄段的股骨颈骨折后股骨头坏死发生率各有不同。研究发现,青少年组头坏死发生率明显高于其他年龄组;而高龄并未造成股骨头缺血性坏死率上升。总的来说,年龄可能与股骨颈骨折术后股骨头坏死发生率相关,但是并不是决定性因素。

(2)体质量指数 体质量指数的计算公式为体质量/身高^2(kg/m^2)。它可能通过影响骨折局部应力及血脂水平来影响预后。研究发现,股骨头坏死的发生与脂类代谢紊乱有

关,其中可将胆固醇、低密度脂蛋白作为股骨颈术后发生股骨头坏死的诊断指标,验证了对其进行早期干预可以预防股骨头坏死的发生。

（3）Pauwels分型　有研究得出,股骨颈骨折内固定术后股骨头坏死与Pauwels分型无明显相关性,不建议将其作为判断预后的指标,原因在于Pauwels分型受到患者体位、投照角度等影响,不同医师判定的角度大小差异较大,因此术前Pauwels分型和预后仍存在一定的不一致性。

（4）内固定前牵引　国内学者研究发现,术前牵引是导致股骨颈骨折内固定术后股骨头坏死的一个主要原因,因为牵引会损伤股骨头的血供,牵扯中的股骨头韧带及动脉血流减少,静脉回流也受到阻碍,这些都可能导致股骨头坏死。

（5）受伤至接受手术时间　受伤后到手术的时间间隔会影响术后股骨头坏死。24h之后行手术治疗确实会有更高的术后股骨头坏死发生率;而6h内手术会减少股骨头缺血性坏死的发生率。但是,在有移位的股骨颈骨折中超过6~24h和在6h以内的手术,术后坏死率并不会有差别。也有争议认为,就算术后30天内切开复位内固定;对于年轻患者来说,仍然不会影响坏死率,且患者也会取得好的康复。无论如何,主流观点仍支持受伤后到接受手术的时间间隔会影响术后股骨头坏死的发生率。

（6）并发症　老年人的基础病会增加股骨头坏死的发生率,但还需要更多证据来支持。股骨颈骨折患者如合并一些易导致股骨头坏死疾病的因素,也无形中增加了股骨头坏死的发生率,包括长期服用激素、酗酒,合并血液系统疾病如镰状细胞贫血、戈谢病（Gaucher病）、血友病、地中海贫血、放射损伤病史、减压损伤病史等。一些免疫系统疾病如系统性红斑狼疮,其疾病本身和服用糖皮质激素都是发生股骨头坏死的重要因素。

（7）是否在冬季受伤　国外学者研究发现,在冬天受伤的股骨颈骨折患者,行骨折内固定术后可增加术后股骨头坏死的风险,他们解释这可能和冬天季节的改变影响了维生素D的吸收有关,最终导致骨折延迟愈合及股骨头坏死。

2. 术中因素

（1）复位质量　良好的复位质量是降低股骨颈骨折术后股骨头坏死最重要的因素。Min等研究发现,骨折线复位满意的股骨颈骨折患者,股骨头坏死的发生率明显降低。注意:一般X线片经常会忽视股骨颈骨折的矢状轴向移位,而通过CT检查则能发现股骨头向后移位,并存在一定的后倾角度。有研究报道,如果股骨颈后倾角度超过15°,术后发生股骨头坏死等并发症的风险明显增高。

（2）切开或闭合复位内固定　仍有争议,总体研究表明,切开复位内固定术后并发股骨头坏死塌陷方面要好于闭合复位内固定。

（3）坚强内固定　坚强内固定是预防股骨头坏死的另一个重要因素。研究表明,空心钉数量与空心螺钉置钉数量术后股骨头坏死率无明显相关性,但空心钉固定方式和位置能更稳定地固定,可以减少术后股骨头坏死的发生。

（4）内固定种类　一般认为,青壮年股骨颈骨折患者术后并发症主要与复位不良和存在基础疾病有关,与内固定方式无明显相关性。老年股骨颈骨折患者中的一些特殊人群,如吸烟者、骨折移位者或基底部骨折者,滑动髋螺钉系统的并发症则较少。对于老年股骨颈骨折患者,有学者建议行一期髋关节置换手术,以降低二次手术率。

3. 内固定后因素

（1）负重时间　过早、积极的负重会导致股骨颈后外侧骨质的部分骨小梁出现疲劳损伤,致松质骨"微骨折",不利于新生血管的爬行和修复,直至出现股骨头坏死。一般认为,术后3~6个月在骨折端达到临床愈合后,再逐步过渡到完全负重,可以有效减少股骨头坏死、内固定物失效等并发症的发生。

（2）内固定是否取出　国内外研究发现老年患者股骨颈骨折愈合后取出内固定物可能会增加股骨头坏死和塌陷的风险。如最近一项研究发现,坏死与取出内固定最为相关。因此建议老年患者术后不取出内固定物。

（3）间断取钉与一次性取钉　动物实验研究表明,间断取钉可改善股骨头血运,降低股骨头的坏死率。

参考文献

1. Icks A, Haastert B, Wildner M, et al. Trend of hip fracture incidence in Germany 1995–2004: a population– based study ［J］. Osteoporos is International, 2008, 19(8): 1139–1145.

2. Cordey J, Schneider M, Bühler M. The epidemiology of fractures of the proximal femur ［J］. Injury, 2000, 31(Suppl 3): c56–61.

3. Miyamoto RG, Kaplan KM, Levine BR, et al. Surgical management of hip fractures: an evidence–based review of the literature. I: femoral neck fractures ［J］. The Journal of the American Academy of Orthopaedic Surgeons, 2008, 16(10): 596–607.

4. Zhang YZ. Clinical epidemiology of orthopedic trauma ［M］. New York: Thieme, 2012, 163–175.

5. 晏月平,赵冉冉.中国老年人口经济性保障来源的东西部比较——基于全国第六次人口普查资料的分析［J］. 社会保障研究, 2013,(5):36–45.

6. 罗巧彦,杨茂君,徐勇,等.长江上游女性骨质疏松患病率及相关危险因素调查[J].中国骨质疏松杂志,2014,20(7):833-838.

7. Cooper C. Epidemiology of osteoporotic fracture: looking to the future [J]. Rheumatology(Oxford), 2005, 44(Suppl 4): iv36-iv40.

8. 殷兵,郭家良,董天华,等.西南地区11家医院成人髋部骨折患者临床特征构成分析 [J]. 中华外科杂志, 2015, 53(5):349-352.

9. 李佳,刘勃,董天华,等.2010-2011年我国西南地区11所医院60岁以上股骨颈骨折患者的流行病学特征分析 [J].中华老年骨科与康复电子杂志, 2017,3(2):116-119.

10. 李智勇,孙然,张奇,等.2064例股骨颈骨折流行病学调查 [J].中华创伤杂志,2009,25(12):1064-1067.

11. Duffy S, Gelfer Y, Trompeter A, et al. The clinical features, management options and complications of paediatric femoral fractures[J]. European Journal of Orthopaedic Surgery & Traumatology, 2021, 31(5):883-892.

12. Dutton RA. Stress fractures of the hip and pelvis [J]. Clinics in Sports Medicine, 2021, 40(2):363-374.

13. 薛庆云,黄公怡,高新生,等. 439例老年人髋部骨折的外伤因素分析[J].中华老年医学杂志,1996,15(5):276-278.

14. 顾靖钏,李全,毛永敏,等.儿童股骨颈骨折后发生股骨头坏死相关因素的研究进展 [J].中华骨科杂志,2021,41(9):595-601.

15. Bruyère O, Roux C, Badurski J, et a1. Relationship between change in femoral neck bone mineral density and hip fracture incidence during treatment with strontium ranelate[J]. Current Medical Research Opinion, 2007, 23(12):3041-3045.

16. Wagman RB, Marcus R. Beyond bone mineral density-navigating the laboratory assessment of patients with osteoporosis [J]. The Journal of Clinical Endocrinology and Metabolism, 2002,87(10):4429-4430.

17. 李智勇,陈伟,张奇,等.股骨颈骨折的CT分型与临床关系的研究[J].河北医科大学学报,2010,31(6):729-730.

18. 李智勇,陈伟,张奇,等.股骨颈骨折CT分型与临床关系的进一步研究[J].河北医科大学学报,2010,31(9):1117-1119.

19. Xu DF, Bi FG, Ma CY, et al. A systematic review of undisplaced femoral neck fracture treatments for patients over 65 years of age, with a focus on union rates and avascular ne-

crosis [J]. Journal of Orthopaedic Surgery and Research, 2017, 12(1):28.

20. Slobogean GP, Sprague SA, Scott T, et al. Complications following young femoral neck fractures [J]. Injury,2015,46(3):484-491.

21. Felton J, Slobogean GP, Jackson SS, et al. Femoral neck shortening after hip fracture fixation is associated with inferior hip fuction: results from the FAITH trial [J]. Journal of Orthopaedic Trauma, 2019, 33(10):487-496.

22. 孙友强,陈雷雷,刘予豪,等. 股骨颈骨折内固定后股骨头坏死发生研究现状 [J]. 中国组织工程研究,2017,21(19):3095-3101.

23. Zhang YL, Zhang W, Zhang CQ. A new angle and its relationship with early fixation failure of femoral neck fractures treated with three cannulated compression screws. Orthopaedics & Traumatology: Surgery & Research, 2017, 103(2):229-234.

（胡海 胡顺东）

第四章

股骨颈骨折的院前处理

在院前条件下,要明确诊断股骨颈骨折较为困难,院前一般可以初步诊断为髋部骨折。股骨颈骨折易发生于骨质疏松症的老年人;而青壮年股骨颈骨折通常为高能量损伤所致,骨折端错位程度一般较重,为不稳定型股骨颈骨折。同时青壮年股骨颈骨折患者往往为多发伤,全面评估、紧急处理、高效转运是关键。移位的股骨颈骨折引起关节积血,压迫股骨颈血管影响髋关节血流。这会导致15%~35%的病例出现缺血性骨坏死,以及可能存在长期残疾。怀疑股骨颈骨折的患者,尽快给予有效的现场急救措施,快速转运到医院进行手术治疗,能改善髋关节功能和生活能力,对于股骨颈骨折的救治具有积极意义。患者现场耽搁的时间要短,尽快恢复骨折后的血液供应,准确复位和牢固固定是骨折愈合的重要条件,同时也可避免遗留下肢畸形等问题。

第一节　老年人股骨颈骨折

老年人有跌倒受伤史,伤后感髋部疼痛,下肢活动受限,不能站立或行走,应怀疑股骨颈骨折。有时伤后并不立即出现活动障碍,仍能行走,但数天后,髋部疼痛加重,活动后疼痛更重,甚至完全不能行走,说明受伤时可能为稳定型骨折,发展为不稳定型骨折或发生炎性水肿而出现功能障碍。检查时可发现患肢出现外旋畸形、短缩;股骨颈骨折伤后很少出现髋部肿胀及瘀斑,查体可出现局部压痛及轴向叩击痛。老年人股骨颈骨折的院前初步诊断主要依据受伤史、主诉和体征,明确诊断尚需依据院内X线、CT或MRI技术。对于患有阿尔茨海默病(老年痴呆)等无法正常沟通的患者,更要警惕,做好股骨颈骨折的排查。

怀疑股骨颈骨折患者用负气压式骨折固定保护气垫(图4-1-1)和铲式担架(图4-1-2)搬运,这样现场施以医疗操作,不仅能减轻伤者的痛苦,也能最大程度减少因搬运对伤者造成二次损伤。

　　负气压式骨折固定保护气垫采用真空成型原理,使用时将气垫内空气抽出,形成硬性固定成形体,起到临时固定髋部的作用。快速简便,不影响末梢循环,也能适应不同体型的躯体固定。

　　铲式担架采用折叠插入式构造,使用时从两侧插入,不需翻转患者,而且可以透X线,不仅操作便捷还能减轻患者因搬动造成的痛苦和有可能造成二次损伤。

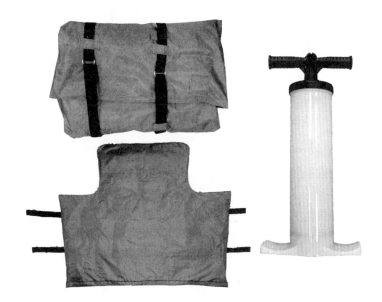

图4-1-1　负气压式骨折固定保护气垫

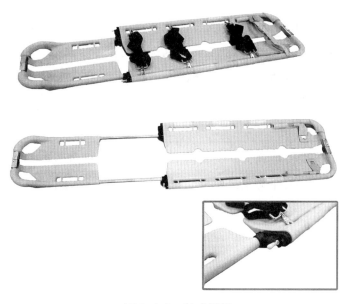

图4-1-2　铲式担架

第二节　青壮年股骨颈骨折

机动车碰撞、高空坠落等高能量损伤导致的股骨颈骨折患者,除了股骨颈局部损伤外,多合并全身其他脏器的损伤,现场应快速找出致命伤(大出血、窒息、开放性气胸、张力性气胸、大量血胸、休克、脊柱脊髓损伤等)紧急处理,快速转运医院。

一、现场评估

现场评估是院前救治的第一步,在接触患者前就已开始,从急诊医师被派遣之时就需要预估现场可能出现的情况,建立预警意识。到达现场,做好防护,再次隔窗评估,确保安全,只有"现场安全、自身安全、患者安全"后才能开展现场急救并判断是否是高能事故,以及是否为广泛性受伤机制。

二、患者评估

创伤患者评估是创伤院前正确救治的起始,也是所有处理送院的基础。评估的首要目的就是要确定患者当时状况,如意识、气道、呼吸和循环状态等并快速寻找危及生命的伤情,做出重要的干预措施和转运策略。

(一)建立整体印象

靠近时,务必面向患者靠近(从而避免患者转颈、抬头看的动作),目测患者的年龄、性别、体重、面容表情、体位和动作,对患者建立起综合的整体印象。判断患者是否有严重活动性大出血,如果有活动性大出血,处理患者的顺序为C—A—B—C(compress, airway, breathing, circulation),第一个C代表要先通过压迫止血处理危及生命的大出血。

(二)评估受伤机制

如果患者是广泛受伤机制,进入快速创伤检查,找出致命伤势。进行脊柱和肢体制动,限制颈椎、胸椎、腰椎和下肢活动。

(三)评估意识

评估患者意识水平(表4-2-1),任何状态劣于A(清醒)的患者都需要在快速创伤检查时寻找导致神志变化的原因。

(四)评估气道

若患者无法说话,评估是否存在气道阻塞(窒息、鼾声、气过水声、哮鸣音),需要立刻尝试开放气道或根据情况使用高级气道管理(喉罩气道、气管插管等)。

表4-2-1　意识状态分级(AVPU)

A—警醒(清醒、位置感明确、服从指令)
V—对声音刺激有反应(意识模糊或意识不清,但对声音刺激有反应)
P—对疼痛有反应(意识不清,但对疼痛刺激或抚摸有反应)
U—无反应(无呕吐和咳嗽反射)

(五)评估呼吸

通过看、听、感觉来判断患者的呼吸(频率、节律、力度、对称性),创伤患者应给予高流量吸氧,将患者的脉搏氧饱和度维持在95%更合适;有条件监测呼气末二氧化碳($ETCO_2$)的患者,应使其维持在35~45mmHg。

(六)评估循环

院前救援人员先要评估有活动性大出血情况的患者出血是否得到控制。多数的出血都可以通过使用敷料直接压迫止血,同时检查桡动脉的频率和力量,注意过慢(<60次/分)、过快(>120次/分)情况,判断是否细弱、规律。触摸足背动脉搏动,判断皮肤颜色、温度及毛细血管充盈时间(CRT)。皮肤苍白、湿冷、意识水平下降都是灌注减少(休克)早期有效的评估内容。

1. 有意识患者　检查两侧桡动脉,能触及桡动脉收缩压在80mmHg左右。触不到桡动脉则检查肱动脉,能触及肱动脉收缩压在70mmHg左右。

2. 无意识患者　触摸颈动脉,触摸时间10s内,能触及颈动脉收缩压在60mmHg以上。

3. 评估周围循环　观察肤色(是否苍白、发绀或异常)、触摸末端肢体(是否湿冷)、检查末梢循环再充盈时间(CRT)是否超过2s。

(七)快速创伤检查

是一个寻找各种致命威胁的简要查体。

1. 评估患者面部有无头部出血、畸形、肿胀、压痛。

2. 暴露颈部,评估有无出血、畸形、肿胀,有无颈静脉怒张、气管是否居中、颈部有无压痛。

3. 暴露胸部,有无出血、畸形、肿胀,胸廓运动是否正常;听诊双肺呼吸音和心音情况,触诊锁骨、胸骨、肋骨有无压痛、有无捻发音。

4. 暴露腹部,有无出血、畸形、组织外溢、膨隆,四点触诊腹部有无压痛、肌紧张。

5. 触诊骨盆有无压痛、是否稳定、是否存在髋部畸形;耻骨有无压痛。

6. 检查上下肢,判断有无出血、畸形、肿胀、压痛;检查双上肢脉搏、运动和感觉情况(PMS)、双下肢PMS情况;一般先从术者对侧开始检查,后近侧。

(八) SAMPLE病史

术者在对患者进行初步评估的同时,团队中院前急救人员应尽可能采集SAMPLE病史(表4-2-2)。因为旁观者不一定能伴随转运患者至医院,他们提供的信息也很重要。很多在现场意识清晰的患者到达医院时已经意识不清。院前急救人员不仅是见证现场的人,还可能是唯一了解现场情况及患者病史的人。

表4-2-2 SAMPLE病史

S—症状
A—过敏史
M—用药史
P—既往病史(其他疾病)
L—最近一次进食史(最近一次吃的东西)
E—事件经过(发生了什么事情)

(九) 关键性治疗及转运

在完成初始评估、快速创伤检查后,基本可以判断出伤情程度。病情危重需要迅速上板(脊柱板或铲式担架),整体翻转患者时检查背部有无出血、畸形、肿胀、压痛等情况。随即保温立刻上急救车转运。除了关键性急救措施在现场进行,大多数治疗非救命性措施可以在转运途中进行。

1. 关键性急救 包括控制严重外出血、打开并保持气道通畅(位置、清理、吸引、必要时建立高级气道)、辅助通气、吸氧、呼吸末二氧化碳监测、封闭开放性气胸、固定连枷胸、减压治疗张力性气胸、稳定插入性异物、脊柱运动限制等。

2. 非救命性处置 包括夹板固定、绷带包扎、输液等。

(十) 院内创伤中心的医疗指导

高能量损伤的患者应尽快通知创伤中心,告知受伤机制、伤势、主诉及体征、采取的措施、预计到达时间(ETA)和需要的特殊治疗;一体化建设的创伤中心能采集现场和救护车转运途中的救治图片和实时视频,能指导急救并提前做好后续院内准备,上车即入院。

三、持续评估

持续评估是评估患者病情变化的一个简化评估。对于重症患者,送院途中应每5min进行一次,对于病情稳定患者,则应每15min评估一次。持续评估的目的是发现患者病情的变化,着重反复对那些可能发生变化的体征和病情进行评估。

四、注意事项

1. 老年人不慎摔倒、跌倒,感觉自身髋部痛感比较强烈,此时应原地保持不动,不要慌张,寻求帮助,快速拨打120急救电话。千万不能尝试站立或者行走,避免造成二次伤害。

2. 第一目击者发现患者摔倒,先要问清楚患者的情况,不能将患者扶起或者搬动,只要帮助拨打120急救电话,说明受伤情况,陪伴给予心理支持等待120即可。

3. 老年人摔倒后,即使感觉髋部没有明显疼痛,也建议去医院完善影像学检查,避免发生骨折耽误治疗。

4. 对青壮年外伤性股骨颈骨折尽可能了解受伤机制(受伤原因、坠落高度、受撞击的解剖学部位、地面特征,机动车碰撞形式、速度、车辆变形情况、身体上的伤痕等)对伤情评估十分重要。

5. 对青壮年外伤性股骨颈骨折进行评估,初始检查、快速创伤检查、现场急救紧急处置及转运患者时,注意动作要轻微,不要用力触碰患者髋部,避免造成二次损伤。

6. 如果患者存在髋部不稳定情况,一定要使用铲式担架进行转运。

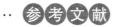
参 考 文 献

1. 艾尔森,韩克依,坎贝尔. 国际创伤生命支持教程(原书第9版)[M]. 陈志,译. 北京:科学出版社,2022.

2. 张连阳,白祥军,张茂. 中国创伤救治培训[M]. 北京:人民卫生出版社,2019.

3. 郑芹,许开云,曹梅丽,等. 标准化救治流程在护理应急救援队海战伤现场救护技能培训中的应用[J]. 解放军护理杂志,2019,36(9):89-92.

4. 蒋艳艳,颜波儿. 针对性心理干预对急诊车祸外伤患者创伤性应激障碍及康复效果的影响[J]. 中国药物与临床,2019,19(17):3026-3028.

5. 柳德元,高丽梅. 院前综合急救措施对外伤性股骨颈骨折患者远期预后影响观察[J]. 中外医学研究,2017,15(10):156-157.

6. 张瑛,章银灿,封亚萍,等. 多功能充气式骨盆、髋关节创伤急救固定器在骨盆骨折急救护理中的应用[J]. 中国乡村医药,2020,27(5):36-37.

（张春芳）

第五章

股骨颈骨折的评估和处理原则

第一节　股骨颈骨折术前评估

成年人股骨颈骨折主要分为两大类：一类是老年人在骨质疏松症的基础上受到低能量创伤所导致的骨折；另一类是年轻人的高能量创伤所致的骨折。老年人股骨颈骨折临床上较常见，流行病学调查表明，骨质疏松的发病率随年龄增长而升高，且每年呈1%~3%的比例递增，给家庭和社会带来巨大的经济负担。早期进行手术治疗可以提高患者的生活质量，已成为老年髋关节骨折患者的首选治疗方法。不管是老年患者还是高能量创伤的年轻患者常合并全身其他脏器功能不全或损伤的可能，手术风险高，术后并发症发生率和死亡率远高于其他部位骨折，文献报道，老年髋部骨折的死亡率为10%~20%，且近50%的生存者出现功能障碍。因此，客观地进行术前评价和预测该类患者出现术后并发症和死亡的危险性，降低术后并发症发生率和死亡率，对临床治疗意义重大。术前准确评估的意义在于：①明确患者是否可以耐受手术治疗；②手术时机的选择；③手术方式的选择，是选择内固定手术还是人工髋关节置换手术；④围术期治疗。如何准确地进行术前风险评估是目前临床医学研究的热点和难点。

一、全身状态评估

由于创伤应激，患者的精神状态会发生相应的改变，尤其是老年患者，其反应能力会变得迟钝。高龄患者（特别是有器质性脑病、脑血管后遗症及阿尔茨海默病的患者）往往对治疗和护理不能正确理解和配合，给治疗和护理造成困难。术前对患者的各系统功能状态进行全面的深入分析，是进行手术及手术成功与否的关键因素。配合做好各种辅助检查，全面了解患者的全身情况，包括患者精神状态，营养状态，心、肝、肺、肾、内分泌、血液等系统功能的状态，对合并重要器官疾病或进行特殊手术的患者应借助特殊检查作出评估。青壮年股骨颈骨折患者多为高能量创伤所致,常常同时合并其他部位损伤,对严重创伤的患者应该遵循"先救命,后治病"的诊治原则。高龄患者多患有多种内科病症,多个器官系统本身代偿能力衰退明显,出现功能减退,各项生理指标异常,缺乏良好的自身功能储备能力,不能耐受长时间或高强度的手术,所以应在积极争取尽早手术的同时,充分重视手术前的准备及对于手术耐受力的评估。

(一)心血管疾病

有心肌梗死发作病史的患者,原则上在6个月内有发作病史是手术的绝对禁忌证。对于超过6个月的心肌梗死,并且处于相对稳定期的患者,为手术的相对禁忌证,可以首先给予积极的治疗,例如使用冠状动脉扩张药物进行对症治疗,病情稳定后,重新评估分析心脏功能。对于心功能衰竭患者,也应该视为手术禁忌,应该在病情稳定后再评估手术可行性,病情应该稳定在6个月以上且没有反复。对于高血压病患者,应把血压维持在稳定的水平后手术,一般来说,血压维持在不超过160/90mmHg是可以接受的。对于严重心律失常、高度房室传导阻滞的患者,可根据病情在手术前安装临时性心脏起搏器改善心律。6个月内有冠状动脉造影及冠状动脉球囊扩张史的患者不适合手术。

(二)慢性呼吸系统疾患

合并有呼吸系统慢性疾患的患者,往往合并有慢性呼吸衰竭,应积极地进行控制。术前可以常规雾化吸入,清肺化痰,及时清除呼吸道分泌物,最好监测动脉血气状况,常规控制在$PCO_2 < 45mmHg$、$PO_2 > 60mmHg$为宜。

(三)糖尿病

糖尿病患者的术前空腹血糖应控制在不高于8 mmol/L。部分患者病史长,血糖顽固性升高,较难常规方式控制,这种情况下可联合应用胰岛素泵,胰岛素泵的治疗快捷有效。血糖控制不理想的情况下手术,术后发生酮症酸中毒的风险较高,加上手术本身就是一种创伤,会一过性地应激性升高血糖,引发其他并发症的风险也较高。例如,手术部位的感染、各功能脏器进一步的损害,在慢性糖尿病患者中更容易出现。糖尿病患者合并有心脏病时,手术的创伤将大大增加心脏骤停及心肌梗死的发生率。

(四)肾功能障碍

尿常规的检测也很重要,可以很大程度反映肾功能。一般来说,尿蛋白正常或少量,尿量正常,尿肌酐及尿素氮正常可考虑行手术治疗。

(五)肝功能障碍

外科主要关注和常用的临床指标是氨基转移酶。相对于正常值,氨基转移酶的浓度不能超过1倍。另外,如果白蛋白低,可于手术前通过输注人血白蛋白或血浆等制品进行补充,与此同时纠正贫血的发生。

二、手术时机选择

在等待手术期间,根据实际情况,尽量保持患肢于伤后自然状态。相关研究已经证实,股骨颈骨折患者伤后关节囊内压增高,继而影响股骨头血供,即"填塞效应"。当髋关节伸直和内旋位时,髋关节囊内压最大;而髋关节屈曲及外旋位时,关节囊内压最小。

对于股骨颈骨折手术时机选择虽然存在一定的争议,但无论是老年患者还是年轻患者,绝大多数证据都支持尽早进行手术治疗。很多学者提出延迟手术会增加老年患者早期病死率。Bottle等统计了129 522例老年髋部骨折患者资料,发现受伤至手术时间超过24h,早期病死率明显升高;Khan等对291 413例患者进行统计,结果显示受伤至手术时间大于48h,早期病死率明显上升;Shiga等的Meta分析研究(257 367例患者)结果显示:手术时机延迟超过48h,术后1个月病死率增加41%,术后1年病死率增加32%,术后主要并发症(压疮、深静脉血栓形成、肺栓塞等)的发病率增加2倍以上;Szita等对494例股骨颈骨折患者进行为期10年随访发现,6h内手术组股骨头缺血性坏死率为14.7%,6~24h手术组为49.1%,24h以上手术组为51.6%。同时他们还观察到内固定术后骨折再移位的发生率,6h内手术组为3.1%,6~12h组为3.8%,12~24h组为10.3%,>24h组为7.1%。另外,急诊手术尽快恢复骨折端的正常关系,对缓解股骨头颈血供的进一步损害有一定益处。

目前多数学者主张对于需要行内固定手术的股骨颈骨折患者,应在24h内治疗,早期手术可以通过及时复位和囊内减压,改善股骨头血供,降低股骨头缺血坏死发生的风险;对于需要行髋关节置换手术的患者,早期手术可以降低患者卧床带来的并发症风险。但是,老年患者多伴有一些慢性疾病,其中某些慢性疾病对手术造成较高风险,需要在术前加以调整和纠正。因此,需要医师在短时间内对患者的身体状况做出全面、准确的评估,尽快纠正机体的功能异常,为手术创造条件。这不仅要求创伤骨科医师对手术时机有紧迫意识,同时需要多学科医师的密切合作,使患者在48h内手术成为可能,以降低病死率及并发症的发生率。对于有合并其他严重多发伤者,则须按损伤控制骨科(damage control orthopedics,DCO)原则进行救治。手术应尽量避免在伤后10~20天时进行,因为股骨颈骨折后髋部的肿胀、疼痛导致患者不敢活动患肢,均会对静脉回流造成一定的影响,再加上骨折后患者血液处于高凝状态,患肢静脉血栓的发生率高达80%以上。在此时间段内手术容易导致静脉血栓的脱落引起肺动脉栓塞。

三、手术方式的选择

熟悉股骨颈骨折分型有助于正确评估骨折的严重程度。根据最近5年文献报道,较常应用的股骨颈骨折分型有AO／OTA分型、Garden分型、Pauwels分型等,其中以Garden分型应用最为广泛。目前倾向于根据骨折是否存在移位,将其分为无移位骨折(Garden Ⅰ型和Ⅱ型)和移位骨折(Garden Ⅲ型和Ⅳ型)。对于年轻患者,移位骨折的并发症发生率明显高于无移位骨折。Garden Ⅰ型是指股骨颈不完全骨折,约占全部股骨颈骨折的2.7%,既往该型骨折常采用非手术治疗,但是保守治疗时骨折往往发生移位,延误诊治,加重患者创伤,而且容易导致骨折断端畸形愈合、延迟愈合,甚至不愈合。Chen等前瞻性分析了825例股骨颈骨折影像资料,利用CT扫描证实X线片显示的Garden Ⅰ型骨折实际均为完全骨折,应早期对其采取空心螺钉固定,同时应在搬运患者及手术过程中注意避免骨折继发移位。该研究对50年来广泛应用的Garden分型进行了重要修正,提高了骨科医师对Garden Ⅰ型骨折的认识。应用CT扫描有利于对股骨颈骨折细节的观察,可避免二维X线图像因骨折端重叠导致错误诊断分型的弊端,不仅有助于早期正确判断骨折严重程度,而且通过三维重建能够直观呈现骨折在各个方向上的移位,有助于选择合理的治疗方案,有针对性地进行复位及固定。内固定方式选择包括多枚空心螺钉、DHS,以及其他一些内固定方式,例如FNS等。

临床上,对于年龄小于65岁的股骨颈骨折患者以及骨骼及身体条件较好的老年患者,手术治疗目标是尽量保留股骨头、避免股骨头坏死,并达到骨性愈合,首选闭合或切开复位内固定治疗。闭合复位还是切开复位一直是大家关注的焦点。Wang等对采用闭合复位空心钉内固定治疗的150例股骨颈骨折患者进行了为期2年的随访,发现股骨头缺血坏死的发生率为18%;股骨头缺血坏死的发生与内固定术后骨折移位有关,认为良好的骨折复位质量是避免股骨头缺血性坏死的关键。良好的复位治疗对此类骨折至关重要。闭合复位属于间接复位,很难达到解剖复位,特别是青壮年股骨颈骨折多为高能量创伤所致,此类骨折骨折端垂直剪切力大,多为不稳定型骨折,复位不良术后极易引起内固定失效、骨不连及股骨头缺血坏死等并发症。切开复位会进一步破坏股骨头血供,同时也不可避免地增加软组织损伤。2015年的一项Meta分析表明,股骨颈骨折闭合复位组与切开复位组患者的骨不连、股骨头缺血坏死的发生率比较差异均无统计学意义($P>0.05$),但是闭合复位组患者,切口感染的发生率远低于切开复位组。同时该文还指出,因为缺乏青壮年股骨颈骨折群体的大规模临床研究,所以无法提出明确的临床建议。因此,对于青壮年股骨颈骨折首先应该尝试进行闭合复位,充分利用术中透视技术,仔细分析术中正侧位透视影像,以便骨折复位达到可接受程度。同时,对于闭合复位困难的患者,术前应做好切开复位的准备,可以选择Watson-Jones入路和改良Smith-Petersen入路,切开时注意保护股骨头血供。

对于骨骼质量较差的老年患者或合并疾病较多的患者,为了避免或减少因长时间卧床可能带来的并发症,尽早恢复患者负重行走功能,首选髋关节置换(包括半髋关节置换和全髋关节置换)治疗。

(一)半髋关节置换

半髋关节置换包括单极半髋置换和双极半髋置换。两者又各自分骨水泥型和非骨水泥型,虽然骨水泥型可能延长手术时间及增加术中出血量,但是它可以明显减轻术后疼痛,降低术后翻修率,并能早期提高患者的行走功能和日常生活自理能力。双极假体的设计是为了减少髋臼的磨损,降低失败率,形成一个无痛的人工关节。与单极假体相比,由于双极假体具有内外2个关节界面,理论上减少了人工材料与生物体的摩擦,可延长人工关节的使用寿命,增加关节的活动范围。85%的患者在行双极半髋置换术后2年基本无髋部的疼痛,并且可以独立行走或仅需1根拐杖,患者均可以于术后立即负重活动以期达到最大程度地康复。所以现在常为国内骨科医师所用,但是双极股骨头一旦发生假体脱位,则有假体解体的危险,常常需要手术切开复位,而单极假体复位相对来说更容易。当然与其他任何手术一样,半髋关节置换也并非没有危险性。Su等人通过对51 003例65岁以上股骨颈骨折患者的调查后发现,相对于内固定的患者而言,接受半髋关节置换的患者住院期间死亡的危险性更大,同时,半髋关节置换易出现髋臼软骨磨损及股骨头向髋臼中心突出移位等并发症。

(二)全髋关节置换

随着生物材料的应用,人工全髋关节置换术成为治疗老年股骨颈骨折的常用方法,相对于内固定而言,它可以解决由于股骨颈骨折引起的骨不愈合及股骨头坏死等并发症,可以使患者早期下床活动,减少长期卧床带来的多种并发症,从而使患者尽快恢复正常生活能力,提高生活质量,术后可以获得良好的功能结果及假体的持久性。术前患有髋关节炎和髋关节疼痛的移位性股骨颈骨折,传统上都使用全髋置换术处理。另外,一些影响骨折愈合或导致髋臼病理变性的疾病,如变形性骨炎、肾性骨营养障碍、骨质疏松症等,由于被认为是半髋关节置换禁忌证,全髋关节置换成为其治疗的不二之选。90%的患者在全髋关节置换术后2年均无疼痛或轻微疼痛表现。87%甚至更高比例的患者在术后2年均可以独立行走或只需借助一侧支撑行走。术后4年假体的存留率达到96%。在术后任一随访间期,全髋关节置换相对于半髋关节置换均有更少的疼痛、更大的活动性,以及更优良的功能结果。全髋关节置换术后的再手术率一直较半髋关节置换和内固定手术低,全髋关节置换3~6年内的再手术率为12%,单极半髋关节置换2年内再手术率为16%,双极半髋关节置换2年内再手术率为12%,内固定手术2年内再手术率则高达35%。然而,由于关节置换手术较内固定复杂、手术时间长、出血量大、术后患者全身状况早期的恢复不如内固定,并且关节置换术后更易伴发深部感染、深静脉血栓、肺栓塞等并发症。因此,术者术前需要结合自身的经验及患者的全身状况做出详细的诊疗计划。

四、手术风险评估系统

目前,外科手术风险评估系统主要有生理学和手术严重度评分系统(physiological and operative severity score for the enumeration of mortality and morbidity, POSSUM)、改良生理学和手术严重度评分系统(portsmouth modified POSSUM, P-POSSUM)、美国外科手术质量提高计划(american college of surgeons national surgical quality improvement program, ASA NSQIP)评分及生理功能和手术应激评分系统(estimation of physiologic ability and surgical streess, E-PASS)。

POSSUM是Copeland等对35项可能导致术后不良结局的术前因素进行分析,最终筛选出12项生理学因素,加上6项手术严重程度因素,建立回归方程来预测手术并发症和死亡风险的评分系统。2005年,吉林大学医学院谷贵山教授首次将POSSUM引入我国骨科领域,并进行可信度、有效度检验。其中生理学因素包括年龄、心脏征象、呼吸系统、收缩压、脉率、Glasgow昏迷评分、血红蛋白、白细胞、血清尿素、血清Na$^+$、血清K$^+$、心电图,手术严重程度因素包括手术大小、30天内手术次数、失血量、腹腔污染、恶性肿瘤、手术类别,每一因素根据严重程度分为1,2,3,4四个等级;分别赋值1,2,4,8分;12项生理因素得分(physiological Score PS)和6项手术严重程度得分(operative severity score OS)之和即为总得分。再结合回归方程,即可得出并发症发生概率和死亡风险。

P-POSSUM评分系统是Whitley等学者在保持原POSSUM评分项目和评分标准不变的基础上,将指数分析方法改为线性分析方法而建立的新评分系统。Whitley在运用POSSUM计算1485例外科手术患者术后并发症发生率和死亡率时发现,POSSUM系统过高估计了患者的死亡率,在对原有数据分析后发现,POSSUM过高估计了低风险组患者的死亡风险。因此,在进一步研究的基础上,Whitley将原指数分析方法改为线性分析方法,改变了原有的方程系数,并与实际情况得到了很好的拟合,得出了优化的改良版的生理学和手术严重度评分系统(P-POSSUM)。后来的研究发现P-POSSUM更适合预测死亡率。POSSUM及P-POSSUM被用于多个领域。手术并发症是影响患者预后的关键因素之一,对手术并发症的准确预测和及时处理能有效改善患者预后。研究显示，POSSUM很好地预测了术后并发症发生风险，与实际发生相比，预测准确率达到了93%。

ACS NSQIP是一款开放的、标准化的风险评估系统，在国外应用广泛，在多种手术中显示出良好的预测效能。有研究显示其在老年髋部骨折术后并发症发生率及死亡率的预测方面要优于POSSUM及P-POSSUM评分系统。然而，影响股骨颈骨折患者预后因素众多，包括患者自身疾病、医源性因素和社会经济因素等。因此探索影响股骨颈骨折患者手术预后的因素至关重要。

E-PASS评分系统最初是通过对择期胃肠手术患者术前和术中相关参数进行多元回归分析而建立的。后来的研究证实，在胃肠外科和胸外科手术中并发症发生率和死亡率与综合风险评分（CRS）有较好的相关性。2009年，Jun Hirose等将E-PASS风险评分系统引入高龄骨科髋部骨折患者术后风险的评估中，建立了术后预测并发症发生率和死亡率的回归方程。相较于E-PASS评分系统，POSSUM评分系统计算过程较为复杂，并且都不同程度高估了患者术后的死亡率，前者则更为简单和准确。

不论是POSSUM、P-POSSUM评估系统，还是ACS NSQIP和E-PASS评分系统，都是基于所有成年患者数据研发，并未特别关注老年患者的特点，如老年人认知障碍、活动功能、营养状况等，其次，上述评估系统和风险计算器均是以发达国家人口数据为基础而研发，种族的因素不能忽略。因此，有必要以我国患者数据为基础，研发适合国人的手术评估系统。

第二节　股骨颈骨折术后评估

股骨颈骨折术后评估分为影像学评估及功能评估两个部分。术后评估对于术后正确的个体化的康复和护理非常重要，有利于降低术后并发症的发生率和促进患者功能恢复。

一、影像学评估

影像学评估包括X线、CT和MRI检查，各有其优缺点。

（一）X线检查

X线检查是股骨颈骨折术后最简便、直观、常用的影像学检查方法。术后的双髋关节正侧位片是股骨颈骨折术后复查的基本要求，无论是股骨颈内固定手术的复位情况还是髋关节置换手术的假体情况都可以通过X线直观体现，可以评估骨折对位对线情况及是否存在髋内外翻,并且X线在显示股骨头全貌、骨关节面、髋关节间隙方面仍优于CT和MRI,高质量的X线片可以对股骨头塌陷作出一定程度上的预测,可用于股骨颈骨折术后随诊及股骨头缺血坏死的普查。随着现代影像技术的进步,尤其是高质量的数字X线摄像的普及,对于骨密度及骨小梁的分辨程度越来越精细,可以越早期地发现一些创伤后异常表现。但是在股骨颈骨折内固定术后股骨头坏死早期诊断的准确率方面仍不尽人意。

常用的X线测量指标包括Garden对线指数、Lowell曲线、颈干角等。①Garden对线指数(图5-2-1):股骨颈骨折复位评价标准多用Garden对线指数判断复位,即根据正侧位X线片,将复位结果分为四级。Ⅰ级复位:正位呈160°,侧位呈180°;Ⅱ级复位:正位呈155°,侧位呈180°;Ⅲ级复位:正位<155°或者侧位>180°;Ⅳ级复位,正位呈150°,侧位>180°。正常正位片上股骨干内缘与股骨头内侧压力骨小梁呈160°交角,侧位片上股骨头轴线与股骨颈轴线呈一条直线(180°)。Garden指数正位片上小于155°或侧位片上大于180°则提示复位不满意,股骨头缺血坏死率可能增加。一般认为,如果复位后Garden指数为155°~180°即可认为是复位满意。②Lowell曲线(图5-2-2):由Lowell提出,股骨头的凸面与股骨颈的凹面在正常解剖情况下可以连成一条S形曲线不平滑甚至相切,都提示未达到解剖复

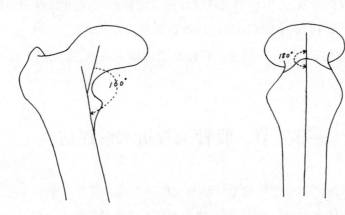

图5-2-1 Garden对线指数

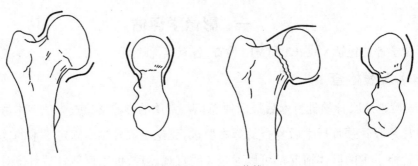

图5-2-2 Lowell曲线

位。③颈干角：股骨颈的轴线与股骨干的纵轴线之间的夹角，正常为125°~140°，当颈干角小于125°时，髋内翻；当颈干角大于140°时，髋外翻。

（二）CT检查

CT检查是比X线更精细的断层扫描，显示病变较敏感、层面薄、分辨力高及可避免结构重叠。它不但能显示骨折愈合情况，而且对于骨折术后股骨头坏死区内增生硬化、碎裂和囊变等，较X线更为清晰，并能确定病变位置、范围，能观察骨小梁星芒结构的异常，在显示骨小梁细微骨折和关节面塌陷等方面具有优势。然而用于股骨颈骨折术后股骨头坏死的早期诊断、治疗和随访方面并没有太多优势，且CT主要以横断图像为主，对评价股骨头上方的病变、关节间隙、髋臼顶及前后柱的改变作用有限，而多平面重建可以克服以上缺点，能够提供详细的信息。随着多层螺旋CT的不断发展，扫描层越来越薄，已经达到容积扫描及各向同性，多平面成像的图像质量越来越好。

（三）MRI检查

MRI临床中不常规应用于股骨颈骨折术后复查，但是当怀疑患者出现股骨头塌陷、缺血坏死等可能的并发症时，MRI的诊断敏感性及特异性远高于X线及CT，甚至被认为是股骨颈骨折术后股骨头骨坏死诊断和分期的"金标准"。许多研究表明其对于股骨头缺血坏死的敏感度甚至可以达到100%。其典型表现为股骨头坏死灶周围、股骨颈、粗隆间区及股骨近端出现边缘模糊的T_1W_1呈低信号带，T_2W_1呈中、高信号。脂肪抑制像显示更清楚的高信号伴或不伴有关节腔积液。MRI检查较其他影像检查方法具有无电离辐射、无创伤、多参数、多方位成像，软组织对比分辨率高，对骨髓病变的高敏感性等优点。它还可以反映骨坏死的组织学改变、血运变化及区分死骨髓和活骨髓，并能确定坏死量。可以说MRI为股骨颈骨折术后股骨头缺血性坏死的早期诊断与预测开辟了崭新的途径，对指导临床治疗及判断预后有重要意义。

二、股骨颈骨折术后功能评估

股骨颈骨折术后髋关节功能评估通常采用Harris评分量表（表5-2-1），主要包括疼痛、功能、畸形及关节活动度4个方面。

表5-2-1 Harris评分量表

项目	得分	项目	得分
Ⅰ.疼痛		2.功能活动	
无	（44）	（1）上楼梯	
轻度	（40）	正常	（4）
轻度,偶服镇痛药	（30）	正常,需扶楼梯	（2）
轻度,常服镇痛药	（20）	勉强上楼	（1）
重度,活动受限	（10）	不能上楼	（0）
不能活动	（0）	（2）穿袜子,系鞋带	
Ⅱ.功能		容易	（4）
1.步态		困难	（5）
（1）跛行		不能	（0）
无	（11）	（3）坐椅子	
轻度	（8）	任何角度坐椅子,大于1h	（5）
中度	（5）	高椅子坐半小时以上	（3）
重度	（0）	坐椅子不能超过半小时	（0）
不能行走	（0）	上公共交通	（1）
（2）行走时辅助		不能上公共交通	（0）
不用	（11）	Ⅲ.畸形	
长距离用1个手杖	（7）	具备下述4条:	
全部时间用1个手杖	（5）	a.固定内收畸形<10°	
拐杖	（4）	b.固定内旋畸形<10°	
8个手杖	（2）	c.肢体短缩<3.2cm	
2个拐杖	（0）	d.固定屈曲畸形<30°	
不能行走	（0）	Ⅳ.关节活动度(屈+展+收+内旋+外旋)	
（3）行走距离		210°~300°	（5）
不受限	（11）	160°~209°	（4）
1km以上	（8）	100°~159°	（3）
500m左右	（5）	60°~99°	（2）
室内活动	（2）	30°~59°	（1）
卧床或座椅	（0）	0°~29°	（0）

其中,疼痛44分,功能47分。包括步态评价和功能评价两方面:步态评价包括跛行（0~11分）、行走距离（0~11分）、使用辅助器材（0~11分）3项,功能评价包括上楼梯（0~4分）、交通工具（0~1分）、坐椅子（0~5分）、穿袜子与系鞋带（0~4分）4项;关节活动度5分,包括屈曲、内收、外展、内旋、外旋5项,均为0~1分;畸形4分,包括固定内收畸形>10°、内

固定内旋畸形>10°、下肢不等长>3cm、屈髋畸形>30°4项,均为0~1分。总分≥90分为优,80~89分为良,70~79分为中,≤69分为差。

2018年张长青教授团队构建的一项针对成人髋部疾病功能重建疗效评价的简易自评评分系统(上海市第六人民医院髋关节评分系统,表5-2-2)也可作为髋关节功能重建临床疗效评估的参考工具。

表5-2-2　上海市第六人民医院(SSPH)髋关节评分量表

项目	得分		
I.疼痛(45分)		左侧分	右侧分
1.正常:无疼痛	45分		
2.轻度:轻微或偶发疼痛,不影响功能	40分		
3.中度:开始活动时不适,而后好转;或过度活动后疼痛,影响活动不明显,偶用镇痛药	30分		
4.中重度:步行或做动作时痛,能忍受,影响活动,需用镇痛药	20分		
5.重度:自发疼痛,步行或做动作时加重,常用镇痛药,偶用强效镇痛药	10分		
6.极重度或剧痛:持续自发疼痛,难以忍受,拒绝一切活动,需频繁用强效镇痛药	0分		
II.日常生活能力(25分)			
IIA膝交叉"4"字动作下穿脱袜或系鞋带(7分)		左侧分	右侧分
1.正常,容易完成,无不适	7分		
2.基本正常,小腿可交叉过对侧膝,加压有不适感	5分		
3.有困难,可抬腿,但小腿无法交叉过对侧膝	2分		
4.无法完成,僵硬、无法抬腿	0分		
IIB坐(5分)		左侧分	右侧分
1.坐任何椅子持续1h无不适	5分		
2.坐中等高度(如沙发、椅子)超过30min感到不适	3分		
3.坐高椅子超过30min感到不适	2分		
4.坐高、中、低任何椅子不足30min即感不适	0分		
IIC由坐到立(4分)			
1.无困难,可自行站立	4分		
2.有困难,需借助上肢或其他支撑站立	2分		
3.不能,需依赖他人协助	0分		
IID下蹲或屈髋(5分)		左侧分	右侧分
1.正常,可轻松完成下蹲或屈髋超过120°	5分		
2.接近正常,借助工具可完成下蹲超过90°	4分		
3.比较困难,借助工具屈髋不足90°	3分		
4.很困难,借助工具屈髋不足60°	1分		
5.无法下蹲,关节僵硬,屈髋不足30°	0分		

（续表）

项目	得分
ⅡE 上下楼（4分）	
1. 正常	4分
2. 需用扶手，一步一台阶	3分
3. 需其他辅助，两步一台阶（缓慢上下）	1分
4. 完全不能	0分
Ⅲ. 行走能力（21分）	
ⅢA 行走距离（9分）	
1. 正常，可持续步行超过1500m以上	9分
2. 能持续步行45min或1500m以内	8分
3. 可持续户外步行30min或1000m以内	6分
4. 可持续户外步行时间少于15min或不超过500m	4分
5. 仅能室内活动，步行不足50m	2分
6. 无法行走	0分
ⅢB 行走时辅助支撑（7分）	
1. 不需要任何辅助支撑	7分
2. 长距离偶用单手杖	6分
3. 常用单手杖	4分
4. 使用单拐或双侧手杖	3分
5. 使用助行器或拄双拐	2分
6. 完全不能，卧床或轮椅	0分
ⅢC 步态（因髋部导致）（5分）	
1. 正常，无跛行	5分
2. 轻度或稍跛行	4分
3. 中度跛行	3分
4. 重度跛行或蹒跚步态	2分
5. 不能行走	0分
Ⅳ. 劳动能力（9分）	
1. 正常，负重状态下体力劳动不受限制	9分
2. 负重状态下中等体力劳动	7分
3. 负重状态下轻体力劳动（如一般家务、购物、站立操作仪器、控制设备、装配工作）	5分
4. 非负重状态下部分轻体力劳动（如坐姿下手工作业或腿的轻度活动如打字、缝纫等）	3分
5. 完全丧失劳动能力	0分
Ⅴ. 目前髋关节总体健康自评得分（0~100分；0分表示最差状态，100分表示最佳状态）	左侧分　右侧分

```
├──┼──┼──┼──┼──┼──┼──┼──┼──┼──┤
0   10  20  30  40  50  60  70  80  90  100
```

注：髋关节功能总得分=Ⅰ~Ⅳ部分髋功能得分×85%+Ⅴ部分自评得分×15%

　Ⅰ~Ⅳ髋功能得分：左侧_____　右侧_____；Ⅰ~Ⅴ髋功能总得分：左侧_____　右侧_____

它由两部分构成:第一部分包括疼痛、日常生活能力、行动能力、劳动能力等4个维度共10项指标,并确定其赋分权重分数分别为45、25、21、9分以及确定了具体10项指标权重分;第二部分为患者对患髋总体状况自评评分(VAS评分,满分100分);最后完整得分为第一、第二部分累加,其中第一、第二部分最终权重占比分别为85%、15%。该评分系统的优势在于:①由患者自行主导评分;②可纠正对于双侧髋关节疾患或一侧对另一侧动作产生干扰的活动指标(如上下楼、步态、行走距离)所造成的偏倚;③能满足活动量大患者的疗效评分。

第三节　股骨颈骨折手术处理原则

一、治疗原则

保守治疗是治疗无移位股骨颈骨折(Garden Ⅰ型和Ⅱ型)的一种选择,特别是外翻嵌插型骨折。保守治疗过程中存在较高的骨折移位风险,因此,应保持定期随访,如果发生骨折移位,则按移位的股骨颈骨折及时处理。保守治疗也适用于身体情况差或合并有严重内科疾患无法耐受手术或主动选择保守治疗的患者。

对于绝大部分股骨颈骨折患者,首选手术治疗。手术方式的选择取决于骨折类型、移位程度、患者自身状况(年龄、骨质量)、伤前身体条件(伤前活动状态、并发症)等。临床上,一般将年龄小于65岁的股骨颈骨折患者定义为"年轻患者",年龄大于75岁的患者定义为"老年患者"。年龄65~75岁的患者,应根据伤前生理状态决定其属于"年轻患者"还是"老年患者"。当然,年龄只是一般性标准,治疗方案的选择还要考虑患者的整体身体状况、实际活动能力和预期功能要求。

对年轻患者或者骨骼条件较好的老年患者,手术治疗的目标是尽量保留股骨头、避免股骨头坏死,并达到骨性愈合,首选闭合或切开复位内固定治疗。解剖复位和有效固定对获得良好的预后及功能有重要意义。

对于骨骼质量较差的老年患者或合并疾病多的患者,为了避免或减少因长时间卧床可能带来的并发症,应尽早恢复患者负重行走功能,首选髋关节置换(包括半髋关节置换和全髋关节置换)治疗。

二、早期术前处理原则

在等待手术期间,根据实际情况,尽量保持患肢于伤后呈自然状态。相关研究已证实,股骨颈骨折患者伤后关节囊内压增高,继而影响股骨头血供,即"填塞效应"。当髋关节伸直和内旋位时,髋关节囊内压最大;而髋关节屈曲及外旋位时,关节囊内压最小。对于老年股骨颈骨折,不建议术前给予牵引。对于各种合并症和并发症,应及时诊断并纠正各器官到最佳功能状态(见第五章第一节)。

三、手术时机的选择

对于股骨颈骨折,无论是老年患者还是年轻患者,绝大多数证据都支持尽早进行手术治疗。Swiontkowski认为,及早行股骨颈复位内固定(伤后6～12h内),可尽快解除血管扭曲、降低关节囊内压力,有利于股骨头血供恢复。然而,Orosz等报道早期(伤后24h内)和推迟(伤后24h后)固定对日后股骨头缺血坏死发生无明显差异。Elliott等前瞻性观察1780例髋部骨折患者,发现延迟手术(>1天)者1年内病死率显著高于当天手术者。Zlowodzki等认为,伤前健康状况才是决定病死率的主要原因,而早期和推迟手术对患者病死率无明显差异。Davidovitch等建议对移位较大的骨折最好在12h内进行手术,或至少应该将手术安排在次日的第一台。

对老年患者而言,入院48h内手术治疗效果更好,可以减轻疼痛、降低并发症发生率、缩短住院时间。因此,只要老年患者的身体情况允许,应尽早手术。为提高老年股骨颈骨折的治疗效果和效率,建议在有条件的地区或单位探索建立老年髋部骨折救治"绿色通道"。对年轻股骨颈骨折患者,同样建议尽早手术治疗。

四、手术方案的选择

手术治疗有内固定治疗和髋关节置换术两大方式,究竟采取何种手术方式在有些年龄段还存在一定的争议。据文献报道,中青年不稳定型股骨颈骨折术后骨折不愈合率及股骨头坏死率分别达到59%和86%,但是此类患者并不适用于关节置换术,是因为这部分患者由于预期寿命较长,接受关节置换术之后,会面临关节假体磨损、下沉、翻修甚至再翻修的问题,以及感染风险和高额的经济负担。因此,对于青壮年股骨颈骨折,目前仍首选内固定治疗。对于老年股骨颈骨折患者,就诊时多合并一些重要脏器的慢性疾病,如高血压病、心脏病、糖尿病等。随着人工关节置换技术成熟、配套器械日益完善、麻醉技术提高及人民对生活质量的要求提升,人工关节置换术成为治疗老年股骨颈骨折的主要方案。

五、闭合复位还是切开复位

青壮年股骨颈骨折常移位明显或伴有骨折断端的粉碎,因此,多数情况下应选择闭合或切开复位内固定手术进行治疗。闭合复位和切开复位的关键区别在于是否切开关节囊，然而，选择闭合复位还是切开复位，一直是大家比较关注的问题，目前仍存在着一些争议。

有些学者认为切开关节囊时，由于外力的介入，破坏了关节囊的结构，干扰了关节囊附近的血运，不利于骨折愈合。也有一些学者认为，切开关节囊可以引流内部血肿，降低关节囊内的压力，从而利用血液的压力差促进血液循环进入股骨头，降低或减缓股骨头坏死的发生。

国外学者在动物及人体上均观察到股骨颈骨折后关节囊内压力明显升高，股骨头血供随之减少(关节囊内积血超过20mL，囊内压力约为平均动脉压的3/4，压力达到约58mmHg时股骨头血供就会丧失)，因此认为关节囊内血肿造成压力增高，超过股骨头灌注压，可能是造成无移位型骨折股骨头缺血坏死的病因。但也有学者发现，关节囊内压力低于舒张压时同样会发生股骨头缺血坏死，认为股骨头血供受损在骨折即刻已经发生，股骨头缺血坏死是由于受伤当时的缺血再灌注损伤，而与损伤暴力大小、骨折移位程度、关节囊内压力升高无关。考虑到关节囊切开减压风险小、耗时短、操作简单，对于预防无移位型青壮年股骨颈骨折继发股骨头缺血坏死可能更有意义。各国学者报道的病例数量均较少，说服力不足，上述何为主要因素，至今未有定论。

一般情况下，先尝试闭合复位。骨折复位质量可以通过C形臂X线机进行评估。尝试闭合复位时避免使用暴力，复位次数应控制在2~3次，3次以上可能增加股骨颈周围营养血管的损伤。如难以获得解剖复位，建议对移位骨折采用切开复位。这样不仅可以提高复位质量，而且可以同时观察股骨头血运。在切开复位时，于关节囊切开后，直接观察股骨头断面渗血情况；并以2mm克氏针向股骨头内钻孔，观察针孔渗血情况，比传统的根据骨折移位程度推测血运存在与否更加直接而准确。建议在切开复位的同时，植入带血运骨瓣改善血运，促进骨折愈合。

对于重度移位的Garden Ⅳ型股骨颈骨折，很难通过闭合复位获得可接受的复位，宜切开复位同时行骨瓣移植内固定。复位后充分利用术中透视技术，仔细观察正侧位影像，以保证骨折达到可接受的复位。青壮年股骨颈骨折常移位明显，因此在术前就必须做好切开复位的准备。

传统的可供选择的切开入路包括前方的Smith-Peterson入路、前外侧的Watson-Jones入路。直接前方入路(direct anterior approach，DAA)创伤更小，显露更直接。

六、内固定方式的选择

股骨颈骨折的固定方式众多，包括空心螺钉、支撑钢板、动力髋螺钉(DHS)、经皮加压钢板(percutaneous compression plate,PCCP)、股骨颈动力交叉螺钉(FNS)、外固定架等,不同的固定方式有各自的生物力学性能,适应证也各不相同。内固定方式的选择是基于临床医生对股骨颈骨折治疗理念的认知及对操作技巧的掌握。只有全面了解固定器械的适应证及其优势和不足,再根据患者情况和骨折类型进行个体化选择固定方式,才能获得最佳治疗效果。与使用先进的固定器械相比,掌握科学、合理的治疗理念和精湛的手术操作技术对降低术后并发症更为重要。

空心螺钉是治疗股骨颈骨折最常用的固定方式。对于复位满意的头下型、经颈型股骨颈骨折,可采用牵引床闭合复位,3枚平行空心螺钉呈正或倒三角形排列固定的方法。动力髋螺钉、DHS联合空心螺钉、股骨近端接骨板、髓内固定系统(如Gamma钉)等可将适应证扩大至Pauwels Ⅲ型骨折、基底型骨折和断端粉碎的股骨颈骨折等。

(一)空心螺钉固定

股骨颈骨折最常用的固定方式是3枚平行空心拉力螺钉固定,其优势在于动态滑动机制、方便实现微创植入、操作相对简单、保存骨量、保留股骨头血供等。3枚拉力螺钉固定可以经皮或者切开置入,螺钉要尽量平行,尽可能贴着股骨颈皮质分散分布,以便实现最大拉力和滑动加压。

此外,还有偏轴螺钉固定(Off-axial)、F形固定(双平面、双支撑点斜低位螺钉固定)等多种非平行螺钉固定方法。这些固定方法虽然获得一些生物力学证据支持,但尚缺乏足够的临床循证医学证据。因此,需要根据患者病情和骨折具体情况审慎选用。

(二)动力髋螺钉+抗旋转螺钉固定

动力髋螺钉(dynamic hip screw,DHS)固定股骨颈骨折的生物力学强度高于3枚拉力螺钉,其最佳适应证是基底型股骨颈骨折。此外还适用于Pauwels Ⅲ型骨折或骨质疏松性骨折。DHS不适用于头下型股骨颈骨折。DHS对股骨头颈仅单钉固定,抗扭转力量不够,建议联合使用抗旋转螺钉。抗旋转螺钉须与DHS滑动螺钉平行,以实现更好的滑动加压。建议将DHS滑动螺钉置入股骨矩区域而不是颈正中,且滑动螺钉顶尖距(tip apex distance,TAD)控制在25 mm以内,以防止螺钉切出。

(三)股骨颈动力交叉螺钉

股骨颈动力交叉螺钉(femoral neck systerm ,FNS)由钉、板、自带防旋钉组成,适用于所有类型的股骨颈骨折,其手术操作简便、创伤小,兼具DHS生物力学性能及3枚空心钉的微创等特点。自带防旋螺钉增加抗旋力,连接可供选择的1孔或2孔板,具有抗滑移、抗剪切力优势;利用多功能连接杆可进行骨折断端间加压,利于骨折早期愈合。但是由于上市时间短,缺少大规模临床研究,其治疗效果有待进一步验证。

（四）髓内钉固定

股骨近端髓内钉固定也可以用于股骨颈骨折治疗,其适应证为股骨颈基底型骨折及合并于股骨干的股骨颈骨折,但这种固定方式不是主流,将在第九章第四节详述。髓内钉用于股骨颈骨折固定时需要注意:①头螺钉螺纹必须跨越骨折线,以实现股骨颈骨折的加压;②置入髓内钉时避免引起或加重股骨颈骨折移位。

七、显微外科的应用

为进一步加强股骨头血运,减少后期股骨头坏死率,显微外科技术在青壮年股骨颈骨折的治疗中得到了开发应用。此技术是指在除股骨颈骨折闭合或切开复位内固定之外,采用带血管蒂或不带血管蒂的游离骨移植或局部血管蒂或肌蒂的骨转位技术,将骨组织转移至股骨颈部位,目的是促进骨折愈合、预防股骨头坏死发生。带血管蒂骨瓣及肌骨瓣、自体骨移植技术等临床应用广泛。

常用的为旋髂深动脉植骨术联合3枚空心螺钉或带蒂股方肌骨瓣移植联合3枚加压空心螺钉固定治疗股骨颈骨折。股方肌骨瓣血供主要来自臀下动脉和臀上动脉、旋股内侧动脉深支的分支,止点处有2~3支细小血管从肌内穿出,止于股方肌止点处稍外侧的骨面。该骨瓣主要从股方肌蒂内的肌源性动脉中获得血供,也可直接由旋股内侧动脉深支发出的大转子支供血,是一个有肌蒂和血管蒂双重血供的骨瓣。股方肌骨瓣的优点主要是血供可靠,旋转至股骨颈的角度小,蒂部不易受牵拉。髂骨瓣虽然血供丰富,但血管蒂旋转角度及距离均较股方肌骨瓣大,在穿过腹股沟韧带下方时容易受压迫,影响骨瓣血供。另外,旋髂深动脉为蒂的髂骨瓣存在一定的解剖变异性,部分旋髂深动脉由腹股沟段移行为髂峰内段时,不走行于髂峰内侧,而是在髂前上棘附近提前折向内上侧穿过腹横肌,在腹横肌和腹内斜肌之间沿腋前线转向上方。旋髂深动脉在髂峰内段的分支很细,其供养的髂骨瓣的血供也不确切。遇到以上2种情况时,只能选择其他骨瓣。青壮年股骨颈骨折后内侧多有粉碎骨块,丧失了后内侧有效骨性支撑,常发生复位失败以至于骨折不愈合。相较于髂骨瓣放置于股骨颈前方,股方肌骨瓣可以提供股骨颈后方一定的骨性结构支持,利于抵抗外旋应力,增强股骨颈后方的稳定性,促进骨折愈合。

八、注意保护股骨头血供,预防股骨头坏死

股骨头独特的血液供应决定了股骨头骨折后容易出现缺血性坏死(见第一章第二

节）。在股骨颈基底部以上部位发生骨折就等同于将来自于股骨远端的血液供应几乎完全切断，而来自骨折近端供应股骨颈和股骨头的血供较差，在这种情况下如不能在骨折后代偿性建立有效的血液供应，则势必造成股骨颈骨折不愈合。股骨颈骨折在进行切开复位时，需注意保护股骨头血供，特别是旋股内侧动脉，它是股骨头血供的主要来源。Zielinski 等发现股骨颈骨折后7~24h内出现关节囊内压力升高和关节囊内的血液灌注出现障碍，是引起股骨头血液供应障碍的重要因素。正常关节囊内压力为0~20mmHg，随着积血量的增加囊内压力会明显升高，当关节囊内压升高至平均动脉压的3/4时股骨头就会丧失血供。早期内固定手术可以使骨折端获得解剖复位和牢固固定，使受阻的血液供应得到重新开放，并减少髋关节囊内再出血，降低囊内压，减少股骨颈骨折延迟愈合、不愈合或股骨头坏死的发生率。

由于传统的切开复位加螺钉内固定治疗有二次破坏局部血运的风险，对术后患者的恢复产生一定的影响，早期闭合复位螺钉内固定治疗股骨颈骨折则可以避免或减少局部血运的进一步破坏，降低术后的并发症发生率。骨折解剖愈合不是手术治疗的唯一目的，对预防股骨头坏死及塌陷同样具有重要意义。建议对每一例股骨颈骨折患者术后及时作MRI检查，一般第一次检查于术后3个月进行，必要时术后6个月再复查MRI一次。

对于内固定术后的负重，大多数学者发现，股骨头坏死多发生在骨折愈合并负重行走后，因而认为负重行走与股骨头的坏死有直接关系，对于非负重下患肢活动的病例，常仅发现有骨质疏松表现。对于股骨颈骨折后患肢究竟何时负重，传统治疗理念一般主张骨性愈合后可下床渐进性负重。但有学者提出术后至少1年避免负重，因为对于非负重时的股骨头来说，其载荷相对较小，应力改变量也较少，最多表现为骨质疏松，而一旦负重过大，若股骨头骨小梁经过塑形改造仍不能适应力学要求则会发生坏死。股骨颈骨折愈合后并重新担负起负重的功能，需要骨小梁重新塑形以满足髋臼对它的应力刺激，若不能适应应力要求，则会导致骨小梁塑形失败，部分骨小梁将被吸收、变性，甚至坏死，最后导致股骨头塌陷。也就是说，早或晚负重不能决定股骨头坏死是否会必然发生，而只能加速或减缓股骨头坏死后塌陷发生的时间。因此，如果后期检查发现股骨头有囊样变或明显骨质疏松，应扶拐行走或卧床非负重锻炼，避免负重引发股骨头塌陷使病情恶化。

拆除内固定的时机不应该仅仅关注骨折愈合与否，也必须了解股骨头有无坏死。只有同时满足骨折愈合与股骨头没有坏死或坏死已经修复2个条件时，拆除内固定才是安全的，否则会导致股骨头塌陷发生更快、更严重。因此，如要取出内固定应兼顾以下几个方面：①时间上骨折愈合后无股骨头坏死表现持续2年以上较为合适；②取内固定时无股骨头囊性变或严重的骨质疏松改变；③可考虑间断取出，给股骨头自身的力学性能一个充分的过渡时间;④取内固定后要继续扶双拐免负重3个月,循序渐进地负重直至完全负重;⑤定期复查至少3年以上,据文献报道,5年以后发生股骨头坏死的可能性较小。

九、关节置换的选择

关于关节置换术的价值,目前国内外对骨质疏松严重、移位大的老年股骨颈骨折多采用人工关节置换术,认为人工关节置换术是最具费效比的治疗手段。丁少华等报道采用保留股骨颈的全髋关节置换术治疗中青年头下型股骨颈骨折和股骨颈骨折不愈合患者,平均随访5.6年示Harris评分为91.31±0.77分。国外学者报道,青年患者人工关节置换术后15~20年长期临床随访结果,假体生存率可达88%~98%。因此,低龄对于关节置换术并不是一个绝对禁忌证。目前人工关节置换在青壮年人群中使用时的主要问题仍集中在髋臼假体早期松动、衬垫磨损方面,对青壮年股骨颈骨折患者的价值尚需大样本、更长时间随访来验证。

对于老年不稳定型股骨颈骨折(Garden Ⅲ型和Ⅳ型)、无法接受长期卧床休养、对再次手术耐受性较差或极高龄患者(年龄大于80岁),推荐关节置换手术治疗。对于老年无移位或外展嵌插的稳定型股骨颈骨折(Garden Ⅰ型和Ⅱ型)患者,也可以选择内固定治疗。

对预期寿命长、伤前活动量较大或术后功能要求高,同时合并髋臼骨关节炎、发育不良或其他本来就需要关节置换手术的髋臼病损的老年股骨颈骨折患者,推荐采取全髋关节置换(Total Hip Arthroplasty,THA)治疗;而半髋关节置换(hemianhroplasty,HA)更适合高龄、活动要求低、身体情况欠佳的老年患者。对骨质较差,特别是骨皮质厚度纤薄的患者,推荐使用骨水泥型假体;而对骨质情况尚好、预期生存时间较长的患者,则推荐使用非骨水泥型假体。

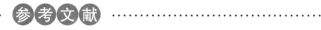

参考文献

1. Moran CG, Gaden M. Proximal Femoral Fractures[J]. Springer Berlin Heidelberg, 2012.

2. Khan RK, Crossman P , Macdowell A, et al. A survey of the treatment of displaced intracapsular femoral neck fractures in the United Kingdom. 2002.

3. Szita J, P Cserháti, Bosch U, et al. Intracapsular femoral neck fractures: The importance of early reduction and stable osteosynthesis[J]. Injury-international Journal of the Care of the Injured, 2002, 33(10):41-46.

4. Chen-Yi Y, An L , Ming-Yuan X, et al. Arthroplasty versus Internal Fixation for Dis-

placed Intracapsular Femoral Neck Fracture in the Elderly: Systematic Review and Meta-analysis of Short- and Long-term Effectiveness[J]. 中华医学杂志(英文版), 2016,(21):9.

5. Su, Edwin P. HIP Resurfacing: For The Right Patient And Surgeon[J]. Seminars in Arthroplasty, 2016, S1045452717300123.

6. Copeland, Paul G. The POSSUM system of surgical audit.[J]. Archives of Surgery, 2002, 137(1):15-19.

7. 陈圣宝,徐峰,冯勇,等. 基于患者自评的成人髋关节功能评分系统的建立[J]. 中华骨科杂志,2018,38(21):8.

8. Swiontkowski, Marc F, Hansen, et al. The Deyerle device for fixation of femoral neck fractures. A review of one hundred twenty-five consecutive cases[J]. Clinical Orthopaedics and Related Research, 1986, 206(206):248-252.

9. Zlowodzki M, Williamson S, Cole P A, et al. Biomechanical evaluation of the less invasive stabilization system, angled blade plate, and retrograde intramedullary nail for the internal fixation of distal femur fractures[J]. Journal of Orthopaedic Trauma, 2004, 18(8):494-502.

10. Davidovitch R, Ganta A. Approaches to the Hip[J]. 2018.

11. Hirose J, Ide J, Irie H, et al. New equations for predicting postoperative risk in patients with hip fracture. Clin Orthop Relate Res, 2009, 467(12):3327-3333.

12. Bottle A, Aylin P. Mortality associated with delay in operation after hip fracture: observational study. BMJ, 2006, 332 (7547):947-951.

13. Shiga T, Wajima Z, Ohe Y. Is Operative delay associated with increased mertality of hip fracture patients? Systematic review, meta-analysis, and meta-regression. Can J Anaeth, 2008, 55(3):146-154.

14. Feldman G, Mosheiff R, Nasrallah K, et al. Evolution of treatment of femoral shaft fracture in polytrauma: Did damage control orthopaedics improve the outcome? A retrospective study. Injury, 2021, 52(7):1886-1890.

15. Chen W, Li Z, Su Y, et al. Garden type I fractures myth or reality? A prospective study comparing CT scans with x-ray findings in Garden type I femoral neck fractures. Bone, 2012, 51(5):929-932.

（王韬 吴韦 刘林 郭树章）

第六章

青壮年股骨颈骨折

第一节　基本理念

　　青壮年股骨颈骨折多由高能量暴力损伤造成,占髋部骨折患者的3%。青壮年股骨颈骨折因受伤时遭受暴力较大,骨折移位程度较老年人骨折更为显著,断端受到的剪切力较大,骨折不易固定。同时,髋关节周围软组织损伤严重。因此,股骨头血供破坏也较大,预后不甚理想。对于此类骨折,目前建议积极地及早手术治疗,力求获得满意的复位质量,采取合理有效的坚强内固定,尽可能重建股骨头血液供应,促进骨折愈合,减少或消除骨折并发症,从而恢复其髋关节功能,提高生活质量。即使是无移位型骨折也应尽早手术,因为保守治疗卧床时间长、并发症多、继发移位的风险高,除非患者有绝对禁忌证或者拒绝进行手术治疗。

　　据文献报道,中青年不稳定型股骨颈骨折术后骨折不愈合率及股骨头坏死率分别达59%和86%,但是此类患者并不适用于关节置换术,是因为这部分患者预期寿命较长,接受关节置换之后,会面临关节假体磨损、下沉、翻修甚至再翻修的问题,以及感染风险和高额的经济负担。研究显示,对于股骨颈移位骨折,采用内固定治疗较关节置换的早期死亡率要低。另外内固定术的优点还有手术时间较短、创伤较小、术中失血少、发生深层感染的风险较小等,但是它的再手术率较高,可达28%~36%,而需要关节置换的翻修率是10%~16%。Kakar等认为,目前对于股骨颈骨折治疗上的争议,主要存在于固定技术和围术期治疗方面,这通常是由于缺乏有效的临床证据所引起。因此,应加强多中心的协作和循证医学研究。Robinson等认为,在过去的20年中,随着X线照相技术的改善、骨折复位及内固定技术的提高,保髋手术治疗的效果也取得了明显的进步。

　　股骨颈部缺乏骨外膜的成骨作用,颈部骨折愈合主要依靠髓腔组织跨越骨折线来完成,因此如果没有牢固的骨折固定,新生组织无法完成爬行替代。在良好的复位基础上,良好的滑动加压固定,是促进股骨颈骨折顺利愈合的关键。针对股骨颈骨折的固定方式有很多种,总体原则是内固定后需要达到:①对骨折断端有良好的控制,也就是内固定装置要有足够的能力维持复位的股骨颈骨折,这就需要内固定装置对骨折近端(股骨头)有足够的把持力。②实现对骨折断端的加压固定,使骨折端紧密接触。③手术后期允许骨折端在一定范围内纵向滑动加压,通过压应力对骨折端产生刺激作用,促进骨质愈合,但同时要避免过度加压导致后期股骨颈骨折端过度短缩。

内固定手术失败、发生骨不连或缺血性坏死的患者或预期内固定效果不佳的患者,有条件可先尝试显微外科技术进行手术;而只有活动较多的中年人有强烈意愿者,或者股骨头坏死等原因引起髋关节破坏者,才考虑人工关节置换手术。显微外科辅助下骨瓣或肌骨瓣移植,能够促进股骨颈骨折区血运重建、骨折愈合,并为股骨头提供力学支撑。譬如,2008年张长青团队总结了使用吻合血管游离腓骨移植治疗股骨颈陈旧性骨折及骨不连的29例病例,均获得良好的疗效。当然,进行一期显微外科结合内固定手术(见本章第四节),预后良好,但是具有手术损伤大、手术复杂、手术时间长等缺点,同时需要术者有丰富的经验,因此限制了其在临床上的广泛应用。青壮年股骨颈骨折多是由严重的暴力性损伤导致,骨折断端存在较大的垂直剪切力,这种损伤机制决定了青壮年股骨颈骨折常移位明显或伴有骨折断端的粉碎,对此类骨折,多数情况下应选择闭合或切开复位内固定进行治疗。复位是行闭合还是切开一直是大家比较关注的,也存在一些争议。一般认为早期牵引或闭合复位可缓解关节内高压,从而减少对股骨头血运的影响,尝试闭合复位应轻柔、次数不宜过多,3次以上可能增加股骨颈周围营养血管的损伤;对于重度移位的Garden Ⅳ型股骨颈骨折,很难通过闭合复位获得可接受的复位,宜切开复位同时行骨瓣移植内固定。复位后充分利用术中透视技术,仔细观察正侧位影像,以保证骨折达到可接受的复位。青壮年股骨颈骨折常移位明显,因此在术前必须做好切开复位的准备。闭合复位与切开复位的关键区别就在于是否切开关节囊,对于这个问题,学者们抱有不同的意见,目前还没有统一的结论。有些学者认为切开关节囊时,由于外力的介入,破坏了关节囊的结构,干扰了关节囊附近的血运,不利于骨折愈合。但也有一些学者认为,切开关节囊可以引流内部血肿,降低关节囊内的压力,从而利用血液的压力差促进血液循环进入股骨头,降低或减缓股骨头坏死的发生率。

治疗股骨颈骨折的内固定装置目前有很多种,如第五章第三节所述。国内外报道的内固定方式主要有以下几种:3枚空心钉、4枚空心钉(3枚空心钉结合1枚横行螺钉)、动力髋螺钉+防旋螺钉、3枚空心钉+内侧支撑钢板、股骨近端经皮加压钢板及InterTAN髓内钉等。目前较为常用的有两种:多根空心钉和滑动髋关节螺钉系统。空心螺钉固定通常适用于大多数股骨颈骨折。但是,目前尚无确凿的临床证据表明哪种内固定的临床效果更好,不同的固定方式有各自的生物力学性能,适应证也各不相同,合理选择固定方式才能获得最佳治疗效果。

第二节　切开复位手术入路

本节介绍目前常用的四种手术入路,当然,针对股骨颈骨折的手术入路,还有其他少见的方法,不在此节介绍。

一、直接前侧入路

直接前侧入路(direct anterior approach,DAA),作为一种直接由前方肌间隙进入、不切断任何肌肉的股骨颈骨折复位内固定及全髋关节置换入路,已经被越来越多的骨科医师所认识与接受。

1881年,德国外科医师Carl Hueter首次描述了髋关节前方入路,并发表于《外科概要》一书中,因此该入路又被称为Hueter入路或采用Hueter间隙。直到1917年,经过Smith-Peterson的报道以后,该手术入路才逐渐广为人知。

(一)解剖标志

1. 髂前上棘(ASIS)　是最易摸到的解剖结构,通常在耻骨水平以上,腹部外侧可触及的骨性突起,髂嵴在前方最高的部位即为髂前上棘,此处为缝匠肌和腹股沟韧带的起点。在中线处则可触及耻骨。阔筋膜张肌和臀中肌前方止点就位于髂前上棘的外侧。

2. 旋股外侧动脉升支　将阔筋膜张肌从缝匠肌分离后,旋股外侧动脉升支的主要分支在内的很多主要血管走行于两肌肉间,术中需仔细结扎。

3. 股外侧皮神经　走行于腹股沟韧带的下方及缝匠肌和阔筋膜张肌的表面。由股动静脉、股神经组成的神经血管束位于缝匠肌的内侧,了解神经血管束的位置对于直接前侧入路非常重要。

4. Hueter间隙　阔筋膜张肌和缝匠肌之间的解剖间隙,可利用之进入前方髋关节。

(二)体位

直接前侧入路通常采用仰卧位。患者平卧于常规手术床,轻度屈曲髋关节,使前方肌组织松弛,利于髋关节前方关节囊显露。

（三）操作方法

切口的起点通常起于髂前上棘远端3cm并向外3cm处，在大多数情况下，该点恰位于腹股沟皱褶附近。如果阔筋膜张肌易于触及，切口也可位于该肌肉的上方。切口在阔筋膜张肌的表面向远端外侧走行，显露阔筋膜张肌表面的筋膜层，此时确认阔筋膜张肌的位置非常重要。通常很多穿支血管位于该肌肉的中段，可以此作为确认定位的标志。还有一种方法是通过手指向髂前上棘钝性分离，于髂前上棘的外侧触及该肌肉的起点。沿肌肉纤维的方向，将阔筋膜张肌的筋膜分离。将筋膜内缘从肌肉分离，即可见脂肪条带。沿着脂肪条带，以手指向内上方钝性分离至股骨颈的上方。将一把钝性拉钩置于关节囊外的股骨颈上方，另一把锐性拉钩在转子间线远侧平面置于阔筋膜张肌的内侧和股骨的外缘。将阔筋膜张肌从缝匠肌仔细分离，包括旋股外侧动脉升支的主要分支在内的很多主要血管走行于两肌肉间，需仔细结扎，在仔细分离肌肉后，将第二把钝性拉钩置于关节囊外的股骨颈下方，此时可见到髋关节囊前方的脂肪。用咬骨钳去除部分脂肪就可以更清楚地看到关节囊。然后将体位垫置于膝关节后方或由助手轻度屈曲髋关节，以使股直肌和股血管处于松弛状态，同时将钝性拉钩置于髋臼前方。在进行此步骤时，我们常常使用薄的拉钩，并用电刀少量松解股直肌的反折头来获得更好的暴露。术者就可以清楚地观察到髋关节囊，切开之后即暴露股骨颈。

（四）优势

1. 手术经肌间隙入路，并从不同神经间平面进入，因此手术创伤小、脱位概率低、术后疼痛较轻。

2. 住院时间短，术后康复快。

3. 取平卧位体位，利于控制下肢长度、前倾角、外展角等各种参数；利于麻醉操作，同时不影响心肺功能。

4. 平卧位手术过程中可更方便通过透视准确掌握假体位置。

（五）总结

由于直接前侧入路手术切口小，不需离断肌肉，康复快，脱位率低，伴随着现代手术工具及专用手术床的应用，直接前侧入路应用越来越广泛。然而，直接前侧入路有一定的学习曲线，需要一定病例的积累，故开展此项技术初期仍需专家指引，并且需严格把控手术适应证，切忌盲目扩大适应证范围。

二、后侧入路

Kocher和Langenbech介绍并首先推荐了髋关节后外侧入路，Gibson对该入路的应用发挥了重要的推广作用,由于不必从髂骨上剥离臀肌,且不影响髂胫束的功能;保留了髋关节囊的前部,可防止术后前脱位;保留了臀大肌的完整性,允许术后功能锻炼,术后康复快,跛行少。此技术的缺点是剥离部分臀中肌,术后有一定的脱位概率。

注意:此入路比较适用合并髋臼后壁骨折、股骨头后方骨折患者。

(一)体位

患者取侧卧位,患侧朝上,患肢髋关节及膝关节屈曲不予固定,以便于手术中必要时进行各方向活动。位于下方的健侧下肢呈伸直位,其骨性突起部位,如外踝、膝关节、大转子及两膝之间需用软垫垫妥,以防止受压。

(二)体表标志

1. 股骨大转子 可在大腿的外上部扪及,大转子的后侧缘缺乏肌肉覆盖,容易触及。

2. 髂后上棘 位于髂嵴后端,浅居皮下,也容易触及。

(三)皮肤切口

切口起自髂后上棘外下方约5cm处,沿臀大肌纤维方向至股骨大转子后缘,继转向股骨干方向,向下延伸约5cm,切口呈弧形,全长10~15cm。髋关节屈曲90°时,可以以大转子顶点稍偏后为中心,作一条10~15cm长的纵行直切口,当髋关节伸直时,此切口呈弧形。

(四)神经界面

此入路并无真正的神经界面。因支配臀大肌的臀下神经在远离切口的内侧,接近臀大肌起始处进入肌肉,所以在切口处将臀大肌按其肌纤维走行方向分开,不会引起明显的失神经支配现象。

(五)操作方法

1. 浅层分离 沿皮肤切口线切开深筋膜,显露臀大肌和阔筋膜张肌。将臀大肌按肌纤维走行方向钝性分开,再将臀大肌在阔筋膜的附着处纵行向下切开5cm。臀大肌的血供主要来自臀上动脉和臀下动脉,其分支呈扇形展开分布于臀大肌深面,因此分开臀大肌必然会遇到上述动脉分支及其伴行静脉,仔细轻柔地分开臀大肌可以及时地发现经过血管,予以结扎或电灼。粗暴地钝性分离会撕裂这些血管,撕裂后的血管缩回到肌肉中,则不利于止血。

2. 深层分离 向两侧牵开已分开的臀大肌和股部的阔筋膜,显露出附着于股骨转子间窝的髋关节外旋肌及其表面的脂肪组织。在臀区坐骨神经被包围于脂肪组织中,位于髋关节外旋短肌(闭孔内肌、上孖肌、下孖肌、股方肌)的浅面,很容易扪及,因此并不需要分离并看到坐骨神经,否则容易引起不必要的出血,导致手术后的粘连,仅需将其连同脂肪组织一起向后内侧推开即可。将髋关节内旋使外旋短肌明显紧张,同时髋关节内旋时,使手术区被拉离坐骨神经。自股骨转子窝髋关节外旋短肌的肌止处切断梨状肌、闭孔内肌、上孖肌、下孖肌,向内侧翻开上述各肌,使其覆盖坐骨神经,起到保护作用。此时髋关节的后部已显露,沿股骨颈纵轴方向纵行切开或T形切开关节囊,显露出股骨头、股骨颈及髋臼后缘。欲使股骨头向后脱位,可用一弯剪刀插入到髋臼和股骨头之间,剪断股骨头韧带,再屈髋、屈膝、内旋股骨,使股骨头脱出髋臼,显露出整个髋臼和股骨头。

3. 危险部位

(1)神经 在后外侧入路中,一般不需暴露坐骨神经,也极少发生坐骨神经被切断的并发症。但因坐骨神经邻近于髋臼后壁,临床中发生坐骨神经的损伤通常是由于牵开器放置不当或牵拉的力量过大所致。所以在髋关节后外侧入路时,应将切断的髋关节外旋短肌翻向内侧,覆盖坐骨神经,再用牵开器向内侧牵开,可以保护坐骨神经不受损伤。

(2)血管 臀下血管——发自髂内动脉前干,穿梨状肌下孔至臀部,沿途发出分支分布于臀大肌的下部和中部。于髋关节后侧外旋肌群内部有血管穿支,予以直接切断时可导致血管回缩于肌群内部,较难止血。于术中进行外旋肌群切断时,可先予以止血钳夹后,再行切断,可有效减少局部处理时的出血。骨盆骨折累及坐骨大切迹时,骨折端可刺破臀下动脉主干,若血管断端回缩到骨盆内,出血活跃时,需使患者仰卧,经腹膜外入路结扎近侧的髂内动脉。

三、前外侧入路

Watson-Jones 于1936介绍了全髋置换手术的前外侧入路,20世纪70年代末至80年代初,Baeur 和 Hardinge 首次描述了经臀肌入路:臀肌连同股外侧肌一起沿肌纤维劈开。后来 Charnley、Harris 和 Muller 对其进行改良。通过臀中肌与阔筋膜张肌间隙有限显露髋关节及股骨近端。

此入路亦可以用在股骨颈骨折的切开复位固定治疗中。

(一)体位

患者取仰卧位,患侧垫高,结合半截石位以利于术中应用C型臂投照。

(二)操作方法

在股骨大转子上7~10cm外侧略前方处行轻微弯曲皮肤切口(方向从髂结节到阔筋膜张肌起始部),向远端延伸至股骨干(大粗隆下10cm处)。在股骨处切开阔筋膜张肌并向近端沿着阔筋膜张肌后侧边界锐性分离。显露大粗隆及臀中肌,将阔筋膜张肌向前方牵开,臀中肌向后方牵开。钝性分离臀中肌与阔筋膜张肌之间间隙向近端延伸至髋关节。注意此间隙的血管束,可以结扎或电凝止血在髋关节股骨头部放置 Hohmann 拉钩,另外在前和后方各放置一个拉钩,可以显露解剖间隙。外旋大腿将有助于显露髋关节囊。从大转子前下方剥离股外侧肌起点显露潜在的关节囊,向下牵拉肌肉。视需要调整拉钩,清除关节周围的脂肪。关节囊做一个 T 型切口,在关节囊前方和后方置入两根缝合线,以保护髋臼。此关节囊切开术可以显露股骨头和股骨颈前面,外侧牵开或旋转大腿可以增加显露。此切口可以沿股外侧肌延长,以便拧入股骨颈螺钉或 DHS 来固定股骨颈骨折。有两种技术可以通过对抗外展肌群,后移股骨增加髋臼的显露程度。①大转子截骨:截骨后向上翻转大转子,从后面松解包括梨状肌在内的软组织可以使截骨完全游离;②部分分离外展肌群:在臀中肌紧靠大转子止点上方的前部留置缝线,从大转子上切断前部指点;确认臀小肌止于大转子前方粗大的白色肌腱并切断;需要剥离的臀中肌部分因人而异。

四、外科脱位入路

1960 年以来,尽管髋关节置换技术的日臻完善,但髋关节置换在青壮年患者的远期疗效不尽理想,存在使用年限较短、翻修率较高、不能参加剧烈活动及中重度体力劳动等问题。为了达到早期诊断、早期治疗、保留自身关节功能、推迟或避免关节置换的目的,保髋治疗再次得到关注。特别是髋关节外科脱位手术技术的出现,给保髋工作提供了新的、非常有效的手段。多数情况下股骨头血液供应主要来自旋股内侧动脉深支(deep branch of the medial femoral circumflex artery,MFCA)侧,该动脉自股深动脉或股动脉发出,绕股骨颈内下方经髂腰肌腱与耻骨肌之间向后绕行,再经短收肌和闭孔外肌腱之间到达后关节囊,发出大转子支,之后沿髋关节外旋短肌深面与大转子之间上升,至闭孔外肌腱下方穿过关节囊,进入股骨颈骨膜下上行,延续为外侧颈升动脉,分为 2~3 支至头颈交界处 9~12 点处进入股骨头,供应股骨头外上方 4/5 的血运。MFCA 经过股骨颈内下方时发出数条分支,称内侧颈升动脉,穿入关节囊后沿股骨颈纤维条索(Weitbrecht 韧带)分多束进入,供应股骨头内下方约 1/4 的血运。股骨头圆韧带血管仅供应股骨头小凹附近少部分的血运。股骨颈前方和后方的颈升动脉不恒定或缺如。股骨头血液供应并非从股骨颈内部的哈弗斯系统进入股骨头。少数个体 MFCA 的主要血运由股骨颈内后方的臀下动脉发出的交通支供给。基于这些研究,外科脱位技术应运而生。此入路可将股骨头、颈自前方脱位出髋关节,对股骨头、股骨颈骨折进行直视下复位、固定。

(一)体位

患者取侧卧位,患侧在上,常规消毒铺单,患肢包裹保证术中自由活动。

（二）操作方法

1. 浅层分离　取髋关节外侧纵行直切口，以股骨大转子顶点为中点，做长 15～20 cm 切口，切开皮肤、皮下组织，于阔筋膜浅层将前侧筋膜向前游离，找到臀大肌与阔筋膜张肌交界处，切开阔筋膜，自臀大肌前缘进入。向前牵开阔筋膜张肌、向后牵开臀大肌，显露大转子滑囊、臀中肌、股外侧肌起始部。纵行切开大转子滑囊，可见大转子及其后侧缘 2~3 支滋养血管，此滋养血管为 MFCA 的大转子分支，提示 MFCA 的走行部位，注意保护相应部位的软组织。

2. 大转子截骨　轻度内旋髋关节，自臀中肌止点至股外侧肌起点做股骨大转子斜行截骨，保持臀中肌、大转子、股外侧肌的连续性，大转子保留 1.0~1.5cm 厚度，避免截骨过深损伤在大转子基底部后缘行走的 MFCA。

3. 关节囊显露　用合适的 Hohmann 拉钩伸入截骨间隙，钩于大转子前缘，仔细清理残留的臀中肌止点、股外侧肌起点，将外展装置牵向前方。于大转子顶端梨状窝处仔细分离，找到梨状肌肌腱，分离后自梨状肌肌腱止点处离断，稍行游离后令其自行回缩。于臀小肌与髋关节囊之间锐性分离显露关节囊，必要时切断臀小肌长头；在髋关节外展、屈髋、外旋浮动状况下充分游离关节囊外附着软组织，彻底显露髋关节的外侧、前侧、后侧，近端抵达髋臼及髋关节囊起点，前下部远端抵达转子间前部、髂腰肌腱、小转子。

4. 关节囊切开　自大转子前缘纵行切开关节囊，近端自髋臼缘向后延长、远端沿关节囊止点向前下方延长，呈 Z 形。由内向外切开关节囊，避免损伤股骨头软骨、髋臼盂唇等。

5. 髋关节脱位　于患者前方做无菌兜，屈髋屈膝、外旋髋关节，将患肢放在兜中；用单钩自关节内绕股骨颈基底内下方，向外牵拉，形成半脱位，用弯剪进入髋臼，剪断圆韧带，牵出股骨头，形成股骨头向外、向后脱位；在患肢浮动状况下可以 360° 观察髋臼内结构、接近 360° 股骨头的状况。

第三节　稳定型股骨颈骨折

一、特征

股骨颈骨折的分型详见第三章第三节。临床上比较常用，也比较好理解的是 Garden 分型。根据 Garden 分型的升级，股骨头坏死的发生率也逐渐升高，所以这个分型对我们治疗方案的选择（保髋治疗还是关节置换）是有比较大的指导意义的。还有一种根据骨折线走行部位分型，分为头下型、经颈型和基底型，这三条骨折线虽然距离差别不是很大，但是它也决定了股骨颈骨折后,股骨头残余的血液供应还有多少。骨折线越靠近股骨头,对于股骨头血供的破坏就越严重,所以在临床工作中,我们经常会把 Garden 分型和骨折线部位的分型,结合起来考虑。稳定型股骨颈骨折一般是 Garden Ⅰ型和Ⅱ型,骨折线又常发生在股骨颈基底部,属于最轻微或者预后最好的,股骨头坏死发生率最低。

Pauwels 分型则用来判断股骨颈骨折是属于稳定型还是不稳定型骨折,进而选择合理的内固定方式,因此对于保髋手术,尤其是中青年患者意义重大。但应用该分型时要注意:第一,投照 X 线片时下肢必须处于中立位,这在临床上难以做到,患者由于疼痛等原因,在进行 X 线片检查时骨盆常发生倾斜,下肢发生外展及外旋,因此骨折线方向便会改变,同一例股骨颈骨折,由于骨盆倾斜程度的不同,在 X 线片上可以表现出自 Pauwels Ⅰ型至 Pauwels Ⅲ型的不同结果。第二,有报道称 Pauwels 分型与股骨颈骨折不愈合及股骨头缺血坏死无明显对应关系;Boyd,George,Salvatore 等人发现 140 例 Pauwels Ⅰ型患者中不愈合率为 0%,股骨头缺血坏死率为 13%,295 例 Pauwels Ⅱ型患者中不愈合率为 12%,股骨头缺血坏死率为 33%,92 例 Pauwels Ⅲ型患者中,不愈合率仅为 8%,股骨头缺血坏死率为 30%。由于 Pauwels 分型受 X 线投照角度影响较大,与骨折不愈合率及股骨头缺血坏死率缺乏对应关系。综上,分型靠前的骨折类型稳定性越好,复位内固定治疗成功率越高,分型靠后的骨折类型不稳定,复位内固定的失败率较高。青壮年稳定型股骨颈骨折一般指 Pauwels Ⅰ型和Ⅱ型。

二、内固定方式的选择

对于青壮年稳定型股骨颈骨折,内固定手术是首选。多数学者认为内固定手术可保留患者的股骨头,而骨折解剖复位后良好的滑动加压固定,是促进股骨颈骨折顺利愈合的关键。

目前较为常用的有多根空心钉和滑动髋关节螺钉内固定系统。股骨颈动力交叉钉系统(FNS)则是近年 AO 最新设计的一种适用于股骨颈骨折的内固定系统。对于内固定失败或预期内固定效果不佳者,可考虑骨瓣或肌骨瓣移植,而最终解决方案则为髋关节人工关节置换手术。

(一)空心加压螺钉内固定术

对于青壮年患者,实施骨折内固定术的目的是最大限度地保存关节功能、促进功能恢复,避免后期骨不连及股骨头坏死等并发症的发生。青壮年人群骨骼质量高,成骨、骨塑形能力更强,活动量大,术后功能要求更高。为获得良好的术后功能,治疗除了要恢复肢体的负重功能外,还应争取解剖复位及稳定的内固定,尽可能保留自体股骨头,预防股骨头缺血坏死,达到骨折一期愈合。

空心加压螺钉可以滑动加压,使骨折断端接触紧密,促进骨折愈合。同时,它具有微创、简便、经济的特点,并对股骨头血供影响小,故成为临床治疗股骨颈骨折最常用的内固定器械。应用3枚平行空心加压螺钉固定是目前常用的内固定策略,分散或平行的螺钉分布在生物力学上优于其他螺钉分布形式,可提供足够的稳定性。3枚空心加压螺钉"品"字构型的空间固定是较好的固定方法,可以增加抗旋转力,极大地降低了骨折再次移位的发生率,加强了固定的强度和稳定性,但3枚钉应尽可能平行打入,这样可以减小因为骨折断端吸收发生退钉而造成的对股骨头部位的阻挡及切割。使用多个空心螺钉固定时,通常要遵循"三点固定"原则,无论是正三角(图6-3-1)还是倒三角构型(图6-3-2),下方的螺钉放置于股骨距上方,尖端接近软骨下骨,这样可使股骨头、股骨距和侧方的股骨皮质获得三点固定。

对于倒三角形空心钉排列方式,最理想的螺钉置入位置为1枚在股骨颈中心,1枚通过股骨矩和1枚接近股骨颈后方皮质,尽量使螺钉与张力骨小梁和压力骨小梁的方向一致,维持三维稳定结构。术中要注意牵引床牵引尽可能使骨折达到解剖复位,是降低术后并发症的重要因素;术中导针的位置十分重要,尽可能在股骨颈中间或者稍偏下,在透视时导针应该在股骨颈的前后中间位,以防导针引导下螺钉偏离骨质;螺钉不应超过股骨头软骨下5~10mm为佳。Baumgaertner等于1995年提出"顶尖距"的概念,即在前后位片与侧位片上植入物尖端距离股骨头顶点的距离之和应小于25mm,方可有效减少螺钉切出风险。对于骨质疏松症的患者,空心钉置入时,应加垫圈,可以增加外层皮质骨的受力面积,增加稳定性。

对于合并后侧粉碎的骨折患者,可使用第4枚平行螺钉来加强固定的力量。四枚空心拉力螺钉呈菱形排列或矩形排列以增加固定强度,可分解为两个三角形,无论骨折的上下侧还是前后侧均是稳定的。在施加应力的过程中,四枚空心拉力螺钉对应力起到了很好的分散作用,避免了螺钉的应力集中现象。在置入空心拉力螺钉过程中,第一枚螺钉多沿股骨矩打入,且越靠近股骨矩,螺钉的把持力度越大,而股骨颈的截面并不是圆形,而是上宽下窄接近心形,坚硬的股骨矩位于下方皮质,这样的解剖结构使得靠近股骨矩打入2枚螺钉变得困难。在矩形排列的空心拉力螺钉固定方式中,股骨颈下方的2枚螺钉相对股骨矩位置较远,而菱形排列的空心拉力螺钉固定方式中,股骨颈下方只有1枚螺钉,离股骨矩位置很近,获得的把持力也较大。

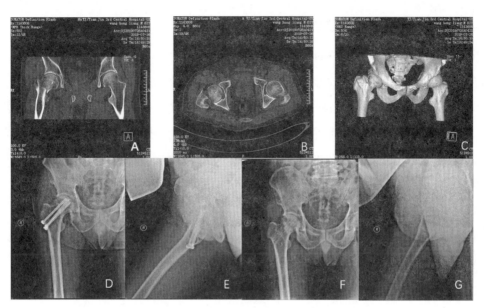

图6-3-1 正三角空心钉结构固定典型病例

62岁男性患者,右股骨颈骨折,Garden Ⅳ型,闭合复位,3枚加压空心钉固定术前(A-C)、术后(D和E)及内固定物取出后(F和G)。

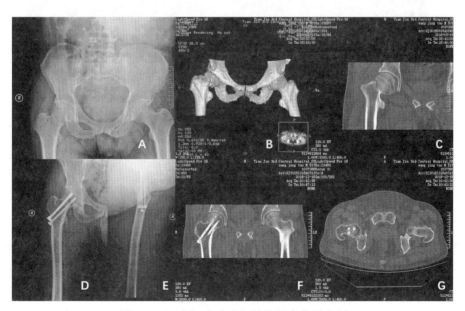

图6-3-2 倒三角空心钉结构固定典型病例

51岁男性患者,右股骨颈骨折,Garden Ⅳ型骨折,闭合复位、3枚加压空心钉固定,术前(A-C)及术后(D-G)。

（二）动力髋螺钉+抗旋转螺钉固定

滑动钉系统中最具代表性的为动力髋螺钉（DHS），固定主钉可在套筒内滑动，是滑动钉组合的特点，这一特点可对骨折断端提供持续的动态及静态加压作用，无论患者卧床还是下地行走，均可使骨折断端紧密接触，为骨折愈合提供必要条件，从而促进骨折的愈合。其适应证是基底型股骨颈骨折，而不适用于头下型股骨颈骨折。由于 DHS 的钉板结构，股骨侧方皮质承受压力较大，易造成主钉切割断裂，导致内固定失败。同时，手术创伤大，内固定力臂较长，应力集中、髋内翻畸形曾一度是 DHS 难以克服的缺点。造成上述缺点的原因主要是单钉固定的 DHS 防旋性能较差。为解决这一问题，于 DHS 主钉上方加 1 枚与主钉方向平行的防旋螺钉，有效地防止了 DHS 力臂较长等导致髋内翻畸形、钉板断裂及股骨头切割等情况的出现（图6-3-3）。研究显示，动力髋螺钉加防旋钉是治疗 Pauwels Ⅲ 型股骨颈骨折的最佳方式。

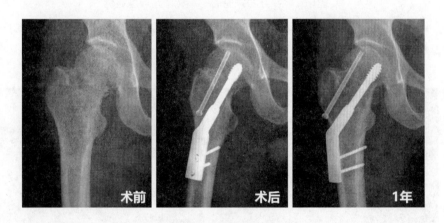

图6-3-3　DHS典型病例

（三）股骨颈动力交叉钉系统（FNS）

FNS 是近些年临床应用越来越普遍的一种内固定方式，可以微创操作，一个切口即可完成股骨颈动力棒的置入、外侧锁定钢板的放置、锁定螺钉的锁定及抗旋螺钉的置入（图6-3-4）。只需部分切开股外侧肌，不会造成臀中肌肌腱损伤。与 3 枚空心钉相比，FNS 可明显增加整体结构的稳定性。这种生物力学优势在临床应用中是有益的，且 FNS 固定切口更加微创，出血也并没有增加，股骨颈股骨头内的骨质量得以更好的保存。FNS 动力棒的置入过程对周围骨质是一种挤压，同时配合抗旋钉，利用钉中钉组合的方式，可增加抗旋力和整体的生物力学稳定性。同时避免了 Z 字效应对股骨头的切割。动力髋螺钉的拉力螺钉在置入头钉过程中因强大的旋转力可能导致骨折旋转移位，而 FNS 采用敲击置入的方式,避免了旋转扭力导致的术中骨折移位。另外,FNS有20mm的加压空间,有利于骨折愈合,而且在骨折愈合过程中由于存在滑动机制,股骨颈骨折端的吸收可以实现骨折断端的再次接触。对股骨颈内骨量的保存也很有益处,而且对股骨头血供的破坏也更小。理论上,FNS结合了空心钉和DHS的优点,力学强度优于空心钉,抗旋转能力又较DHS有所提升,因其钢板更小巧,螺钉少,对软组织和股骨近端骨质破坏更少,更符合微创理念,且可以避免螺钉尾端突出造成的髋部疼痛,因此是目前比较具有应用前景的固定方式。但最新的生物力学研究显示对于垂直型股骨颈骨折,FNS相对空心钉刚度弱,骨折断端相对位移较大,总体结构稳定性较弱,有待临床进一步验证。

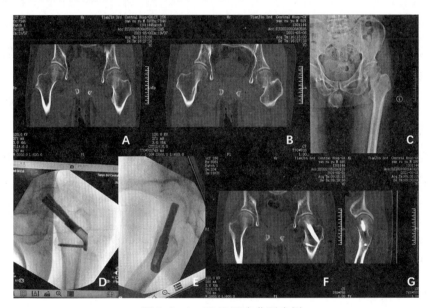

图6-3-4　FNS固定典型病例

59岁男性患者,左股骨颈骨折,Garden Ⅲ型,闭合复位FNS内固定治疗术前(A-C)及术后(D-G)

(四)骨瓣或肌骨瓣移植

相较于垂直型股骨颈骨折,稳定型股骨颈骨折股骨头坏死或骨不连发生率较低,一般情况下不必使用骨瓣或肌骨瓣移植。但是,一旦发现股骨头坏死或骨不连的征象,早期行骨瓣或肌骨瓣移植手术进行翻修,可以治疗骨不连,并有机会防止股骨头坏死的进一步发展或逆转股骨头坏死的进程。在2019年,张长青团队总结吻合血管的游离腓骨移植治疗青壮年股骨颈陈旧性骨折骨不连10年左右的随访资料,总体成功率为77%,对于术前股骨颈短缩率超过60%的患者,手术成功率更是高达91%。具体内容将在下一节介绍。

三、内固定手术步骤

（一）空心加压螺钉内固定术

采用硬膜外麻醉，患者仰卧于常规手术床上，消毒铺巾，在大转子（或称股骨大粗隆）下作一3~5cm的小切口，体形瘦大转子明显者可不切开阔筋膜张肌，大转子摸不清者应纵向切开阔筋膜张肌直至股骨大粗隆。C型臂X线机透视下如股骨颈骨折仍存在明显移位，应将患肢轻微外旋并外展20°~30°下进行逐渐牵引，在影像监视下缓慢内收、内旋，通常内旋20°~30°时即可获得满意的复位。透视证实骨折达到解剖复位或近解剖复位后，在影像监视下沿股骨颈轴线靠近股骨距打入远侧的1枚导针，透视满意后再通过平行导向器打入另外2枚导针。尽量使3枚导针呈正或倒三角形分布，应尽量分散避免集中，下方2枚导针尽量贴近股骨颈内侧皮质，以增加螺钉在骨内的把持力，但其入点不能低于小转子下缘，以免术后发生转子下骨折，上方导针在侧位影像上位于股骨颈中部或偏前侧，以避开股骨颈后上方的滋养动脉（即应避免将螺钉放置在股骨颈的后上象限）。测量长度确保螺钉全部进入股骨头，但需距离股骨头关节面0.5~1.0cm，分别沿导针置入3枚空心螺钉，在所有螺钉安放完毕后才可加压，先加压偏前的螺钉，后加压偏后的螺钉，以防止股骨颈后方塌陷。

（二）DHS

采用股骨近端外侧入路，从股骨大转子顶点以远2cm，向远侧作一切口长4.0~6.0 cm，显露股骨近端外侧皮质，紧贴股骨颈前方插入1枚直径2mm克氏针至关节囊内股骨头下方，据此估测股骨颈前倾角大小，沿角度导向器向股骨颈方向钻入1枚导针，经C型臂X线机透视其位置满意；在此导针的近侧5～8 mm并与之大致平行向股骨颈方向钻入1枚直径2.5mm的克氏针，再经C形臂X线机透视克氏针位置满意。沿导针使用三联扩孔器钻孔至股骨头软骨面下5～8 mm，攻丝后完成DHS加压固定。在DHS拉力螺钉近侧，沿克氏针方向拧入1枚7.3mm空心螺钉或6.5mm松质骨螺钉至股骨头软骨面下8mm左右。最后行C形臂X线机正侧位透视确保骨折复位及内固定位置满意。内固定位置满意的标准：DHS拉力螺钉加压固定骨折端，其螺纹完全位于近折端，正位透视其位于股骨头下半部，侧位透视其位于股骨颈中1/3或稍偏后侧，防旋螺钉与拉力螺钉大致平行，2枚螺钉尖端距股骨头软骨面不超过10mm。

（三）FNS

利用牵引床进行复位，先外展外旋，后内收内旋，根据骨折复位情况调整内、外旋的程度及内收角度。置入抗旋导针，一般位置需要贴近股骨颈上缘，侧位片也需避开股骨颈中央的位置，以利于股骨颈动力棒的置入。用2.0～2.5mm克氏针控制股骨颈旋转。以小结节中点水平为中心,做股骨外侧纵向切口,长约4cm,直达股骨外侧皮质,导向器辅助下置入股骨颈动力棒导针,一般颈干角为130°~135°,正、侧位均位于股骨颈中心。导针尖部距离软骨下骨5mm最佳。测深,应用髓腔钻打开股骨 外侧皮质,并沿导针打开股骨颈髓腔通道,将动力棒置入通道,安装FNS,在连接杆的辅助下沿股骨颈通道轻轻敲击进入股骨颈髓腔内。外侧钢板和股骨外侧皮质贴合满意,锁定1~2枚锁定螺钉。对于骨质疏松症患者,采用2枚锁定螺钉固定。沿导向器打开抗旋螺钉髓腔,置入长度匹配的抗旋钉,透视验证骨折及内固定物位置满意后,取出抗旋克氏针,清点纱布和器械后逐层缝合伤口。

第四节 垂直型股骨颈骨折

一、特征

虽然对于青壮年股骨颈骨折应采用保髋内固定治疗,但是由于股骨颈近端生物力学环境恶劣,血供匮乏,保髋手术的术后并发症发生率常年居高不下。通常认为,如果股骨颈骨折垂直角度过大,则骨折断端具有较大的剪切位移及股骨头内翻风险。据统计,垂直型股骨颈骨折内固定失效率可达41.9%,股骨头坏死率可达21%。因此,如何准确地评价骨折稳定性,从而针对性地选择适宜的内固定方案,对于减少临床并发症的发生,改善患者功能康复具有重要意义。

尽管垂直型股骨颈骨折是一个近些年来经常被提及的概念,至今仍缺乏一个明确的定义。一般认为垂直型股骨颈骨折等同于传统意义上的Pauwels三型骨折(即Pauwels角大于50°),但也有文献认为Pauwels角度应大于60°或70°。垂直型股骨颈骨折本质上是指不稳定骨折类型,即内固定后骨折断端仍残留极大的微动。骨折断端较差的生物力学环境,不利于成骨细胞增殖分化及断端血管长入,最终会导致骨不连和股骨头坏死等并发症的发生。因此,对于此类骨折,临床医师需要采用力学稳定性更好的内固定策略,降低骨折断端的微动,为骨折愈合提供一个稳定、适宜的生物力学环境。

首先,采用合理内固定策略的前提,是术前深入了解骨折形态,并准确地判断骨折的力学稳定性。目前骨折稳定性的评估是基于临床X线,但是X线上的骨折轮廓只是骨折三维形态的一个投影,因此并不能反映骨折面的真实情况。其次,Pauwels角度测量组间一致性差(ICC=0.31),因此并不能准确地评价骨折的稳定性。此外,近些年来随着对股骨颈骨折三维形态的深入了解,临床医师发现骨折线在轴位也存在不同程度的后倾,也会显著影响固定的稳定性。最近一篇基于Sawbone模型骨研究显示,骨折线后倾超过24°,会显著降低失效扭矩。综上可知,单纯从二维X线评判骨折的稳定性是片面的、不准确的,临床医师需要从三维形态学层面深入理解股骨颈骨折形态,以及其背后的生物力学稳定性。

迄今为止,Collinge等对垂直型骨折CT形态学分析是最为经典的股骨颈骨折形态学研究。研究发现此类骨折术前Pauwels角平均约为60.5°,而术后约为68.6°。术前、术后Pauwels角度测量的不一致,与骨折发生时患者下肢常处于过度外旋位有关,而过度外旋可能导致Pauwels角度被低估。因此,为术前更准确评估骨折垂直程度,建议牵引下肢45°内旋摄片。除垂直角度不同外,垂直型骨折在轴位(Axial plane)同样存在不同程度的后倾,平均为-24°(0°~55°)(图6-4-1)。此外,通过观察CT影像,我们发现约96%的垂直型股骨颈

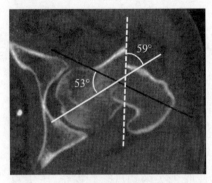

图6-4-1 垂直型骨折在轴位存在不同程度的后倾

骨折存在不同程度的粉碎,粉碎骨块多位于下方(94%)和后方(82%)。此类后倾型和粉碎型骨折也是近年来的研究热点,模型骨力学实验证实骨折线后倾超过24°,后下方粉碎均会显著降低内固定的失效扭矩。该研究分析CT的横断面,本质上仍属于二维研究范畴。在三维模型上分析股骨颈骨折形态,并制订相应的分型是目前该领域的空白和挑战,仍缺乏相应的分析手段。

近年来,骨折线分布地图成为一种成熟的骨折三维形态研究手段。此技术最初由Armitage等人于2009年率先提出,此方法着重于研究骨折线累及解剖区域的特征。具体方法是通过CT数据进行建模,描绘出空间骨折线,再将统一视角下每个患者的图像叠加于同一个骨折模型中,更直观、准确地描述骨折线形态学分布。其基本思想是通过大数据方式直观展示骨折线走行,分布特征(集中、离散区域),粉碎程度。此技术可以使临床医师整体把握骨折形态学特征,更好地指导骨折分型,分析受伤机制,有助于术前手术方案的制订。迄今为止,骨折线地图法已经在肩胛骨骨折、肱骨近端骨折、桡骨远端骨折、Hoffa骨折、胫骨平台骨折、Pilon骨折等中得到应用。然而,股骨颈骨折由于解剖特征(颈干角、前倾角、股骨颈粗细、长度等)差异较大,传统地图法很难应用于此类骨折中。

最近,张长青团队基于Matlab软件,基于传统骨折线地图技术,结合了CT图像分割、骨折线柔性配准技术开发了一套股骨颈骨折三维分析系统,并首次绘制出了股骨颈骨折线分布的三维热图。发现股骨颈骨折线于上方集中在头颈交界处,此处邻近上支持带动脉穿入股骨头位置,也部分解释了在股骨颈骨折中,上支持带动脉往往会受到损伤。在股骨颈其他部位骨折线多分散分布,骨折面为螺旋型。为了计算骨折面整体倾斜角度,我们采用了拟合平面的方法,并计算了股骨颈骨折面冠状面垂直角度(α)及轴位角度(β),发现

24.11%的骨折具有严重倾斜,其中19.74%为后倾型(β>20°)、4.37%为前倾型(β<-20°)。

二、内固定方式的选择

垂直型股骨颈骨折内固定的选择一直是临床上的难点及研究的热点,目前并没有一个统一的内固定标准。美国骨科医师协会2014年的一篇研究显示:47.2的医师选择滑动髋螺钉,43.1%的医师选择空心钉技术。尽管不同医师内固定方式的选择存在差异,大多数医师(71.0%)对内固定的选择仍基于生物力学稳定性考量。因此,针对股骨颈骨折开发更稳定的内固定装置以减少骨折断端微动是近些年来创伤骨科研究的一大热点。近年来,一些新型内固定装置得到开发应用,如股骨近端新型锁定钢板、股骨颈动力交叉钉系统(FNS)、股骨近端支撑板等。

尽管用于股骨颈骨折的内固定装置层出不穷,大体可以分为两类:载荷分担装置(Load-Sharing Device)和载荷承载装置(Load-Bearing Device)。载荷分担装置通常指螺钉,而载荷承载装置通常包括有成角固定结构的装置,如滑动髋螺钉、股骨近端锁定钢板、髓内钉等。由于载荷承载装置具有角度稳定的力学特性,往往比单纯空心钉固定具有更大的刚度和失效载荷,可以更好地抵抗髋内翻。相反,载荷分担装置刚度更小,但是相对微创,往往具有较少的术中出血量以及手术时间。有观点认为,对于稳定型骨折,推荐采用载荷分担装置(如空心钉);而对于不稳定型骨折,例如垂直型骨折、粉碎型骨折、基底部骨折应采用载荷承载装置(如滑动髋螺钉)。但是目前内固定的临床推荐多基于生物力学研究结果,高质量大样本的随机对照研究证据依然匮乏。

(一)空心钉固定

传统3枚平行螺钉是治疗股骨颈骨折最常用的手术方式。据统计,对于移位型股骨颈骨折有68%的临床医师选择空心钉固定,而对于非移位型股骨颈骨折约有90%的医师选用空心钉。空心钉的优势在于可以滑动加压、微创、容易操作。但是传统3枚钉固定并不能有效地抵抗剪切应力,从而造成垂直型骨折断端过大的微动,并导致了较高的骨不连(9.3%)、股骨头坏死(14.3%)的发生。

空心钉应选择部分螺纹的拉力螺钉,相比于全螺纹的加压螺钉,前者有更短的愈合时间和更小的并发症风险。空心钉呈倒三角排列可以提供更好的力学稳定性,显著降低转子下骨折风险,并提高愈合率。后方和下方的螺钉距皮质骨3mm以内,可以获得皮质支撑降低不愈合风险。下方螺钉要位于小转子水平之上,否则造成股骨干外侧张力过大引发医源性转子下骨折。传统的空心钉固定方法是3枚平行螺钉,近来国内外学者在传统空心钉固定方式基础上提出了不同的固定方式。有学者提出增加第四枚平行螺钉,但是生物力学研究显示第四枚平行空心钉植入位置位于股骨颈最上方正是骨质薄弱区,并加重了小梁网的破坏,并不能提高固定的稳定性。然而,对于伴有后侧壁缺失的股骨颈骨折,第四枚平行螺钉的植入可以显著提高力学稳定性。Virkus在2009年美国骨科医师协会年会上提出了一种被称为Pauwel螺钉固定的方法,即将传统3枚钉固定中下方螺钉的方向改为自大转子斜向股骨距,此种固定方式相比传统固定方式可以提高70%的刚度。然而,Hoshino回顾性研究显示,Pauwel固定的失效率、骨坏死发生率均显著高于角固定装置。Paker临床研究显示,Pauwel固定的骨不连、股骨头坏死率同样高于平行螺钉固定。F固定由Filipov于2010年首次提出,其特征是远端的螺钉从小转子下方5~7cm处起始通过股骨距与其他2枚螺钉相交,在前后位平片中呈字母"F"并因此得名。其生物力学特点在于此种固定方式有股骨距和股骨干皮质两处坚固的支撑并形成了简易梁结构,由于增加了股骨干支撑处的力臂,理论上可以分别减少股骨距、股骨干受到应力的16.38%、42.11%。Filipov将F固定应用于87位股骨颈骨折患者,发现术后骨折愈合率高达98.86%。然而,此种技术操作复杂,且下方螺钉位于小转子平面下,可能具有医源性转子下骨折的风险。Gumustas首次提出在3枚平行股骨颈轴线的空心钉基础上增加一枚横行经过股骨距的空心钉,尸体骨力学实验显示对于Pauwels Ⅲ型股骨颈骨折,此固定方法可以显著提高稳定性(图6-4-2)。张长青团队此前的生物研究也显示偏轴螺钉技术比3枚或4枚平行螺钉、DHS,具有更佳的骨块间稳定性。

除改变空心钉构型外,张伟教授等人曾提出联合应用全螺纹螺钉和半螺纹空心钉的组合螺钉技术。此技术的理念是全螺纹螺钉可以更好地抵抗剪切应力,因此采用2枚置于股骨颈下方,而半螺纹螺钉可以更好地对抗张力,因此1枚放置于股骨颈上方。生物力学研究显示:相比于传统3枚钉,混合固定具有更大的轴向刚度(123.49 vs. 109.92,P=0.145)及更大的失效载荷(446.85 vs. 302.92,P=0.007)。临床回顾性队列研究显示:相比于3枚钉,混合固定可以显著降低骨折的失效、退钉、股骨颈短缩、内翻的发生率,成功率可达

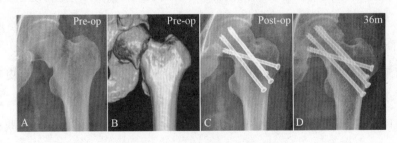

图6-4-2 Alpha固定的典型病例

49岁男性患者,垂直型股骨颈骨折(A-B),采用Alpha螺钉固定(C),术后36个月影像学资料显示骨折愈合,没有骨折并发症发生(D)。

85.7%。

　　Mir等人于2015年提出在股骨颈前下方辅助一块支撑（Buttress）钢板加固，并认为Buttress钢板可以使得股骨颈近端骨折块的尖端形成"钳夹"固定，将剪切力转化为骨折断端的加压力。随后的生物力学研究也显示加用Buttress钢板后失效载荷提高83%，能量吸收值提高183%，刚度提高35%。此后Ye等人首次应用Buttress钢板技术治疗了28名Pauwels三型股骨颈骨折患者，并进行了为期1年的临床随访。研究结果显示，骨折愈合率达89.3%，无股骨头坏死发生，内固定失效率为10.7%。其中3名患者发生股骨颈短缩、退钉，1名患者出现近端螺钉与钢板锁定处断裂，1名患者出现屈曲时腹股沟疼痛，1名患者存在行走时髋部疼痛。Buttress钢板术后的髋部疼痛可能是由于髋关节撞击导致。由于钢板置于股骨颈前下方，且靠近股骨头，因此在屈髋时可能会发生髋关节撞击风险。JBJS曾报道过一例垂直型股骨颈骨折采用Buttress钢板治疗2年后发生髋关节撞击、关节面严重磨损的病例，此患者最终取出钢板并进行了全髋关节置换。因此在实施此技术时，术中应仔细观察钢板放置部位，避免钢板太靠近股骨头，预防可能存在的医源性髋关节撞击风险。此外，头下型骨折由于骨折线太靠近股骨头，因此可能并不适合采用Buttress钢板技术。相应地，经颈型或基底型骨折，特别是对于一些粉碎性骨折（空心钉无法有效加压）及骨质疏松骨折（空心钉把持力不足）的患者，更适合应用Buttress钢板固定技术（图6-4-3）。

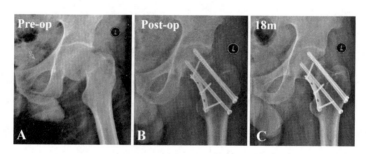

图6-4-3　中青年移位型股骨颈骨折

A：采用3枚钉结合支撑钢板固定；B：术后18个月影像学显示骨折愈合；C：没有并发症发生

（引自Ye Y 2017）。

　　张长青团队选择临床常用的五种空心钉技术[三角（ITR）、正三角（TRI）、平行四枚钉（RHO）、偏轴螺钉固定（ALP）、倒三角 + Buttress钢板（BUT）]进行多样本个性化有限元仿真比较研究，并首次将这种偏轴螺钉固定技术命名为Alpha固定，结果显示Alpha固定及Buttress钢板具有最佳的结构稳定性（刚度）与骨块间稳定性（IFM）。但是Buttress钢板存在明显的应力集中（图6-4-4），存在较高的断钉风险，临床随访研究中也证实了这种现象。此外，通过相对位移分解的方法，首次证实偏轴螺钉的作用在于对抗剪切应力，其可能的

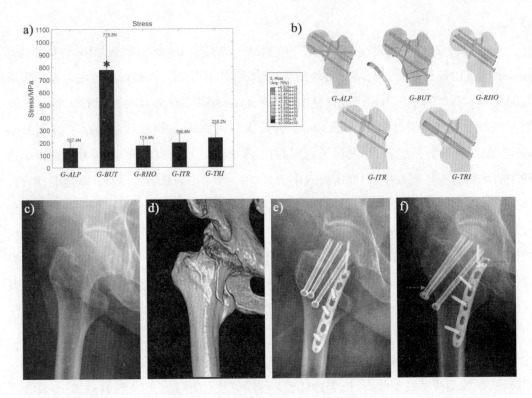

图6-4-4　Buttress钢板存在明显的应力集中

机制为：①这枚偏轴螺钉更垂直骨折面，一方面可以更好地对抗剪切力；另一方面可以对抗或中和滑坡效应；②螺钉走行避开了Ward三角，指向骨质更致密的股骨颈下方，从而获得更佳的把持力与皮质支撑。随后对Alpha固定病例进行长达2年的临床随访，发现相比于3枚钉，Alpha固定显著降低了股骨颈短缩风险（$OR=0.295$，$P=0.041$）。此外，Alpha固定的骨不连、股骨头坏死、再手术率均低于3枚钉固定（$P>0.05$），因此笔者认为对于垂直型股骨颈骨折，Alpha固定具有更好的骨块间固定稳定性，同时可控的滑动加压作用可以有效避免股骨颈过度短缩，可以减少骨折相关并发症的发生，改善髋关节功能。

此外，张长青团队进一步比较了倒三角与正三角两种常用内固定方式的力学差异（图6-4-5），并首次提出倒三角抗张能力更适用于以张力为主导的环境，正三角抗剪切能力更适用于以剪切力为主导的环境。结合悬臂梁公式，创新性地提出了股骨颈结构不同，力学环境存在差异的概念，并提出倒三角可能更适用于股骨颈细、颈干角较小的患者，而正三角更适用于股骨颈粗、颈干角较大的患者。因此对于稳定型骨折（如Pauwels Ⅰ型和Ⅱ型）可以根据股骨颈解剖特点（颈干角、颈粗细）来选择合理的构型方式。

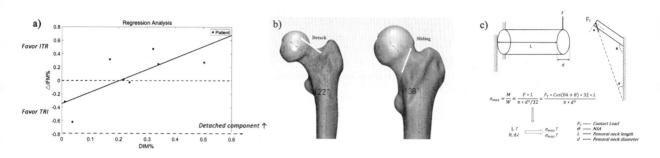

图6-4-5　倒三角与正三角的力学差异比较

（二）滑动髋螺钉（DHS）

DHS具有角稳定（Fixed-anglestability）的力学特性,相比于空心钉固定具有更大的刚度,因此也被称为承载力的内固定装置（Load-Bearing Device）。生物力学研究显示,相比于空心钉固定,DHS加防旋钉具有更高的失效载荷（5654N vs. 3756N）,更大的刚度（1241.86N/mm vs. 620.0N/mm）,更多的循环周期（20 846 vs. 8039）。因此,许多观点认为垂直型股骨颈骨折应选用更稳定的DHS,而非三枚平行螺钉,但是此类观点多是基于生物力学研究,而不是确凿的循证医学证据。Siavashi研究显示DHS的固定失效风险显著低于空心钉固定。Liporace对75例Pauwels三型股骨颈骨折术后患者进行随访,发现骨不连率DHS固定为8%,而空心钉固定为19%。由于DHS需要经由Watson-Jones或单独外侧切口植入,因此传统观念认为对股骨近端血运的破坏高于空心钉固定。Linde通过闪烁扫描法研究股骨头不同内固定手术前后的血供,发现DHS固定后对血供的破坏可达35%,显著高于空心钉。然而,由于临床对比研究的缺乏以及对股骨头骨内血管走行认识的加深,DHS是否会增加股骨头缺血坏死的风险一直是一个备受关注的话题。Zhang研究显示,在Pauwels Ⅲ型股骨颈骨折中DHS加防旋钉发生股骨头缺血坏死率明显高于空心钉。2017年柳叶刀杂志发表FAITH（fixation using alternative implants for the treatment of hip fractures）研究结果显示:总体上,DHS和空心钉的再手术发生率并没有显著差异,仅吸烟者及移位型或基底型股骨颈骨折DHS具有更好的临床疗效。此外,研究发现,采用DHS固定具有更高的股骨头坏死风险（$P=0.0319$）,该发现与张长青教授2016年一篇回顾性研究结果类似。因此,尽管DHS具有更好的结构稳定性,但是其潜在的股骨头坏死风险仍是一个值得骨科医师警惕的问题。

（三）骨瓣或肌骨瓣移植

垂直型股骨颈骨折极不稳定,出现股骨头缺血性坏死和骨不连的概率较高。在解剖复位、坚强内固定基础上，也可以一期或二期应用骨瓣或肌骨瓣移植技术增加股骨颈骨折处血液供应，提高骨折愈合率。

早在1962年Judet便用带血运股方肌骨瓣治疗股骨颈骨折，Meyers于1974年报道采用骨瓣治疗股骨颈骨折术后愈合率可提高到90%以上。大量研究证实，自体骨瓣移植能改善股骨颈骨折部位血运，促进骨折愈合，降低骨不连及股骨头坏死的发生率。目前主要的自体骨瓣分为三大类：无血运的骨瓣移植技术、带肌蒂骨瓣移植术、带血管蒂骨瓣移植技术。

1. 无血运的骨瓣移植技术

（1）无血运腓骨移植术　无血运的腓骨瓣主要用于伴有股骨颈后内侧粉碎的青壮年股骨颈骨折。李智勇等于2011年通过分析192例股骨颈骨折患者的CT三维重建图像，发现47.9%患者的骨折断端存在游离骨碎片，其中56.5%位于股骨颈后部。这种后部粉碎性骨折本质上是不稳定的，初次固定后更容易发生早期移位及骨不连，在这种情况下，采用植骨术可起到一定支撑作用。腓骨作为坚硬的皮质骨，在移植中可以起到一个支撑作用，使得术后骨折端有一个稳定的固定，同时单纯腓骨移植有廉价、手术技巧要求低等优势。Kumar在2015年报道了用三枚空心钉加腓骨块（42例）与不加腓骨块（45例）对比移植治疗Garden Ⅲ型及Garden Ⅳ型的青壮年新鲜股骨颈骨折，发现在术后髋部Harris评分中加用腓骨瓣组优良率为66.6%，而单纯空心钉固定组只有28.5%，对比具有统计学意义，但两组在骨不连及股骨头坏死等方面并没有显著的差异。大部分研究者认为，腓骨块主要的作用是支撑、稳定骨折端，通过稳定固定来促进骨折愈合，防止内固定失效。但是该骨瓣在降低骨不连及股骨头坏死发生率方面并没有显著优势，且腓骨块缺少骨松质，诱导成骨作用不明显，取骨侧小腿可能出现足部及踝关节疼痛。

（2）无血运髂骨瓣移植术　无血运的髂骨瓣应用于股骨颈骨折的相关报道较少，李智勇等人采用在股骨颈中心平行于空心钉作骨隧道的方法植入髂骨块，与单纯空心钉对比，髂骨富含松质骨，有利于促进骨折愈合；骨隧道能降低股骨颈骨内压，改善静脉回流作用，在一定程度上降低股骨头坏死率。然而，该研究随访时间短、病例数少，并不能得出有效结论。韩斌等用23例单纯髂骨植骨方法与11例肌蒂骨瓣（8例股方肌）移植治疗股骨颈骨折相对比，发现单纯植髂骨的股骨头坏死率更低。研究者认为，虽然不能确定单纯植骨能减少缺血坏死的发生，但带肌蒂骨瓣移植手术创伤较大，操作难度高，可能进一步伤及股骨头血运，而松质骨植骨通常采用侧方入路，对后外侧骺动脉的损伤可能性小。但并不是所有骨瓣移植都类似股方肌骨瓣，并非都暴露髋关节后外侧才能切取，所以单纯无血运髂骨植骨是否优于带血运骨瓣仍未有定论。

2. 带肌蒂骨瓣移植术

（1）股方肌蒂骨瓣移植术　自从1962年报道使用股方肌骨瓣治疗移位的股骨颈骨折开始，股方肌骨瓣便逐渐得到认可。Meyers在1974年报道了对144例用股方肌骨瓣治疗股骨颈骨折的病例进行统计分析，发现愈合率高达90%以上，晚期股骨头坏死率为5%。近年来的文献报道也表明了与单纯空心螺钉固定治疗相比，股方肌骨瓣移植加空心螺钉固定治疗组骨折端愈合率较高，术后关节功能优良率较高，股骨头后期坏死率较低，骨折端愈合时间较短。王宏沛等在2010年后报道了将股方肌骨瓣与旋髂深血管髂骨瓣在治疗青壮年股骨颈骨折进行对比，认为旋髂深血管髂骨瓣移植距离行程较长，可能造成压迫；而股方肌骨瓣行程基本无张力、血供较稳定、操作简单、创伤小，且股方肌骨瓣置于股骨颈后下方，起到支撑作用，术后Harris评分更高，但在股骨颈骨折愈合及股骨头坏死方面中期观察无明显差异。

（2）缝匠肌蒂髂骨瓣移植术　缝匠肌髂骨瓣因手术难度相对小、无需额外切口等优点，得到一定的推广。在解剖上，缝匠肌全程接纳5~8根肌支动脉血液供应。陈家禄在1995年报道了采用2枚骨圆针加缝匠肌骨瓣嵌入植骨治疗青壮年股骨颈骨折45例，其中40例获得随访，愈合率95%，股骨头坏死率10%；认为缝匠肌肌蒂较长，转位方便而且供区浅表易取、隐匿易被患者所接受，移植的骨瓣不仅有良好的血供且带有骨膜，既有一定的支撑又有成骨的作用。温晓阳在2003年报道了用缝匠肌骨瓣加血管束植入治疗儿童、青壮年股骨颈骨折28例，均未见发生骨不连及股骨头坏死。2003年也有学者报道了用缝匠肌髂骨瓣治疗股骨头坏死，在Ficat Ⅱ、Ⅲ期患者的治疗中取得了满意的疗效。

（3）阔筋膜张肌蒂髂骨瓣移植术　阔筋膜张肌髂骨瓣在股骨颈骨折中的应用报道较少，赵东升报道了用阔筋膜张肌蒂髂骨移植加2~3枚螺纹钉内固定治疗不稳定型股骨颈骨折34例，长期随访骨折愈合率达97%，股骨头坏死率8.8%，赵东升认为阔筋膜张肌在髋和下肢活动中仅起辅助作用，部分凿取并转移阔筋膜张肌骨瓣对下肢负重没有明显的影响，骨瓣可填充股骨颈部的骨缺损，又可增加股骨头的血运。同样，有学者使用该肌蒂骨瓣治疗股骨颈骨折，证实阔筋膜张肌的血供主要是旋股外侧动脉升、横、降支供应，升支通过肌肉的起点进入髂嵴，学者认为该骨瓣有解剖层次浅、肌蒂宽厚、手术可在同一切口内完成、损伤小、切取后不影响功能等优点，在中对于降低股骨颈骨折术后骨不连及股骨头坏死有一定的成效。

（4）多肌蒂髂骨瓣移植术　随着阔筋膜张肌髂骨瓣及缝匠肌髂骨瓣在股骨颈骨折上的应用，有学者尝试用联合双肌蒂的髂骨瓣治疗股骨颈骨折。吴贵亮等在应用解剖研究中证实，双肌蒂的髂骨瓣供应动脉条数明显多于单一的缝匠肌或阔筋膜张肌的动脉数量，多肌组的动脉横截面积总和也显著多于单肌组。林昂如应用该双肌蒂骨瓣治疗新鲜股骨颈骨折、陈旧性股骨颈骨折及股骨头坏死,术中发现双蒂骨瓣的渗血量比单纯缝匠肌蒂骨瓣明显增多,骨面渗血速度增快,并可在股骨颈骨折及股骨头坏死的治疗中获得满意的疗效。此技术相比于单肌蒂,并不增加操作难度,因此获到了更多学者的认可。多肌蒂髂骨瓣采用髋关节前外侧入路(S-P),术中易损伤股外侧皮神经,造成术后大腿前外侧麻木不适。术中需加以保护或行术后康复治疗,此神经损伤大多能在术后通过保守治疗得到恢复。

3. 带血管蒂骨瓣移植技术

(1)带血管蒂髂骨瓣移植术 髂骨血供来源多,其中旋髂深血管和旋股外侧升支血管解剖位置恒定、外径粗、蒂长,转位易达到股骨头颈部,不需行血管吻合。滋养血管主要从髂前上棘至髂棘结节处长入,此处髂骨骨量大,可制备带蒂髂骨瓣用于股骨颈骨折的治疗。赵德伟在2014年报道了用2枚空心钉加旋股外侧动脉升支髂骨瓣治疗50岁以下青壮年股骨颈骨折,平均随访5年,骨不连4例(12%),只有1例患者发生股骨头缺血性坏死。王栓科等人用旋髂深血管髂骨瓣治疗8例新鲜骨折,21例陈旧性骨折,认为旋髂深血管变异比旋股外侧升支少,位置更恒定,转位移植的活骨块含有皮质骨和松质骨,既能直接成骨,又能膜性成骨,可改善因骨折造成的股骨头缺血。有学者用3枚空心钉加旋髂深血管髂骨瓣移与单纯3枚空心钉对比治疗185例50岁以下青壮年股骨颈骨折,随访2年以上,发现加旋髂深血管髂骨瓣组的骨不连及股骨头坏死率明显更低。然而,也有学者认为带血管蒂髂骨瓣血管蒂较长,可能造成压迫,相比而言股方肌蒂骨瓣更具优势。此外,带血管蒂髂骨瓣移植具有一定的操作难度,因此术者必须对髋部解剖较为熟悉。迄今为止2种带血管蒂髂骨瓣尚无对照研究,无法判断何种更具优势。

(2)带血管蒂大转子骨瓣移植术 大转子后外侧部为多源性血供,主要由旋股内侧动脉深支及其大转子支、臀下动脉吻合支和第一穿动脉升支等构成大转子后外侧部动脉网,并有一定的骨量可供采用,邻近股骨颈,是局部转移植骨优良供区。陈振光、窦忠新等人最早尝试将该骨瓣用于修复股骨头、颈区的病变。谢惠缄在2001年报道了用旋股内侧动脉深支大转子骨瓣加自体松质骨治疗51例青壮年股骨颈骨析,术后平均随访38个月,只有2例发生骨不连,股骨头坏死8例,认为旋股内侧动脉深支大转子支解剖位置恒定,易于寻找,转位修复时不易发生扭转及成角,供区、受区同在一个切口内,手术操作简便。还有学者经CT或术中发现股骨颈后内侧多存在缺损,骨瓣移位后植于股骨颈后方可起到有效支撑、填充作用,减轻术后的股骨颈短缩。李勇在2018年报道了用带血管蒂大转子骨瓣转移治疗股骨颈骨折,并与股方肌骨瓣组及单纯3枚空心钉组进行对照研究,结果发现大转子组骨不连及股骨头坏死发生率最低,认为股方肌骨瓣的血供来源有限,且在移植过程中可能破坏骨瓣的血供,不如带血管蒂大转子骨瓣。

(3)带血管蒂腓骨瓣移植　带血管蒂腓骨瓣起初用于治疗股骨头坏死,在1981年最先报道用血管蒂腓骨瓣加胫骨松质骨植骨的方式治疗19例股骨头坏死,然而由于随访时间短,病例数少,并没有得出有效结论。后Urbaniak等人经大转子作骨隧道挖除头下死骨加松质骨植骨,行带血管蒂腓骨瓣移植于隧道中的方法治疗股骨头坏死,认为腓骨瓣不仅能在软骨下起支撑作用,还可引入新生血管床及成骨细胞,而骨隧道有利于骨内减压,恢复股骨头血运,死骨的刮除也有利于新生血管的再生。张长青经前外侧入路暴露股骨颈前方,在股骨颈前方开窗作骨隧道,挖除头下死骨加取髂骨松质骨植骨,将血管蒂腓骨瓣移植于隧道内,治疗了56例(48个患者)股骨头坏死,平均随访16月,在56个髋关节中,69.6%有改善,25%无继续坏死,只有3个Ⅴ期股骨头坏死在术后的X线片中表现为继续恶化。近年张长青又报道用游离带血管蒂腓骨瓣结合倒置LISS钢板治疗16例30岁以下青壮年股骨颈骨折后骨不连,所有病例术后都得到愈合,平均愈合时间7.6个月,术后4个月随访MRI均未发现股骨头坏死,仅1例发生短暂腓深神经支配的肌肉无力,无蹲长屈肌挛缩、股外侧皮神经损伤、再发股骨颈骨折的发生,Harris髋关节评分由术前59.6分提高到术后96.2分。这些研究证明了带血管蒂的腓骨瓣对于改善股骨颈局部血运及预防股骨头坏死具有一定的治疗效果。而在新鲜青壮年股骨颈Garden Ⅳ型或者Pauwels Ⅱ型骨折中能否有效促进骨愈合及股骨头坏死的发生,仍缺少相关的随机大样本对照研究。

(四)其他内固定方式

传统滑动加压装置处理股骨颈骨折常常会出现股骨颈严重短缩(>10mm)的问题,其发生率可达30%~32%。近些年来,内固定术后股骨颈短缩的问题逐步得到骨科医师的重视。股骨颈长度的缩短会降低外展肌的力臂,影响外展肌功能,从而造成步态障碍(如Trendelenburg步态)。有研究显示,股骨颈短缩超过10mm会显著降低患者术后功能评分,如Harris评分、SF-36评分。此外,研究显示股骨颈过度短缩可以增大患侧下肢的负重,增加股骨头接触力,从而可能增加股骨头坏死、塌陷的风险。股骨颈短缩的原因可能在于骨折断端存在过度的微动及过大的滑动加压作用,最终导致了过多的骨吸收。骨折端加压本是骨折愈合的一个非常重要的环节,然而究竟需要将加压力限制在多大范围内可以避免股骨颈短缩仍无定论。锁定钢板技术遵循内固定架原理通过螺钉与锁定孔的锁定避免了股骨颈短缩,研究表明,股骨近端锁定钢板(PFLCP)的力学性能显著优于DHS、动力髁螺钉(Dynamic Condylar Screw,DCS)、空心钉。然而,由于PFLCP并不能保持骨折断端绝对稳定,且由于应力遮挡效应,螺钉和钢板承受了绝大多数应力,因此PFLCP失效风险反而增加,Berkes临床研究显示,PFLCP灾难性并发症发生率可达36.8%。尽管如此,锁定钢

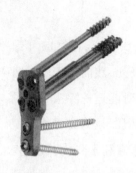

图 6-4-6 Tragon 股骨颈钢板

板技术在粉碎性骨折或骨质疏松症患者骨折中仍有一定的适应证。2010年德国贝朗公司结合了锁定钢板及滑动加压螺钉的优势,开发了Tragon(瑞根)股骨颈钢板(图6-4-6)。此钢板装配了3枚可伸缩螺钉从而避免了单纯采用锁定钉可能出现的骨块间无法滑动加压而导致螺钉穿出等风险。循环载荷试验显示Tragon钢板比传统3枚钉具有更佳的抵抗髋内翻及股骨颈短缩的能力。长期临床随访显示,Tragon钢板术后并发症发生率为10.7%,骨不连率为1.2%,股骨头坏死率为8.3%。

髓内固定优势在于中心型固定,拥有更小的力臂,且创伤较小,但是对技术要求相对较高。Rupprecht比较了InterTAN、空心钉和DHS在治疗Pauwels Ⅲ型股骨颈骨折的差异,结果发现,InterTAN固定骨折移位更小,失效载荷更大,承受周期载荷更久,然而对于后侧壁缺失的粉碎性Pauwels Ⅲ型股骨颈骨折两者力学性能上并无显著不同。目前应用髓内钉治疗单纯股骨颈骨折并不是临床主流手术方式,髓内钉治疗多用于股骨颈骨折合并转子间、转子下骨折,或者骨折介于股骨颈基底和转子间的骨折类型中。

近些年来AO的股骨颈动力交叉系统(见本章第三节)是目前股骨颈骨折内固定市场最活跃的产品,它结合了DHS和空心钉的优势,采用单个通道同时置入具有角稳定的支撑杆及防旋钉,可以优先避免退钉带来的问题。但其力学性能仍有待考证;而且由于上市时间短,缺少大规模临床研究,其治疗效果也有待进一步验证。

由于青壮年股骨颈骨折特殊的暴力类型、力学环境、血供特点等,其治疗仍然是临床研究的难点。尽管在股骨颈骨折的形态学研究、生物力学特点、内固定选择取得了一定的进展,对术后骨不连、股骨头坏死、股骨颈短缩、内固定失效等问题的预防上仍存在不足。随着近些年来股骨颈生物力学研究技术的日益更新,此类问题的解答是目前创伤骨科研究的热点。因此,对于青壮年垂直型股骨颈骨折,还要继续深入了解其形态学与生物力学特点,完整把握其处理原则,根据研究结果循证运用各种手术及内固定方式才能提高临床疗效,促进患者快速康复,提高生活质量。

第五节 青壮年股骨颈骨折并发症和治疗要点

一、并发症

无论是否移位,青壮年股骨颈骨折均需要手术治疗,并以内固定手术治疗为首选治疗方案。然而,10%~20%患者因术后1年内发生内固定失败而需要进行二次手术。失败原因主要包括螺钉切出、内固定断裂、内翻塌陷(颈干角<120°)、骨不连、缺血性坏死等。即使骨折顺利愈合,股骨颈通常也会发生不同程度的短缩。因此,需要分析青壮年股骨颈骨折患者内固定失败的危险因素并进行预防,并在不影响股骨颈骨折愈合的情况下,尽可能降低股骨颈短缩程度以提高髋关节功能。

(一)股骨颈短缩

股骨颈短缩是股骨颈骨折内固定术后常见并发症,其原因主要是目前内固定器械允许在骨折端之间进行滑动加压,虽然它有利于骨折愈合,但会造成股骨颈不同程度的短缩,从而对髋关节功能产生不良影响。股骨颈短缩程度可分为轻度短缩(<5mm)、中度短缩(5~10mm)和重度短缩(>10mm)。Cronin等随访130例采用3枚空心螺钉内固定治疗的成年股骨颈骨折患者,发现42%的 Garden Ⅰ 型患者和63%的 Garden Ⅱ 型患者可发生重度股骨颈短缩,因此认为无移位股骨颈骨折患者术后股骨颈缩短发生率被严重低估。Stockton等研究发现,32%的青壮年股骨颈骨折患者术后股骨颈可能发生严重短缩,且移位骨折患者比非移位骨折患者短缩更明显。他们还发现,采用DHS联合半螺纹抗旋螺钉内固定治疗的患者较空心螺钉固定的患者股骨颈短缩程度更大。他们认为,这一结果可能存在选择偏倚,即采用DHS联合半螺纹抗旋螺钉患者通常Pauwels角更大,因此生物力学表现更不稳定。最近的一些研究表明,全螺纹空心螺钉可有效降低股骨颈骨折术后股骨颈短缩的发生率,而非平行置钉可以防止股骨颈短缩,但可能会增加内固定失败的风险。张长青团队在这些方面的生物力学研究也已在本章第四节详述。

(二)股骨头坏死

股骨颈骨折的内固定治疗在临床上取得了显著成效,但是股骨头缺血性坏死时有发生。国内外大量的回顾性研究发现,对股骨颈骨折内固定术后股骨头坏死影响最大的独立危险因素是移位程度和复位质量。可根据患者的疼痛程度、活动需求、年龄等选择保守治疗、保髋手术或关节置换。

(三)骨折不愈合

股骨颈骨折内固定术后骨折不愈合的原因主要为局部血供的破坏和生物力学不稳定。治疗骨折不愈合的手段包括植骨术、大转子截骨术、髋关节融合术和人工髋关节置换术等。近年来,带血管蒂或带肌蒂的骨瓣移植手术应用广泛,尤其是张长青团队使用带血管蒂腓骨瓣移植治疗股骨颈骨折不愈合效果显著,并于2019年在 *JBJS Am* 发表总结文章。

二、治疗要点

青壮年股骨颈骨折术前仔细辨别高危因素、合理规划内固定方案和术中予以良好复位是手术成功的重要步骤,这些在第五章均有详细描述,本节再强调三点。

(一) 注意并发症的治疗

Campenfeldt 等发现,骨质疏松症和酗酒可增加青壮年移位股骨颈骨折患者二次手术率,骨质疏松症者二次手术率是正常骨质者的5.5倍,酗酒者二次手术风险则较非酗酒者高3.2倍。对于此类患者,围术期积极抗骨质疏松症治疗、戒酒,术中使用较粗直径螺钉、术后缓下地负重等,有助于提高治疗成功率。

(二) 慎重选择内固定方案

文献报道空心钉治疗和动力髋螺钉内固定失败率和股骨颈短缩率均无明显差异,但内固定失败的原因却不相同,前者易出现股骨头内翻塌陷,而后者则螺钉切出发生率更高,这需要根据医师各自擅长的手术能力、患者的骨折情况、手术中复位固定技巧进行个体化治疗。切忌术中反复调整内固定位置,内固定物的微小错位会导致较高的扭转应力,使内固定的应力分布不佳,无法实现坚强固定。另外,它不仅会延迟手术时间,而且因反复钻孔导致骨质流失,使内固定物的把持力下降,进一步损伤股骨头颈部的血供,增加股骨头缺血性坏死的风险。值得一提的是,FNS是通过导丝定位,钻孔的创伤相对较小,并且具有导向支架,可以在一定程度上降低内固定置入的难度。

(三) 注重术后康复

股骨颈骨折后的运动功能康复仍具有挑战性,术后康复治疗方案详见第十二章。创伤及手术治疗常会引起患侧肢体的肌肉力量下降,导致肌力不平衡,从而严重影响患者的生活质量。青壮年股骨颈骨折的治疗目标是保留股骨头,预防骨折不愈合及股骨头坏死的发生,同时使患者尽快恢复正常的关节活动。需要明确的是,股骨颈骨折的治疗是一个综合过程,手术只是治疗的一部分。青壮年对术后功能有更高的要求,术后患肢功能的恢复情况显得尤为重要。近年来,术后康复治疗也日益得到了国内外学者的关注。Karumo 的研究表明,术后早期的功能锻炼并不能加速患者恢复,而且无形中增加了医务工作者的工作量。Koval 等的研究也表明,股骨颈骨折或粗隆间骨折术后患者是否接受早期康复治疗并不会显著影响术后的功能恢复。与此相反,Auais 等的 Meta 分析结果表明,在骨折术后定期规律的康复治疗可以让患者受益,同时长期的运动功能康复可更进一步提高患者的运动功能水平。同样,Salpakoski 等的随机对照研究结果表明,常年的多重渐进家庭康复计划有助于提高患者的运动功能,从而改善患者的生活质量。结合传统观点,早期的康复锻炼可以预防因长期制动导致的关节粘连、关节僵硬、肌肉萎缩,同时还可以降低深静脉血栓、肺部感染、压疮及心理障碍等并发症的发生率,从而对患者的功能恢复有益。因此,对于青壮年股骨颈骨折患者,尽管是否需要进行术后早期功能锻炼仍存在争议,但是寻找一个合适的锻炼时机、制订一套系统的功能康复计划,从而帮助青壮年患者恢复日常功能需求仍是十分必要的。

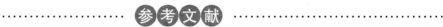
参 考 文 献

1. 张铁山,赵刚,陈杰,等. 切开与闭合复位空心钉内固定治疗移位股骨颈骨折的疗效比较[J]. 中国骨与关节损伤杂志,2015,30(2):130-132.

2. Zielinski SM, Keijsers NL, Praet SF, et al. Femoral neck shortening after internal fixation of a femoral neck fracture. Orthopedics, 2013, 36(7):e849-e858.

3. 范步新,刘书茂,刘长松,等. 股骨干骨折髓内钉固定术后骨折不愈合及延迟愈合原因分析及手术治疗[J].中国骨与关节外科,2012,5(6):485-487.

4. Jun X, Chang-Qing Z, Kai-Gang Z, et al. Modified free vascularized fibular grafting for the treatment of femoral neck nonunion. J Orthop Trauma, 2010,24(4):230-235.

5. 张长青,侯春林,顾立强,等. 青壮年股骨颈骨折的显微外科治疗专家共识[J]. 中华显微外科杂志,2016,39(3):209-212.

6. 王永安,禹宝庆,周建华,等. 经皮微创加压空心螺钉内固定治疗年轻股骨颈骨折[J]. 中国组织工程研究, 2017, 21(035):5649-5654.

7. 潘显明,胡修德,谭映军,等. 82例青壮年股骨颈骨折治疗的评价[J]. 中华创伤杂志,2000,16(3):145-147.

8. Maedas, Kita A, Fujii G. Arascular necrosis associated with fractures of the femoral neck in children:histological[J]. Injury,2003,34(4):283-286.

9. Collinge CA, Mir H, Reddix R. Fracture morphology of high shear angle "vertical" femoral neck fractures in young adult patients. Journal of Orthopaedic Trauma, 2014, 28(5):270-275. Epub 2013/10/08.

10. Luttrell K, Beltran M, Collinge CA. Preoperative decision making in the treatment of high-angle "vertical" femoral neck fractures in young adult patients. An expert opinion survey of the Orthopaedic Trauma Association's (OTA) membership. Journal of Orthopaedic Trauma, 2014, 28(9):e221-225. Epub 2014/08/26.

11. Liporace F, Gaines R, Collinge C, et al. Results of internal fixation of Pauwels type-3

vertical femoral neck fractures. The Journal of bone and joint surgery American Volume, 2008, 90(8):1654-1659.

12. Embden DV, Roukema GR, Rhemrev SJ, et al. The Pauwels classification for intracapsular hip fractures: Is it reliable? Injury-international Journal of the Care of the Injured, 2011, 42(11):1238-1240.

13. Wright DJ, Bui CN, Ihn HE, et al. Posterior Inferior Comminution Significantly Influences Torque to Failure in Vertically Oriented Femoral Neck Fractures: A Biomechanical Study. Journal of orthopaedic trauma, 2020, 34(12):644-649.

14. Armitage BM, Wijdicks CA, Tarkin IS, et al. Mapping of scapular fractures with three-dimensional computed tomography. J Bone Joint Surg Am, 2009, 91(9):2222-2228.

15. Augat P, Bliven E, Hackl S. Biomechanics of Femoral Neck Fractures and Implications for Fixation. Journal of orthopaedic trauma, 2019, 33 Suppl 1:S27-S32.

16. Hoshino CM, O'Toole RV. Fixed angle devices versus multiple cancellous screws: what does the evidence tell us? Injury, 2015, 46(3):474-477.

17. Bhandari M, Devereaux PJ, Tornetta P, et al. Operative management of displaced femoral neck fractures in elderly patients. An international survey. The Journal of bone and joint surgery American Volume, 2005, 87(9):2122-2130.

18. Slobogean GP, Sprague SA, Scott T, et al. Complications following young femoral neck fractures. Injury, 2015, 46(3):484-491.

19. Okcu G, N Ö, Erkan S, et al. Should full threaded compression screws be used in adult femoral neck fractures? Injury-international Journal of the Care of the Injured, 2015, 46 Suppl 2:S24.

20. Selvan VT, Oakley MJ, Rangan A, et al. Optimum configuration of cannulated hip screws for the fixation of intracapsular hip fractures: a biomechanical study. Injury-international Journal of the Care of the Injured, 2004, 35(2):136-141.

21. Mei J, Liu S, Jia G, et al. Finite element analysis of the effect of cannulated screw placement and drilling frequency on femoral neck fracture fixation. Injury-international Journal of the Care of the Injured, 2014, 45(12):2045-2050.

22. Oakey JW, Stover MD, Summers HD, et al. Does screw configuration affect subtrochanteric fracture after femoral neck fixation?. Clin Orthop Relat Res, 2006, 443:302-306.

23. Yang JJ, Lin LC, Chao KH, et al. Risk factors for nonunion in patients with intracapsu-

lar femoral neck fractures treated with three cannulated screws placed in either a triangle or an inverted triangle configuration. Journal of Bone & Joint Surgery American Volume, 2013, 95(1): 61-69.

24. Lindequist S, Törnkvist H. Quality of reduction and cortical screw support in femoral neck fractures. An analysis of 72 fractures with a new computerized measuring method. J Orthop Trauma, 1995, 9(3):215-221.

25. Kloen P, Rubel IF, Lyden JP, et al. Subtrochanteric fracture after cannulated screw fixation of femoral neck fractures: a report of four cases. Journal of Orthopaedic Trauma, 2003, 17 (3):225.

26. Springer ER, Lachiewicz PF, Gilbert JA. Internal fixation of femoral neck fractures. A comparative biomechanical study of Knowles pins and 6.5-mm cancellous screws. Clin Orthop Relat Res, 1991, 267:85.

27. Kauffman JI, Simon JA, Kummer FJ, et al. Internal fixation of femoral neck fractures with posterior comminution: a biomechanical study. Journal of Orthopaedic Trauma, 1999, 13 (3):155.

28. Hawks MA, Kim H, Strauss JE, et al. Does a trochanteric lag screw improve fixation of vertically oriented femoral neck fractures? A biomechanical analysis in cadaveric bone. Clinical Biomechanics, 2013, 28(8):886-891.

29. Hoshino CM, Christian MW, O'Toole RV, et al. Fixation of displaced femoral neck fractures in young adults: Fixed-angle devices or Pauwel screws? Injury-international Journal of the Care of the Injured, 2016, 47(8):1676-1684.

30. Parker MJ, Porter KM, Eastwood DM, et al. Intracapsular fractures of the neck of femur. Parallel or crossed garden screws? Journal of Bone & Joint Surgery-british Volume, 1991, 73(5):826-827.

31. Gümüştaş SA, Tosun HB, Ağır İ, et al. Influence of number and orientation of screws on stability in the internal fixation of unstable femoral neck fractures. Acta Orthop Traumatol Turc, 2014, 48(6):673-678.

32. Filipov O. Biplane double-supported screw fixation (F-technique): a method of screw fixation at osteoporotic fractures of the femoral neck. European Journal of Orthopaedic Surgery & Traumatology, 2011,21(7):539-543.

33. Zhang B, Liu J, Zhu Y, W. A new configuration of cannulated screw fixation in the

treatment of vertical femoral neck fractures. International orthopaedics, 2018, 42(8): 1949–1955.

34. Mir H, Collinge C. Application of a medial buttress plate may prevent many treatment failures seen after fixation of vertical femoral neck fractures in young adults. Medical hypotheses, 2015, 84(5):429–433.

35. Kunapuli SC, Schramski MJ, et al. Biomechanical analysis of augmented plate fixation for the treatment of vertical shear femoral neck fractures. Journal of orthopaedic trauma, 2015, 29(3):144–150.

36. Johnson JP, Borenstein TR, Waryasz GR, et al. Vertically Oriented Femoral Neck Fractures: A Biomechanical Comparison of 3 Fixation Constructs. Journal of orthopaedic trauma, 2017,31(7):363–368.

37. Stoffel K, Zderic I, Gras F, et al. Biomechanical Evaluation of the Femoral Neck System in Unstable Pauwels III Femoral Neck Fractures: A Comparison with the Dynamic Hip Screw and Cannulated Screws. Journal of orthopaedic trauma, 2017,31(3):131–137.

38. Siavashi B, Aalirezaei A, Moosavi M, et al. A comparative study between multiple cannulated screws and dynamic hip screw for fixation of femoral neck fracture in adults. Int Orthop, 2015,39(10):2069–2071.

39. Liporace F, Gaines R, Collinge C, et al. Results of internal fixation of pauwels type-3 vertical femoral neck fractures. Journal of Bone & Joint Surgery American Volume, 2008, 90(8): 1654–1659.

40. Linde F, Andersen E, Hvass I, et al. Avascular femoral head necrosis following fracture fixation. Injury–international Journal of the Care of the Injured, 1986, 17(3):159.

41. Zhao D, Xing Q, Wang B, et al. Epiphyseal Arterial Network and Inferior Retinacular Artery Seem Critical to Femoral Head Perfusion in Adults With Femoral Neck Fractures. Clinical Orthopaedics & Related Research®, 2017, 475(8):2011–2023.

42. Zhang YL, Chen S, Ai ZS, et al. Osteonecrosis of the femoral head, nonunion and potential risk factors in Pauwels grade-3 femoral neck fractures:A retrospective cohort study. Medicine, 2016,95(24):e3706.

43. Zlowodzki M, Brink O, Switzer J, et al. The effect of shortening and varus collapse of the femoral neck on function after fixation of intracapsular fracture of the hip: a multi–centre cohort study. Journal of Bone & Joint Surgery–British Volume, 2008, 90(11):1487–1494.

44. Stockton DJ, Lefaivre KA, Deakin DE, et al. Incidence, Magnitude, and Predictors of Shortening in Young Femoral Neck Fractures. Journal of Orthopaedic Trauma, 2015,29(9):e293.

45. Felton J, Slobogean GP, Jackson SS, et al. Femoral Neck Shortening After Hip Fracture Fixation Is Associated With Inferior Hip Function: Results From the FAITH Trial. J Orthop Trauma, 2019,(10):487~496.

46. Zielinski SM, Keijsers NLL, Praet SFE, et al. Femoral neck shortening after internal fixation of a femoral neck fracture. Orthopedics, 2013, 36(7):e849-e858.

47. Aminian A, Gao F, Fedoriw WW, et al. Vertically oriented femoral neck fractures: mechanical analysis of four fixation techniques. J Orthop Trauma, 2007, 21(8):544.

48. Berkes MB, Little MT, Lazaro LE, et al. Catastrophic failure after open reduction internal fixation of femoral neck fractures with a novel locking plate implant. Journal of Orthopaedic Trauma, 2012,26(10):170-176.

49. Rupprecht M, Grossterlinden L, Ruecker AH, et al. A comparative biomechanical analysis of fixation devices for unstable femoral neck fractures: the Intertan versus cannulated screws or a dynamic hip screw. Journal of Trauma, 2011,71(3):625-634.

50. Rupprecht M, Grossterlinden L, Sellenschloh K, et al. Internal fixation of femoral neck fractures with posterior comminution: a biomechanical comparison of DHS and Intertan nail. International Orthopaedics, 2011, 35(11):1695-1701.

51. Judet R. Treatment of fractures of the femur neck by pedicled graft [French]. Acta Orthop Scand, 1962, 32:421-427.

52. Meyers MH, Harvey JP Jr, Moore TM. The muscle pedicle bone graft in the treatment of displaced fractures of the femoral neck: indications, operative technique, and results. Orthop Clin North Am, 1974,5(4):779-792.

53. 李智勇,张奇,桑健,等. 空心钉及股骨头减压植骨固定股骨颈骨折的生物力学研究. 河北医药,2015,10:1492-1495.

54. Kumar S, Bharti A, Rawat A, et al. Comparative study of fresh femoral neck fractures managed by multiple cancellous screws with and without fibular graft in young adults. J Clin Orthop Trauma, 2015, 6(1):6-11.

55. 韩斌,刘沂,邓磊,等. 植骨内固定术治疗股骨颈骨折. 骨与关节损伤杂志,2004,(7) 457-459.

55. 王宏沛,刘京升,王栓科,等. 两种带血管蒂骨瓣治疗青壮年股骨颈骨折的临床分析.

中华显微外科杂志,2010, 33(5):424-425.

56. 陈家禄,李家元. 缝匠肌蒂骨瓣植骨治疗45例青壮年股骨颈骨折. 中华创伤杂志, 1995,11(4):209-210.

57. 温晓阳,廖世文,袁永忠,等. 缝匠肌骨瓣加血管束植入治疗儿童、青壮年股骨颈骨折 28例. 中华创伤杂志,2003,19(1):55-56.

58. 蒋林,李康华. 缝匠肌髂骨瓣治疗股骨头缺血坏死. 中国现代医学杂志,2003,13(14): 104-105.

59. 赵东升,张鹏,武毅. 带阔筋膜张肌蒂髂骨移植加内固定治疗股骨颈骨折. 中华骨科 杂志,1998, 8(8):471.

60. 吴贵亮,林昂如. 股骨颈骨折的治疗新进展. 医学文选,2003,22(1):99-101.

61. 赵德伟,谢辉,王本杰,等. 带血管蒂髂骨瓣转移联合多孔钽金属棒植入治疗股骨头缺 血性坏死. 中华显微外科杂志,2014, 37(1):29-34.

62. 王栓科,张致英,万麟. 旋髂深血管髂骨瓣移植治疗股骨颈骨折. 中华显微外科杂志, 2001, 24(2):113-115.

63. 陈振光,窦忠新. 带血管蒂股骨大转子骨瓣移位术的临床应用. 中华显微外科杂志, 1992, 15(4):207-209.

64. 谢惠缄,谢晞衷,巫洪波. 旋股内侧动脉深支大转子骨瓣加自体松质骨治疗股骨颈骨 折. 中华显微外科杂志,2001,24(4):295-296.

65. 李勇,李彬彬,李治锋,等. 三种不同方法治疗青壮年移位股骨颈骨折的临床疗效比 较. 创伤外科杂志,2018,20(4):276-279.

66. LeCroy CM, Rizzo M, Gunneson EE, et al. Free vascularized fibular bone grafting in the management of femoral neck nonunion in patients younger than fifty years. J Orthop Trauma, 2002, 16(7):464-472.

67. 张长青,王坤正,曾炳芳,等. 应用吻合血管的游离腓骨移植治疗陈旧性股骨颈骨折. 中华创伤骨科杂志,2004, 6(8):858-860,870.

68. 张长青,徐俊,盛加根,等. 吻合血管游离腓骨移植治疗股骨颈陈旧性骨折及骨不 连. 中华外科杂志,2008, 46(1):38-40.

69. Cronin PK, Freccero DM, Kain MS, et al. Tornetta P 3rd. Garden 1 and 2 Femoral Neck Fractures Collapse More Than Expected After Closed Reduction and Percutaneous Pinning. J Orthop Trauma, 2019, 33(3):116-119.

70. Stockton DJ, O'Hara LM, O'Hara NN, et al. High rate of reoperation and conversion to

total hip arthroplasty after internal fixation of young femoral neck fractures: a population-based study of 796 patients. Acta Orthop, 2019, 90(1):21-25.

71. Yin J, Zhu H, Gao Y, Zhang C. Vascularized Fibular Grafting in Treatment of Femoral Neck Nonunion: A Prognostic Study Based on Long-Term Outcomes. J Bone Joint Surg Am, 2019, 101(14):1294-1300.

72. Campenfeldt P, Al-Ani A, Ekström W, et al. Function, sarcopenia and osteoporosis 10 years after a femoral neck fracture in patients younger than 70 years. Injury, 2022, 53(4):1496-1503.

73. Karumo I. Recovery and rehabilitation of elderly subjects with femoral neck fractures. Ann Chir Gynaecol, 1977, 66(3):170-176.

74. Koval KJ, Sala DA, Kummer FJ, et al. Postoperative weight-bearing after a fracture of the femoral neck or an intertrochanteric fracture. J Bone Joint Surg Am, 1998, 80(3):352-356.

75. Auais MA, Eilayyan O, Mayo NE. Extended exercise rehabilitation after hip fracture improves patients' physical function: a systematic review and meta-analysis. Phys Ther, 2012,92 (11):1437-1451.

76. Salpakoski A, Törmäkangas T, Edgren J, et al. Effects of a multicomponent home-based physical rehabilitation program on mobility recovery after hip fracture: a randomized controlled trial. J Am Med Dir Assoc, 2014, 15(5):361-368.

（陈志清　贾伟涛　姜达君）

第七章

老年股骨颈骨折

第一节　特征

随着我国老龄化的不断加剧,老年股骨颈骨折的发病率逐年上升,多由跌倒等低能量损伤引起,而青壮年所占比例逐步下降,这说明随着老龄化的增长,老年人逐步成为股骨颈骨折的主要发病人群,给社会造成了沉重的负担。其中女性股骨颈骨折的发病率高于男性,70~79岁为高发病年龄段。随着年龄增长,老年女性患者雌激素水平不断下降,因而老年女性成为骨质疏松症的高危人群。骨质疏松症患者为股骨颈骨折的好发人群。因此,如何预防老年女性骨质疏松症的发病率对预防股骨颈骨折具有重要意义。对于老年女性患者,应指导其进食高钙饮食,并建议患者增加户外活动和户外日照时间,并适当进行钙及维生素D的补充。绝经后的女性必要时在医师指导下适量补充雌激素以预防骨质疏松症,从而降低老年女性股骨颈骨折的发生率。另外,高龄患者比例也在增加。在美国,大约有55%的髋部骨折患者的年龄超过80岁,其中35%年龄超过85岁。

老年患者除了骨质量较差,还存在内科并发症多(高血压病、糖尿病等)、有跌倒倾向(神经性疾病、退行性肌张力降低、肌肉减少症、维生素D缺乏等)、营养不良等危险因素。高龄患者身体往往更虚弱,反应更迟钝,同时视力减弱,往往在行走过程中更易跌倒。研究显示,髋部骨折后1年内的病死率为26%~29%,给患者的生命安全带来巨大威胁。同时,股骨颈骨折的治疗中,保守治疗需要患者长时间卧床,增加了肺炎、压力性损伤等的风险;手术治疗较保守治疗更为快速,但其医疗费用相对高昂。

第二节　手术方案

随着人工关节置换技术成熟、配套器械日益完善、麻醉技术提高及人民对生活质量的

要求提高,人工关节置换术成为治疗老年股骨颈骨折的
主要方案。关节置换治疗可以根本解决股骨颈骨折后
骨不愈合及股骨头缺血性坏死的问题,避免了患者活动
受限引起的压疮、坠积性肺炎及泌尿系感染等并发症。
因此,建议下列患者:①老年不稳定型股骨颈骨折(Gar-
den Ⅲ型和Ⅳ型),无法接受长期卧床休养;②髋关节原
有严重骨关节炎;③伴有股骨头完全脱位的股骨颈骨
折;④有移位的陈旧性股骨颈骨折,首选人工全髋关
置换术。高龄体弱预期生存期不长,股骨近端严重骨质
疏松,难于满意复位内固定或者内固定失败的股骨颈骨
折,无法耐受重大手术的患者,可选择人工股骨头置换
术(图7-2-1)。当然,骨骼条件和身体条件较好的老年

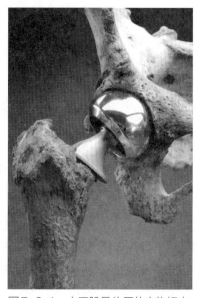

图7-2-1　人工股骨头尸体实物标本

患者,特别是外展嵌插型骨折,也可以尽量保留股骨头、避免股骨头坏死,并达到骨性愈
合,首选闭合复位内固定治疗。

　　年龄不是治疗方案选择的绝对指标。还需要考虑患者的整体身体状况,实际活动能
力和预期功能要求。患者年龄越大,可能伴随的重要脏器疾病越多,对手术的耐受性越
差,并发症的发生率也相应增高。因此近年来有学者提出,把握手术的最佳时机,需在患
者身体的一般情况较好时恢复其生活和工作能力,以利于整体提高患者的生活质量和满
意度,故关节置换手术患者年龄下限可适当放宽。随着我国人民生活水平的提高,人民的
身体素质也有所提高,老年患者对术后恢复生活质量和工作能力的要求也在提高。因此,
对于一般情况良好、慢性疾病控制尚可的患者,手术年龄上限也可适当放宽。

　　随着人群平均寿命的延长和社会老龄化的进程,股骨颈骨折中高龄患者比例逐渐增
加。目前公认的股骨颈骨折的内在原因是患者自身骨质疏松。因此,即便是轻微外伤,也
可能造成股骨颈骨折。以往大多数人认为高龄患者对手术的耐受性差,治疗多以保守治
疗为主。然而,研究发现,骨折后保守治疗时间超过2个月,患者可出现多种并发症,死亡
风险高。长期卧床不仅会导致压疮、坠积性肺炎及泌尿系感染等并发症,还更容易出现关
节僵硬、骨骼肌萎缩等,保守治疗仅适用于术前制动、全身情况差不能耐受任何手术及经
沟通仍不愿意接受手术的患者。目前观点认为,患者的年龄不应作为手术禁忌证。无明
显的重要脏器失代偿性疾病的患者,均可将手术作为首选治疗手段。关节置换手术有助
于患者早期恢复活动,缩短卧床时间,便于术后锻炼护理,降低并发症发生率和死亡率。
因此,建议选择手术的指征是:①受伤前生活自理,可进行室内外活动;②重要脏器功能正

常；③半年内无心肌梗死、心力衰竭以及严重的心律失常；④纠正贫血，血红蛋白>100g/L；⑤控制糖尿病，尿糖(++)以下，血糖低于8.9mmol/L；⑥血氧分压超过70mmHg；⑦血压控制在150/100mmHg以下。

对于高龄股骨颈骨折患者，手术方式选择全髋关节置换术还是人工股骨头置换，应视病情、年龄、全身情况等综合因素考虑。大量研究表明，全髋关节置换术后功能恢复优于人工股骨头置换，且翻修率更低。人工股骨头置换术后残余痛和功能障碍的发生率高于全髋关节置换术，但全髋关节置换术手术时间长，出血量大，手术风险也大。这对于手术者和高龄患者都是一项挑战。人工股骨头置换具有创伤小、手术快、出血量相对较少、术后可早期活动等优点，同时也有高髋臼磨损率、术后残余疼痛及假体松动等缺点，有可能需进行二次手术，增加患者的痛苦和经济负担。

麻醉对高龄患者来说是一个不可忽视的问题，因患者重要脏器功能衰退，机体应激能力下降，易并发多种疾病，故选择硬膜外麻醉，其安全可靠、可小量给药，既保证了阵痛效果，又保证了生命体征平稳。

一、人工股骨头置换

（一）适应证

对于高龄股骨颈骨折患者来说，人工股骨头置换手术并没有绝对适应证，活动要求低、身体状况欠佳的高龄(年龄>80岁)股骨颈骨折患者，只要没有绝对禁忌和麻醉禁忌，患者及家属若有积极救治的诉求，都应该创造条件，尽早进行手术治疗。年龄不是股骨头置换的绝对指征，即便是年龄小于80岁不能配合的股骨颈骨折患者，如偏瘫、帕金森病或精神病患者，预期寿命不长，为了缩短手术时间，降低手术风险，也可以选择股骨头置换。此外，股骨颈原发性或转移性恶性肿瘤所致的病理性骨折，为减轻患者痛苦，也可以选择股骨头置换手术。

（二）禁忌证

1. 老年体弱，患有严重的心肺疾患，不能耐受手术者。

2. 严重糖尿病患者。

3. 髋关节化脓性关节炎或骨髓炎。

4. 髋关节结核。

5. 髋臼破坏严重或髋臼明显退变者。

（三）手术步骤

1. **手术体位**　通常选择侧卧位,患侧在上,躯干长轴位于手术床中央,长轴与手术床平行,躯干及骨盆与手术床垂直,骨性突起部位及腋下垫软枕(图7-2-2)。

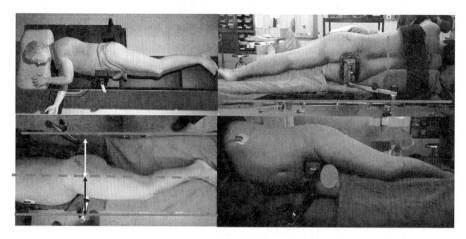

图7-2-2　人工股骨头置换术侧卧位图示

2. **切口与显露**　所有手术入路方式都可以充分显露,可根据具体情况和手术者习惯选择,高龄股骨颈骨折患者,往往伴随不同程度骨质疏松,临床常用后外侧入路显露,较简单,损伤小,不容易发生骨折。大转子后缘指向髂后上棘的直切口,长度8~10cm,切口上中1/3平大转子尖端。股骨头置换可以适当保留梨状肌肌腱,减少术后脱位风险,显露关节囊后,T形或I形切开,向两侧翻开,并推开股骨颈基底部关节囊,充分显露股骨头、颈及基底部。旋转患肢,探查骨折处,显露出股骨头断端。用股骨头取出器将股骨头取出,测量其直径,并结合术前摄片,选择合适大小的人工股骨头。清理髋臼内的部分软组织,纱布填塞止血。将患肢屈膝、内收、内旋,使股骨头颈、髓腔显露于手术野。

3. **修整股骨颈**　切除多余的股骨颈,切线上端起自股骨颈基底上缘。切向内下方,止于小转子上0.5~1.5cm,保留股骨距,截骨面向前倾斜15°~20°,以保持人工股骨头植入后的前倾角(图7-2-3)。截骨后用湿纱布保护软组织,在截面纵轴刮一长方形孔,相当于人工

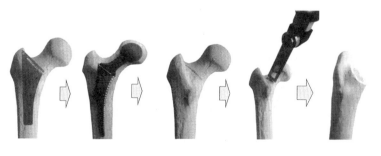

图7-2-3　股骨截骨

股骨头柄的基部,用髓腔锉扩大髓腔至假体柄大小。

4. 安装人工股骨头 测量取出的股骨头直径大小,选择与股骨头尺寸最相近的合适股骨头外杯试模,放入髋臼窝测试,可以自由活动,通过球头的空隙确认所选择的外杯尺寸能触及髋臼底部,将选用的股骨头直接安放在假体柄上后复位,测试是否合适。外杯大小应与患者股骨头大小一致,活动自由,在牵拉髋臼时有一定的负压。股骨假体可用生物型或骨水泥型2种方法固定,首选生物型假体,对于严重骨质疏松症患者,骨水泥假体也是一种选择。在固定之前,应先将人工股骨假体试模插入髓腔,复位到髋臼中,检查假体安放位置及人工关节活动范围是否合适,稳定性是否良好,双下肢是否等长,如有不当应给予补救后再作最后固定。

5. 复位人工股骨头 牵引肢体,用手指推压人工股骨头,当与髋臼相近时,外旋下肢,使头进入髋臼。也可用滑槽板插入臼内,使人工股骨头沿着斜面划入髋臼。复位后可外展、内收髋关节测试,注意活动度及有无脱位倾向。

6. 安放负压引流 切口彻底止血、清洗,间断缝合关节囊,必要时修复外旋肌群。在人工股骨头附近置入一根负压吸引管(不是必需),经就近的皮肤上将管引出皮外。如果切断了梨状肌,需要对后外侧关节囊和外旋肌群进行重建,减少术后脱位风险,最后分层缝合关闭切口。

(四)术中注意事项

1. 预防感染 假体置换一旦发生感染,多数将被迫取出翻修,增加患者的痛苦和经济负担。因此,预防感染是关节置换术中最重要的事情。手术室的无菌条件和操作者的无菌操作十分重要。术前注意术区皮肤准备,高龄患者若合并肺部感染或卧床泌尿系感染症状,可在术前2天预防性使用抗生素。手术人员体表无感染灶,手术室装备空气净化装置。手术室内严格管理,减少人员走动。手术操作遵循严格无菌原则,减少创伤,彻底止血。

2. 假体选择 人工股骨头尺寸的选择原则上是与原股骨头相同,其直径可以稍小,但不能超过2mm。过大易致关节间隙狭窄和骨皮质增生而发生创伤性关节炎,过小则会产生髋臼不均匀地承受压力,并容易磨损髋臼造成脱位。可在术中用游标卡尺测量股骨头直径,也可在术前于X线平片上测量。术中测试股骨头是否合适,合适的股骨头应可在髋臼中自由活动,拔除时有一定负压。对股骨头颈长选择,应使小转子上缘至髋臼之间的距离恢复正常。过长易致疼痛和中心型脱位,过短则易发生跛行。

3. 扩大髓腔 术前了解骨髓腔的形态特点,术前评估通过髓腔闪烁指数对股骨侧分型,倒香槟杯型及标准型股骨形态建议生物固定,烟囱形股骨,建议水泥固定。测量对侧髋关节的偏心距、颈干角、旋转中心与大转子顶点高度的关系,使用模板术前测量相应的假体大小。用髓腔锉扩大髓腔时,以保证外翻位和15°左右的前倾角,扩大时避免皮质穿孔。将髓腔内的松质骨全部去除,使股骨假体固定时直接与骨皮质结合,增加牢固性。

4. 正确使用骨水泥　骨水泥(骨黏固剂)由单体和聚合体组成,单体主要成分是甲基丙烯酸甲酯,为无色液体。聚合体成分主要为聚甲基丙烯酸甲酯,为粉末状。使用时将两者混合。骨水泥的使用有一定的时效性,故使用前应将术区准备妥当。骨水泥单体具有一定毒性,可造成患者血压下降,心搏骤停等反应,使用前应做好抗休克治疗准备。对于已患有基础心脏病的老年患者,谨慎使用骨水泥。骨水泥单体和聚合体混合时会产生高热,有可能烫伤周围骨组织和软组织,使用时注意降温。骨水泥填充髓腔时,若填充不足或有缺陷,可造成假体松动或折断。故使用时,务必将骨水泥分层均匀填充。使用时注意保持髓腔的清洁,混有血或组织块可造成骨水泥强度下降。

5. 生物固定　近年来研究不用骨水泥固定的生物型人工假体,来避免使用骨水泥造成的并发症。这类假体的特点是其表面设计了大量微孔,孔径在40~400μm,骨组织可长入微孔起到牢固的固定作用。但这要求严格的器械配合和技术操作,并在术中或术后拍片确认假体稳定,假体填充良好,未发生假体周围骨折或骨裂后,方可借助助行器下床活动。

6. 安放股骨头　根据对侧肢体长度,股骨偏心距大小,以及旋转中心的相对位置,选择合适长度的股骨头颈假体,假体颈基座要与股骨颈截面平行而紧贴。击进股骨头时不可用力过猛,以免穿出骨皮质。人工髋关节周围软组织也要松紧适宜。

(五)术后处理

术后制动,保持在外展、外旋、伸直位。防止内收、内旋,以免脱位。下地行走前常规拍摄X线片,确保人工股骨头在位,便于术后随访。术后尽早活动未固定关节,防止深静脉血栓。定期复查,拍摄X线片,以便指导治疗,无论使用何种类型假体,在术中或术后拍片确认假体位置良好,假体固定牢固后,尽可能早地协助患者下床活动,在助行器帮助下尽早恢复正常走路。

(六)并发症预防

早期预防并及时治疗并发症,如切口感染、血管神经损伤、深静脉血栓形成、应激性溃疡、肺部感染、尿路感染和心脑血管并发症等,也是股骨颈骨折治疗成功的重要步骤之一。以下着重介绍主要的并发症。

1. 感染　感染是人工关节置换术后最严重的并发症,一旦发生即意味着手术失败。感染主要有两个来源:术中感染或病房交叉感染和血源性感染。早期感染可以尽早使用抗生素治疗,迟发感染一经确诊,多数需要将假体取除旷置,待感染治愈后再行翻修术。

2.股骨干骨折 出现股骨干骨折主要是因为术中扩大髓腔不充分,插入假体柄时用力过度,导致假体穿透骨质或股骨劈裂。也可能是牵引复位时用力不当,老年人骨质疏松而导致骨折。手术时应尽量扩大髓腔,如遇阻力,不可强行插入。如术中出现肌肉紧张,可考虑切断紧张部,充分松解软组织,解除组织挛缩,可减少脱出和复位过程的阻力。

3.假体松动 假体松动除了与假体几何形状及手术技术有关外,假体与骨的应变和转移等力学性质不顺应也是一个重要因素。根据患者的年龄和身体表现,有明显骨质疏松症的患者,术中应尽量多地保留股骨距,同时应用骨水泥,这样既尽可能保存了距的应力作用而不至于下沉,又可防止假体松动。

4.疼痛 术后轻度疼痛较常见,影响不大。重度疼痛由多种原因引起,主要原因有假体选择过大产生的张力性疼痛,骨质疏松假体下沉不稳,髋关节退化严重,髋关节磨损等。术中注意保留适度的股骨颈长度,选择正确尺寸的假体,严格掌握适应证。

二、人工全髋关节置换术

(一)适应证

1.65岁以上满足适应证的患者可考虑人工全髋关节置换术,而65岁以下的患者应谨慎把握手术适应证。髋臼破坏明显或有明显退变,疼痛严重,关节活动受限明显,严重影响生活及工作的患者可考虑手术。

2.类风湿关节炎、关节强直、病变稳定且膝关节活动良好者。

3.股骨头无菌性坏死和陈旧性股骨颈骨折并发缺血性股骨头坏死,并严重变形、塌陷和继发髋关节骨关节炎。

4.人工股骨头置换、髋关节融合术失败者。

(二)禁忌证

1.老年体弱,患有严重的心肺疾患,不能耐受手术者。

2.严重糖尿病患者。

3.髋关节化脓性关节炎或骨髓炎。

4.髋关节结核。

(三)手术步骤

1.手术体位 根据选择的手术入路而定。一般情况下后外侧入路多见(图7-2-2)。患者取侧卧位,患侧在上,躯干长轴位于手术床中央,长轴与手术床平行,躯干及骨盆与手术床垂直,骨性突起部位及腋下垫软枕。前后挡板要固定牢固,前侧固定在耻骨联合,后侧固定住骶骨,注意支架不能影响透视。术中体位不良会影响假体安放角度的判断:骨盆前倾(骨盆猫眼变小说明前倾,容易髋臼前倾偏小。见于髋关节屈曲畸形,容易后脱位);骨盆后倾(骨盆猫眼变大说明后倾,容易前倾偏大。见于髋关节强直畸形,容易前脱位)。

2. 切口与显露 切口选择应根据患者髋关节情况和术者习惯而定,选择原则是便于软组织松解、关节充分显露和假体置入。手术者最擅长的入路即为最佳入路。临床上多用后外侧或前外侧切口显露。以后外侧入路为例,切口位置位于大转子后缘,指向髂后上棘的直切口,长度8~10cm,切口中上 1/3 与大转子尖端齐平(图7-2-4)。依次切开皮肤,皮下筋膜,切开阔筋膜,顺着臀大肌方向钝性分离臀大肌,髋臼拉钩牵开臀中肌,沿着大转子后侧骨面分离后外侧髋关节囊,在梨状肌上边缘T型向后外侧切开髋关节囊,直到髋臼盂唇。在骨面剥离髋关节后外侧关节囊和外旋肌群,尽可能保留外旋肌群长度,以便后期原位重建。

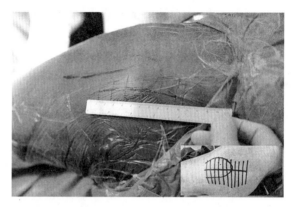

图7-2-4 后外侧切口设计

髋关节做屈曲、内收、内旋、脚心朝上脱位动作,边分离边旋转,直到髋关节脱位。用髋关节拉钩放置在股骨颈下缘,牵开髂腰肌并保护股骨颈下方软组织,另外一把髋关节拉

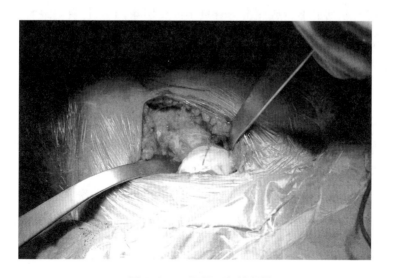

图7-2-5 股骨颈断端显露

钩放置股骨颈上方,牵开并保护股骨颈上方的臀中肌和关节囊(图7-2-5)。股骨颈骨折的断端修整截骨:在小转子上0.5~1.5cm(尽量显露小转子)垂直于股骨颈轴线方向,用电刀标记出截骨线,摆锯沿标记线垂直于股骨颈冠状面截骨。截骨面用蜡临时封闭以减少出血。

3. 清理髋臼　髋关节周围的软组织中有坐骨神经、股神经和股动静脉,暴露髋臼时要避免损伤这些结构。后外侧入路髋臼显露:选择一把直髋臼拉钩钩住髋臼前壁,向后牵开前侧关节囊、股骨;在髋臼顶和髋臼后壁分别使用斯氏针牵开,然后选择直角髋臼钩至髋臼横韧带下方,牵拉髋臼下方软组织(图7-2-6)。

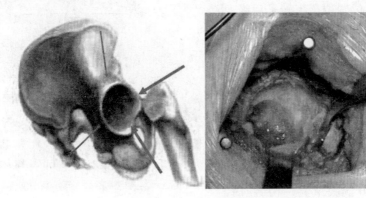

图7-2-6　髋臼显露

切除关节盂唇、圆韧带、所有髋臼窝内软组织,髋臼窝内软组织切除时不要紧贴横韧带,距离横韧带5mm平行于横韧带离断髋臼窝内软组织,避免横韧带内血管出现回缩、止血困难。尽可能切除关节盂唇及髋臼边缘软骨(半髋关节除外)。如有骨折前伴随骨质增生,需要清理骨赘,原则上不造成撞击的骨赘不需要切除,上缘骨赘导致臀中肌悬吊,减小外展力臂,造成不稳,需要切除。

4. 髋臼准备　髋臼打磨前需要找到髋臼的前壁和后壁边缘,探查找到髋臼底部,即探查出"真髋臼"的位置。选择最小号的髋臼锉,首先垂直磨锉直到髋臼底部,然后垂直逐级增大髋臼锉,扩大过程中保持底部深度不变,逐级扩大髋臼锉均匀打磨髋臼前后壁,直到接近股骨头大小尺寸的髋臼锉时。调整合适前倾,外展继续打磨扩大至合适大小,磨锉时用合适垂直力量下压,确保每次扩大都接触臼底,并且不要上移旋转中心(图7-2-7)。

安装试模假体,假体稳定,准备植入髋臼。用生理盐水冲洗,清理血液、组织块和骨屑,彻底止血。选择合适大小的髋臼杯,打入髋臼假体。植入髋臼假体角度应该控制在外展角为35°~45°,前倾角为15°~20°;理想情况下股骨颈骨折患者髋臼杯下缘与横韧带平行,植入髋臼前缘仍有大约5mm骨质露出,髋臼假体下缘横韧带要露出,否则提示外展过大。植入假体后透视髋臼位置恰好贴近泪滴外侧缘的外侧,髋臼杯缘应位于髋臼内外侧

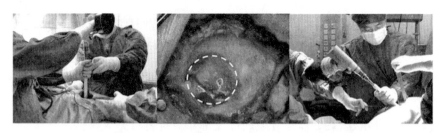

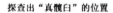

髋臼准备—"深度"（打磨成同心圆）

探查出"真髋臼"的位置　　　研磨至"真髋臼（马蹄窝）"　　　磨平马蹄窝，呈现"腮红征"

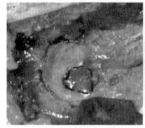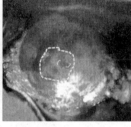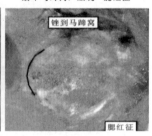

图7-2-7　髋臼准备的步骤

壁之间。如果选择带高边内衬，髋臼前倾角可以适当放小，通过内衬高边代偿预防后脱位，增加前后的覆盖以减少磨损。透视假体位置良好，必要时可以植入1~3枚螺钉加强固定髋臼杯。确定人工髋臼固定牢固后，安装内衬假体，检查并清理多余的骨赘以及散在软组织中的骨片。

5. 股骨准备　将髋关节屈曲、内收、内旋、脚心朝上，在股骨颈下方放置一把粗隆骨翘板，向上抬起股骨，股骨颈下方放置直角髋臼拉钩牵开股骨颈下方软组织并显露股骨距。另外一把直角髋臼拉钩放在臀中肌下方牵开股骨颈上方的肌腱，清楚显露股骨颈截骨面。清理梨状窝软组织，股骨开口器入口紧贴梨状窝的前方开口，尽量靠后外，然后逐级进行扩大至合适的股骨假体大小。股骨前倾角可在一定范围内调节：开口偏前，可以减小股骨前倾角；开口偏后，可以增加股骨前倾角。

试模安装后需要测试双侧下肢长度及稳定性。股骨柄的大小在控制肢体长度方面具有一定的调节功能。适当减少或增加股骨颈长度，可调节股骨假体植入的深度，如果试模测量肢体过长，可选择小一号的股骨假体植入更深来缩短肢体长度。如果试模肢体短缩，可以选择大一号的股骨假体植入浅一点来增加肢体长度。另外，如果长度合适，但是软组织张力不够，也可以选择高偏心距假体来增加稳定性。偏心距更改不能调节长度，但是可以增加张力和稳定性。此外还可以根据球头的型号，通过短颈、标准颈、长颈选择调节肢体长度。稳定性测试：试模假体复位后首先做Shuck试验（牵开试验），下肢伸直中立位牵引球头分离关节间隙5mm合适。髋关节伸直位、外旋位,向前推动大转子无前脱位。多数情况下,髋关节屈曲位90°、内收20°及内旋50°时无后脱位。根据测试选择合适的股骨柄假体及球头尺寸,安装股骨组件,复位髋关节,再次测试稳定性,术中透视假体位置良好。

6. 关闭手术切口　用生理盐水及苯扎溴铵(新洁尔灭)溶液清洗术野,彻底止血。关节囊及外旋肌群修补重建,用2号爱惜邦韧带线将外旋肌腱与关节囊整体缝合,大转子转孔,将缝线引出隧道。髋关节外展外旋、收紧,确保联合腱与骨骼部分紧密连接。缝线两两打结,建议先打活结,然后收紧,打结线头用可吸收线埋入软组织(图7-2-8)。分层缝合阔筋膜、皮下及皮肤组织,关闭切口。

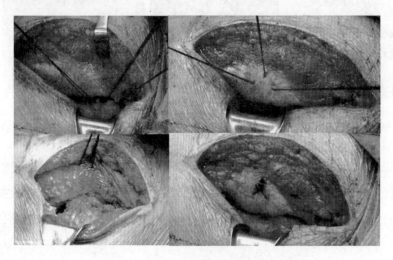

图7-2-8　关节囊及外旋肌群修补重建

(四) 术中注意事项

1. 人工全髋关节置换术常用手术入路　包括前侧(Smith-Petersen入路)、外侧(Watson-Jones)入路、改良Gibson入路、后侧入路、改良Hardinge入路(外侧前入路)。

2. 髋臼清理与修整　人工髋臼缘最多不能超过原髋臼缘0.5cm,如果是骨水泥假体还必须留出填充骨水泥的位置。进行髋臼打磨时注意控制方向,外展角35°~45°,前倾角15°~20°以便安置假体。髋臼外缘顶部的骨质不可去除太多,以保持术后髋关节稳定。对于骨质疏松症的患者,避免髋臼锉穿透髋臼,若选择骨水泥假体可在髂骨、耻骨、坐骨上各刮一个骨孔填入骨水泥,可以强化骨水泥的粘固强度。

3. 骨水泥的使用　骨水泥应在恰当的时间固定假体,即骨水泥表面稍发皱而不粘手套时,其中心未干,可充分压入松质骨间隙,起到牢固的固定作用。一般先将髋臼帽下斜贴紧髋臼后下缘,然后迅速用髋臼调位加压器向前上方挤压,使之与髋臼床紧密贴附。将人工髋臼周围溢出的骨水泥刮除,注意不要损伤髋臼帽与髋臼床之间的骨水泥。

4. 人工股骨头安放注意事项　同人工股骨头置换术。

（五）并发症

1. 猝死　人工全髋关节置换术后最危险的并发症是猝死。由手术出血或麻醉意外引起的死亡少见,多数猝死都是由某种特定原因引起的。猝死的病因尚不明确,目前临床上认为骨水泥的使用是猝死的重要原因。典型的死亡过程表现为心动过缓,血压骤然下降,导致不可逆的心肺功能障碍,最终患者死亡。研究表明,人工全髋关节置换术相关猝死的高危因素有老年女性、术前存在心血管基础疾病及髋部骨折。

猝死的发病机制主要包括骨水泥单体甲基丙烯酸的直接毒性作用和骨髓组织导致的肺栓塞。研究表明,在进行全髋关节置换术时,假体髓腔准备过程中髓腔内压力最高可达到420mmHg,强大的髓腔内压会导致血管破裂,髓腔内的脂肪、骨髓、骨屑和骨水泥随着血流进入肺内,最终引起弥漫性肺栓塞。对于人工全髋关节置换术相关猝死的预防与治疗,临床上的意见不统一。药物,如华法林、阿司匹林等的使用在预防猝死方面有一定的效果。真空骨水泥技术是一个非常有效的办法,可以减少脂肪、骨髓和骨碎屑进入静脉系统。此外,采用硬膜外麻醉控制性低血压的方法可以减少出血,从而减少栓塞的发生。

2. 感染　感染是全髋关节置换术后最严重的并发症之一。感染主要有2个来源:术中感染或病房交叉感染和血源性感染。患者感染后都至少要再次经历2次手术,对患者的身体和经济都造成巨大的负担,预防术后感染是关键。

术前应重点评估患者抵抗能力是否下降,切口部位环境如何以及是否存在远处感染灶。一般来说,免疫系统受损或一般情况差的情况不可能在术前完全逆转,但应尽量改善。对于晚期血管疾病、多次手术、广泛瘢痕形成或局部切口曾有感染的患者,局部切口情况较差,术前应谨慎评估,可改变手术入路来减少感染的发生。预防性使用抗生素是预防感染的有效方法,但何时使用以及使用何种抗生素尚有争议。正确消毒器械、术者佩戴双层手套、术区粘贴薄膜、手术室净化消毒和严格遵守无菌原则都有利于减少感染。预防感染应是全体手术室人员的共同目标。术后应警惕感染发生,除关注伤口局部状况外,还需注意泌尿系统、呼吸道、皮肤及牙齿等远处可能的感染灶,以防血源性感染。

假体周围感染的治疗原则是彻底清除假体及所有异物。目前临床上最常用的方式是二期翻修术。治疗分为3个阶段:首先,去除假体,对骨组织和软组织彻底清创;其次,静脉滴注抗生素治疗至少6周;最后,待感染完全消除后,重新植入假体。二期翻修术成功率高。相比之下,一期翻修术可减少手术次数,缩短住院日,但翻修成功率较低。其他手术方式还有切除成形术,即切除人工关节,清创后直接闭合切口,不植入新的假体;关节融合术,适用于其他治疗方法无效的感染;保留假体的单纯清创术,适用于术后4周内出现感染的患者。必须注意的是在长期使用抗生素治疗的患者中还会产生细菌耐药的问题。

3. 脱位　人工全髋关节置换术后关节脱位是主要的并发症之一。脱位延长了患者的住院时间,增加了患者的疼痛。复发性脱位还可能需要二次手术治疗。大多数脱位的原因是柄的颈部与髋臼边缘的碰撞,形成了一种杠杆作用,使头部脱出于臼外,不能回纳。手术入路、假体设计、头-颈比例及植入位置都十分重要。典型脱位是髋关节屈曲、内旋、内收引起的后脱位,常发生于患者坐低矮的凳子或翘二郎腿。另一种前脱位较少见。

引起手术后关节脱位的因素有很多,目前认为最重要的2个因素是手术技术失误和软组织失衡导致术后关节不稳定。其他因素还有术前髋关节有基础疾病、既往髋关节手术史、髋臼假体设计不合理、碰撞、下肢短缩、术后搬运或制动不当等。

假体位置是决定髋关节稳定性的最重要因素,尽量将髋臼假体安放在外展角为35°~45°,前倾角为15°~20°。重建恢复髋关节偏心距,相应外展肌力臂增加,关节活动范围增加,外展肌力工作效率增加,增加关节稳定性,也可以减少脱位发生。采用直接前入路可减少组织损伤,增加关节稳定性。外旋肌群的重建修补,也可以一定程度降低脱位率。在保留骨量情况下,选择大尺寸的股骨球头,也可以减少髋关节脱位发生率。术中不要过多损伤臀大肌、臀中肌、臀小肌及髂腰肌,避免髋关节松弛。术后搬运患者时一定要保持外展中立或外展内旋位。这些都可以避免出现髋关节脱位。

髋关节脱位后及时处理,早期、初次脱位患者如果假体位置良好,在镇静、镇痛甚至麻醉下,正确的手法复位后外展位支具固定,2/3患者不再脱位。经固定复位后一般不会造成长期影响。闭合复位失败、反复脱位、陈旧性脱位、假体位置不良、软组织张力不足的患者,闭合复位无效,需要手术治疗。治疗方案包括单纯切开复位、清除骨赘等撞击因素、纠正假体位置不良——部分或全部翻修、恢复软组织张力——增大偏心距和高度,最后实现稳定性,重建稳定髋关节功能。

4. 假体松动　人工关节长期使用导致的无菌性松动是人工全髋关节置换术失败的主要原因,最终需要行翻修术。人工关节假体无菌性松动产生机制复杂,目前认为2个主要的原因是机械性因素和生物性因素。

人工全髋关节置换术后假体松动与周围骨组织之间及假体本身的多种不良机械学因素有关,其中包括假体材料学特性、假体-骨界面的结合强度及假体对周围骨组织的应力遮挡作用。有研究表明,松动的假体周围存在一层界膜组织,其是骨对假体和磨损微粒产生的一种非特异性炎症反应组织。界膜组织在假体周围骨溶解过程中发挥着重要作用。

临床实践表明,通过提高骨水泥技术、改进假体材料及设计、注重手术技巧、个体化选择假体,应用防止骨质疏松药物等,假体松动是可以延迟或避免的。

5. 股骨干骨折和假体周围骨折 全髋关节置换术后股骨干骨折是一种较难处理的并发症。当假体置换后,以假体柄尖端为界,其上下两部分的刚度不同,当受到异常应力时候易在该界面出现骨折。对这种骨折的治疗一直是一个难题。骨折近端髓腔内填充了假体柄和骨水泥,髓腔血运遭到破坏,骨折愈合慢,传统骨折内固定手段无法应用,故对于这种骨折多采用保守牵引和卧床休息,或切开复位钢丝捆扎固定,术后需要卧床较长时间。

假体周围骨折是由于局部或全身因素引起患者骨机械强度降低或引起假体周围局部应力增加。由于多数假体周围骨折发生前都存在骨损伤或骨质不良,也有学者认为,假体周围骨折是一种病理性骨折。治疗的一般原则是移位的骨折进行复位固定;松动的假体进行翻修;骨缺损严重者进行植骨重建。围术期的骨质疏松,对于局部骨量下降的患者,可用骨水泥固定假体,来预防假体周围骨折的发生。

6. 下肢不等长 施行全髋关节置换术时,需要平衡下肢不等长的病例占74%,术后出现不等长者占39%。如果长度差异在2cm以内,患者未必出现跛行而被掩盖。下肢不等长可能给患者术后带来新的困扰,还有可能远期引起假体松动。采取术前下肢全长X线分析测量:术前将模板在骨盆后前位X线片上预测股骨颈截骨和假体置入位置,根据肢体长度差异,预估平衡下肢长度的主要方法,特别是股骨颈截骨平面和其他诸如骨水泥厚度、头颈长度调节等补偿措施,为术后下肢长度得到重新平衡。

7. 骨质疏松 人工关节置换术后,患者髋关节重获生机后表现出骨矿含量的改变和重新分布。实际上,假体周围的骨矿含量和骨密度受多种因素影响,如年龄、性别、食物、种族、活动量和假体类型等。研究表明,术后卧床、废用及术中对髓腔的磨锉,都是骨矿钙、镁大量流失的原因。当恢复行走、髋关节活动后,骨矿流失很快停止,而出现骨修复和骨重建,并因假体与骨质间力学关系的重新分布骨结构,重新形成股骨的生物力学架构。

8. 应激性溃疡 应激性溃疡大出血是严重创伤或大手术后,胃、十二指肠黏膜发生糜烂、溃疡、出血为主要特征的急性应激性病变。应激性溃疡是一种严重的术后并发症,国内外报道少,但死亡率较高。长期服用NSAIDs(非甾体抗炎药)和激素,进行抗凝治疗的患者可能与应激性溃疡发生相关。如术后发生应激性溃疡,患者应进入重症监护室(ICU)密切观察生命体征,及时纠正休克,保护重要脏器功能。

9. 疼痛 患者出现术后疼痛一定要引起临床医生的重视,仔细追问病史,详细检查,判断疼痛病因。术后早期出现剧烈疼痛考虑急性感染、异位骨化和假体不稳定。术后数月出现可考虑慢性感染、假体松动、软组织炎症和应力性骨折。臀部或腹股沟区的疼痛可能是髋臼松动,而膝关节疼痛可能是股骨柄假体出问题。改变体位产生的疼痛可能和假体松动有关,而静息痛常考虑是感染或肿瘤。

三、人工全髋关节置换术后翻修术

人工全髋关节置换术后随着时间推移,假体周围出现骨溶解等原因出现假体松动成为手术失败的主要原因,人工全髋关节置换术后翻修术成为重要的挽救手段。人工全髋关节置换术后翻修的主要原因有无菌性松动、骨溶解、假体磨损,其次为感染、假体断裂、复发性脱位。

由于翻修术的复杂性和不确定性,翻修术所用的假体与初次手术有很大的区别。用于翻修的髋臼假体种类有骨水泥型和非骨水泥型、双极杯、髋臼加强杯等。对于不存在骨缺损或骨缺损较少的髋臼选用标准非骨水泥型髋臼即可获得满意效果。按照骨缺损程度,选择长柄、超长柄和组合型股骨柄假体等。

第三节　人工全髋关节置换术后生物力学

一、髋关节表面受力

有研究测量了步态周期髋关节表面平步步态应力,前、后向分力峰值分别为0.4~1.5倍体重和0.2~1.2倍体重,向下分力峰值则达1.4~3.9倍体重。在登梯和疾行时,前后向分力可达冠状面受力的20%~25%。

髋关节的反应力主要由控制髋关节运动的肌肉力量大小决定。因为肌肉对关节的作用一般比体重的重心近,实为平衡力量,肌肉收缩产生的力量必须比体重大几倍才能有运动效果。对需要髋关节运动较大的活动,如行走、跑步、爬楼梯等,重心进一步偏离关节,会明显增加肌肉和关节的反应力。

二、生物型假体的髓内固定

生物型假体可使假体与骨之间广泛的骨长入,从而牢固固定。髋关节在负重时产生较大扭力,故在髋关节假体植入时应力求取得近端和远端股骨的支持固定。若股骨近端已有严重骨缺损而难以获得支持固定,就必须选择长柄假体,将柄的远端向股骨有支持强度部分有超过70mm的固定,才能使髋关节假体达到相对稳定。

三、假体对骨的应力遮挡

髋关节假体植入后,在负重时作用于假体头上的负载时通过假体—骨之间的牢固传递到股骨的,这种负载传递形式会受诸多因素影响,包括固定的分布、部位及其固定的牢固程度,以及假体与骨骼的相对刚度等。若假体柄表面与骨均匀结合,于近端假体与股骨颈截骨的连接部及假体远端周围股骨中,会产生较大的应力集中。对人工全髋关节实施翻修时,常有皮质骨变薄、髓腔扩大,翻修股骨腔常比原来增大1~3mm,这种质量的股骨将明显影响负载在股骨与假体间的力学传递。因此,股骨与假体柄直径的比例减小,导致假体承载的负重明显增加。由于骨的应力水平决定骨骼的重塑,人工全髋关节置换术后的应力遮挡,可导致明显的骨流失。应力遮挡引起的骨流失常在生物型假体中见到,特别是有微孔覆盖的假体。临床上减少因应力遮挡引起的骨流失的方法主要有2种:一种是股骨假体与股骨柄之间固定牢固,增加近端股骨负载传导;另一种是将柄的近端用生物活性物质覆盖,以增加假体与骨的接触面积。

四、恢复髋关节旋转中心

髋关节的解剖恢复程度是影响人工髋关节稳定的重要因素。在髋关节大范围运动时,髋外展肌的状况明显影响关节的力学稳定。外展肌的工作长度及其横断面大小决定其收缩力,改变作用于髋关节的压力。如位于股骨内收位,外展装置的机械优势降低,为平衡自身的重力,必须通过肌肉收缩产生更大的力量,更大的肌肉收缩力将直接增加关节的反应及髋臼的负载,加速关节表面磨损。

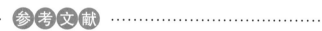

1. 廖永华.股骨颈骨折[M].张渊.西安:第四军医大学出版社,2014.

2. Mohit Bhandari, Thomas A Einhorn, Gordon Guyatt. Total Hip Arthroplasty or Hemiarthroplasty for Hip Fracture[J]. N Engl J Med, 2019, 381(23):2199-2208.

3. Tucker NJ, Kamath AF. Comparing total hip arthroplasty and hemiarthroplasty in the treatment of hip fracture[J]. Ann Transl Med, 2019, 7(Suppl 8):S259.

4. Population-Based Study.Ravi B, Pincus D, Khan H et al. Comparing Complications and Costs of Total Hip Arthroplasty and Hemiarthroplasty for Femoral Neck Fractures: A Propensity Score-Matched[J]. J Bone Joint Surg Am, 2019,101(7):572-579.

5. Cagaghan JJ, Rosenberg AG, Rubash HE, 等. 成人髋关节置换术[M](第3版). 沈阳:辽宁科学技术出版社,2021.

6. Fernandez MA, Achten J, Parsons N, et al. Cemented or Uncemented Hemiarthroplasty

for Intracapsular Hip Fracture[J]. N Engl J Med, 2022, 386(6):521-530.

7. Taylor F, Wright M, Zhu M.J Hemiarthroplasty of the hip with and without cement: a randomized clinical trial[J]. Bone Joint Surg Am, 2012, 94(7):577-583.

8. Yang Xian-Teng, Huang Hai-Feng, Sun Li, et al. Direct Anterior Approach Versus Posterolateral Approach in Total Hip Arthroplasty: A Systematic Review and Meta-analysis of Randomized Controlled Studies[J]. Orthopaedic surgery, 2020, (4):1065-1073.

9. Bhandari Mohit, Einhorn Thomas A, Guyatt Gordon, et al. Total Hip Arthroplasty or Hemiarthroplasty for Hip Fracture [J]. The New England journal of medicine, 2019,381(23): 2199-2208.

10. Lewis SR, Macey R, Stokes J, et al. Surgical interventions for treating intracapsular hip fractures in older adults: a network meta-analysis[J].Cochrane Database Syst Rev, 2022, 2 (2):CD013404.

11. Falotico GG, Moraes VY, Matsunaga FT, et al.Total hip arthroplasty versus hemiarthroplasty for displaced femoral neck fracture: a protocol for an overview of systematic reviews[J]. BMJ Open, 2021, 11(11): e051840.

12. Judge A, Metcalfe D, Whitehouse MR, et al. Total hip arthroplasty versus hemiarthroplasty for intracapsular hip fracture[J]. Bone Joint J, 2020, 102-B(6):658-660.

13. Bhandari M, Swiontkowski MN. Management of Acute Hip Fracture[J]. Engl J Med, 2017, 377(21):2053-2062.

14. Coomber R, Porteous M, Hubble MJW, et al. Total hip replacement for hip fracture: Surgical techniques and concepts[J]. Injury, 2016, 47(10):2060-2064.

15. Hofmann S, Hopf R, Mayr G, et al. In vivo femoral intramedullary pressure during uncemented hip arthroplasty. Clin Orthop Relat Res, 1999, (360):136-146.

16. 翟豹, 张家振, 阿茹罕, 等. 髋关节假体体外磨损试验的应用及研究进展[J]. 生物骨科材料与临床研究, 2021,18(1):74-80.

17. Innmann MM, Maier MW, Streit MR, et al. Additive Influence of Hip Offset and Leg Length Reconstruction on Postoperative Improvement in Clinical Outcome After Total Hip Arthroplasty[J]. The Journal of Arthroplasty, 2018, 33 (1):156-161.

18. Mahmood Sarwar S, Mukka Sebastian S, Crnalic Sead, et al. Acta Association between changes in global femoral offset after total hip arthroplasty and function, quality of life, and abductor muscle strength. A prospective cohort study of 222 patients[J]. Orthopaedica, 2016,87

(1):36-41.

19. Bjarnason Jon A,Reikeras Olav. Changes of center of rotation and femoral offset in total hip arthroplasty[J]. Annals of translational medicine, 2015,3 (22):355.

（张 波）

第八章

股骨颈骨折术后并发症的治疗

第一节　畸形愈合的治疗

股骨颈骨折顺利愈合后,常会遗留不同程度的畸形,特别是外展嵌插型骨折。该型骨折属 Garden Ⅰ型,通常被视为无移位、稳定型骨折。通常采用原位内固定治疗,即在不复位的情况下直接使用螺钉等内固定沿股骨颈轴方向平行打入。原位内固定的优势在于手术创伤小,对股骨头血供及骨折稳定性没有进一步破坏,骨折愈合率较高,不增加股骨头缺血坏死率。临床研究显示原位内固定的无位移股骨颈骨折患者骨不连率仅为6%左右,坏死率通常低于5%。

但是,由于该类骨折实际上并非无移位骨折,多数存在骨折端外展、后倾及股骨颈短缩等畸形。Raaymakers 等最早在1991年针对嵌插型股骨颈骨折,根据正侧位 X 线片骨折位移情况分为3类:①股骨头正位外展伴侧位后倾,此类最为常见占69%;②股骨头正位外展但侧位无移位占25%;③股骨头正位无移位但侧位后倾占6%。AO/OTA 分类对此亦有相应描述。

一、骨折畸形愈合对髋关节功能的影响

股骨颈后倾患者可能因前倾角减小导致屈髋活动受限,进而形成凸轮型外伤性髋关节撞击综合征。该类患者即使不发生股骨头坏死或骨不连,也可能因隆起的股骨头颈交界区在屈髋时对髋臼前方盂唇软骨交界处造成反复挤压,引起软骨损伤及盂唇撕裂,进而导致进行性加重的髋部疼痛症状(图8-1-1)。股骨颈外展角增大可能引起髋关节前方稳定性下降。股骨颈短缩可减少外展肌力臂,严重时可能形成 Trendelenburg 征阳性,影响肢体运动功能。因此,目前部分医师对此类患者的手术治疗,倾向于采用切开或闭合复位后再行平行螺钉内固定治疗,尤其是要矫正后倾畸形,但这样存在一定的风险,即切开复位

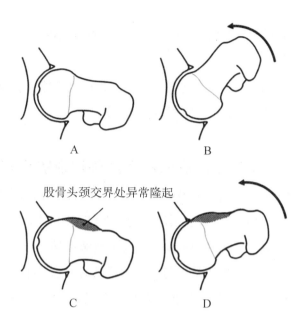

图8-1-1　股骨颈骨折后倾畸形对屈髋运动的影响

A：正常股骨颈伸髋；B：正常股骨颈屈髋；C：后倾畸形股骨颈伸髋；D：后倾股骨颈屈髋受限，头颈交
界处隆起对盂唇-髋臼软骨移行区域产生异常撞击。

可能影响股骨头血运，造成股骨头坏死率增加，复位后股骨颈后方的缺损可能引起骨折不
愈合。因此，对何种程度的外展嵌插骨折需要复位后内固定而非原位固定尚存在争议。
我们对股骨颈外展嵌插患者CT影像进行三维运动模拟研究，观察骨折移位程度及其对屈
髋活动度的影响，结果发现，患者平均前倾角减少6.5°，颈干角增加5.1°，Alpha角平均增大
9.7°，偏心距减小8.2mm（图8-1-2）。屈髋活动度平均减少27°，屈髋90°后内旋活动度平
均减少20.3°。在股骨颈骨折各个方向的移位中，矢状面的畸形对屈髋活动度影响最大，如

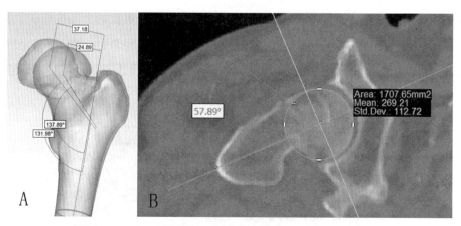

图8-1-2　CT测量显示股骨颈外展嵌插骨折后参数改变

A：颈干角增大；B：Alpha角增大

果前倾角减小9.2°，即可能对屈髋活动度产生显著影响，因此提示超过9.2°的前倾角减少需要在内固定前先行复位。

除了外展嵌插型骨折之外，其他类型的股骨颈骨折也可能在愈合过程中由骨痂等因素造成股骨颈前方局限性隆起，进而影响屈髋活动度。

二、股骨颈骨折愈合后后倾畸形的治疗

对于外展嵌插骨折畸形愈合后存在持续、慢性疼痛的患者，首先应认真进行查体，明确是否存在股髋撞击症的相关体征，包括前撞击试验（FADIR试验）以及4字征（FABER试验）等。一般来说，FADIR试验阳性率更高。还需通过影像学检查及实验室检查排除股骨头坏死、骨不连和感染，以明确疼痛是否与股骨颈后倾畸形直接相关。单髋MRI检查有助于明确髋关节盂唇损伤，CT重建则可以更直观地明确股骨颈畸形部位及程度，为手术减压提供指导。

（一）手术指征

一旦明确疼痛与髋关节撞击症相关，通常先进行保守治疗，包括限制大幅度屈髋活动，减少患肢负重，应用非甾体抗炎药，必要时采用激素进行髋关节内封闭注射。如果保守治疗症状改善不明显，或改善后仍反复发作，我们通常采用髋关节镜下探查及股骨头颈交界处骨软骨成形术，去除前方多余的骨质，以恢复正常的股骨头颈处凹陷，同时探查修复髋关节盂唇及关节软骨，以改善髋部疼痛症状。要注意，早期关节内病变进展时症状常不严重，但如果不进行手术治疗，可能会发生严重的盂唇软骨损伤并最终导致骨关节炎，尤其是存在大的股骨颈后倾畸形时。

（二）手术方法

通常取仰卧位，患者平卧于骨科牵引床，会阴部用宽的、柔软的会阴柱保护，将肢体置于轻度屈髋、外展中立位及轻度内旋位、非手术侧外展位，轻轻牵引，确保可以完成髋关节周围各个方向的透视（图8-1-3）。牵开患侧髋关节，透视下确认牵开距离是否足够。如果

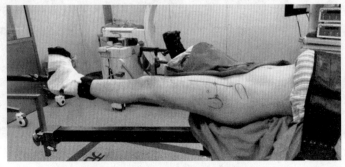

图8-1-3　髋关节镜体位及常用入口

牵开困难,可用一枚穿刺针穿入髋关节以释放关节内负压。

1. 关节镜入口　手术采用标准的前外侧及前侧入口。前外侧为第一个入口,用穿刺针在大转子尖远端1~2cm、前缘1cm处在透视引导下建立,角度应能顺利进入髋关节而不损伤软骨。穿刺针置入关节内后,穿入可弯曲导丝,随后沿导丝方向用力置入套管,注意不要将导针弯曲或折断,避免损伤股骨头软骨。插入70°关节镜后,看到盂唇、股骨头与关节囊构成的三角,此处为前侧入口部位,体表通常位于髂前上棘向远端矢状线与大转子顶点线的交点,进针方向为矢状面45°,同时向内侧偏15°。进入关节腔后,用香蕉刀在关节镜监视下切开关节囊,通常需要将前外侧与前侧入口相连,切开部位要位于关节囊中央,而非偏向盂唇或股骨头侧,以利于手术结束后的关节囊缝合。关节囊充分切开是彻底显露及处理外周间室凸轮畸形的关键。

2. 中央间室处理　首先探查中央间室,包括盂唇、髋臼关节软骨、圆韧带、股骨头关节软骨,以及是否存在游离体等。最常见的是前侧盂唇交界处髋臼软骨损伤分层,镜下探查显示为波纹征,有时可见盂唇充血、瘀斑及撕裂。此时需将盂唇附着的髋臼前外侧缘骨质新鲜化,然后用锚钉进行盂唇再固定,以重建其负吸-密闭功能。镜下用缝线将关节囊牵开有助于显露髋臼边缘。如果盂唇质量允许,应尽可能做垂直褥式或基底部缝合,或者与单纯环扎缝合相结合,以便更好地恢复盂唇的解剖特点。即使需要盂唇清理,也尽可能多地保留健康、稳定的组织。完成后松开牵引,从前外侧入口观察修复的盂唇及其负吸-密闭功能是否已恢复。

3. 股骨颈后倾畸形的骨软骨成形　松开牵引后屈髋45°,轻度外展,放松关节囊,以便进入外周间室及头颈交界处,用缝线将关节囊牵开有助于显露股骨头颈交界处。下肢内旋更便于显露外侧。首先在关节镜下对畸形部位进行评估、定位,随后刮除表面软骨后,用5.5mm球形磨钻以盂唇边缘为模板,先从其近端1cm处沿关节边缘轻轻磨锉,通常从前侧向前外侧再向外侧,从近端向远端,先在近端磨出一个标准,然后向远端打磨至轮匝带。根据需要磨除的区域,在前外侧和前侧入口之间切换显露和工作通道,股骨颈内、外侧成形时通常在伸髋内旋位进行。应确保后外侧及前内侧磨除范围不超出内、外侧滑膜皱襞,以避免损伤支持带血管,从而造成股骨头缺血性坏死。通过股骨颈成形增加偏心距,恢复头颈交界处的球形,消除运动时的股骨髋臼撞击。股骨颈磨除深度不应超过股骨颈厚度的30%,以最大程度降低术后股骨颈再骨折风险。股骨成形结束时进行动力性评估,包括屈髋内旋位(前侧股骨)、伸髋外展位以及屈髋外展位(外侧股骨),以最终确认异常骨性接触是否已完全消除。最后用缝合过线器穿过一侧关节囊,将套索经另一侧关节囊拉出,用2~3根可吸收线缝合关节囊。

（三）术后处理

术后患者用腋杖保护性负重4周，避免屈髋90°以上，保护修复的盂唇，避免被动伸髋及外旋关节，保护修复的关节囊。3个月内不要做剧烈活动或跑步。

（四）并发症

主要包括术后深静脉血栓形成、股骨颈磨除过多造成再骨折。异位骨化也不少见，可应用NASIDs预防3周。同时存在股骨头坏死风险。术后锻炼不足或缝合关节囊时采用不可吸收线缝合过紧，可能导致髋关节僵硬，特别是外旋受限。股前外侧皮神经损伤较为常见，多数可逐渐恢复，少数患者形成痛性神经瘤，需要进行皮神经探查松解。

（五）典型病例

患者男性，42岁，左股骨颈外展嵌插型骨折行空心钉内固定术后4年，左髋部出现进行性加重的髋关节疼痛。查体见左髋关节前撞击试验(+)。如图8-1-4所示，CT显示股骨头颈交界处前方骨质隆起，MRI关节内造影排除股骨头缺血性坏死。行左髋关节镜探查，盂唇修复及股骨头颈骨软骨成形，患者症状消失。

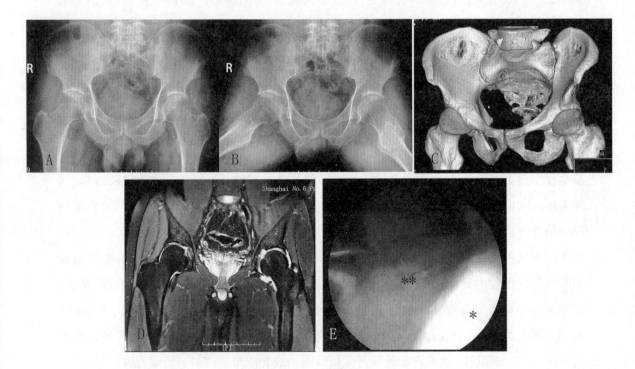

图8-1-4　典型病例

A,B:左侧股骨颈外展嵌插骨折术后4年X线片，股骨颈短缩、后倾；C:CT显示股骨颈前方骨性隆起；D:MRI未见股骨头坏死；E:关节镜下行股骨头-颈交界处骨软骨成形(*股骨头，**成形后的股骨颈)。

第二节 骨不连的治疗

如果股骨颈骨折发生于骨质正常的青壮年患者,通常为车祸或高处坠落伤等高能量暴力所致,多伴有明显骨折端移位或粉碎,稳定性差,容易发生骨不连。自1931年Smith-Petersen报道三翼钉治疗股骨颈骨折以来,尽管已有超过100种内植物用于此类骨折的手术治疗,但骨不连的发生率并没有明显下降,仍为10%~20%。造成股骨颈骨不连的原因可归为2类,即骨折自身特征和治疗因素影响。前者为医师不可控因素,包括骨折不稳定(如Pauwels Ⅲ型)、明显移位(如Gardern Ⅲ、Ⅳ型)、股骨颈后方皮质粉碎等;后者为医师可控因素,如复位质量(是否做到解剖复位)、内固定选择及放置(如3枚平行螺钉是否做到皮质支撑)等。对于50岁以内的股骨颈骨不连患者来说,保髋治疗应为首选。

一、诊断

股骨颈骨折骨不连诊断主要依靠临床查体和影像学检查,特别是CT扫描。股骨颈骨折愈合时间一般是3~6个月,如果术后3个月没有股骨颈骨折愈合征象或者患者有持续疼痛,可诊断为骨折延迟愈合;6个月无愈合征象可诊断骨不连。但考虑到股骨颈骨折的特殊性及骨不连延迟诊断可能错过最佳的保髋时机(延迟诊断的危害远大于过度诊断),因此最早在术(伤)后3个月,如果影像学检查提示骨折断端间隙明显、断端硬化或骨痂间无骨小梁通过,即可确诊股骨颈骨折骨不连,从而通过早期手术干预,以尽可能提高保髋成功率。

(一)临床症状和体征

股骨颈骨折骨不连在负重时断端会产生明显疼痛,患者表现为行走时不敢用力或跛行。查体可及髋关节大范围活动时疼痛,同时还可能存在患侧下肢短缩或旋转畸形。

(二)影像学检查

典型股骨颈骨不连在正、侧位X线片显示为骨折端有间隙、骨折端硬化、骨痂间无骨小梁通过。通常可见同时存在的骨折成角、骨量减少或丢失及骨折端短缩等,特别是股骨距粉碎及内翻成角,对骨折愈合影响最大。由于股骨颈骨不连多数发生于内固定术后,不透射线的内植物会遮挡断端,有时依靠X线很难决断,因此需要CT扫描结合三维重建来精准判断并准确评估股骨颈骨折不连接范围和程度。

(三)核医学检查

骨扫描有助于对骨不连进行辅助判断,同时有助于排除感染或股骨头缺血性坏死。

（四）实验室检查

C反应蛋白和血沉检查有助于判断是否存在感染性骨不连。

二、治疗

青壮年股骨颈骨不连首选保髋手术，其要求是促进骨折愈合的同时，尽可能保留髋关节的正常解剖结构，50岁以上患者应首选人工髋关节置换术。由于该部位骨不连存在复杂的力学—生物学机制，保髋治疗时应充分考虑这两方面因素。目前治疗股骨颈骨不连的保髋手术可归为两大类：即改变骨折端负重力学方向的转子下外翻截骨术（解决导致骨不连的力学因素大剪切力）和增加骨折端血运的翻修植骨术（解决导致骨不连的生物学因素）。前者手术相对简单，可使短缩肢体得到2cm左右的延长，但缺点是改变了股骨近端的力学结构，可能导致正常股骨头负荷增加或缺血性坏死，也增加了后期髋关节置换的困难。上海市第六人民医院通常对该类患者采用改良吻合血管游离腓骨移植结合翻修固定术进行治疗，并取得了良好的成功及疗效。早在2008年张长青团队就总结了使用吻合血管游离腓骨移植治疗股骨颈陈旧性骨折及骨不连29例病例，均获得良好的疗效。2019年，张长青团队又对98例股骨颈陈旧性骨折带血管蒂游离腓骨移植的患者进行平均10年左右的随访，总体成功率达77%，而手术前股骨颈短缩超过60%者手术成功率则高达91%，该总结文章发表在 JBJS Am 杂志上。当然，进行一期显微外科结合内固定手术的优势在于骨不连处清创及复位均可在直视下进行；髋关节前侧切口可在直视下吻合血管，避免了对血管吻合口压迫；股骨颈前方开槽避免了软组织对骨愈合的影响；带血管骨移植在改善骨折不连接处血供同时也改善了股骨头血供，并能够通过支撑作用预防股骨头坏死塌陷。从生物力学上看，属于解剖重建，避免了股骨转子下外展截骨术对股骨头血供、步态及关节正常解剖结构的影响。该方法缺点主要是手术技术要求高，手术方式复杂，对创伤骨科及显微外科技术均有较高要求，学习曲线长。

（一）手术指征

主要适用于青壮年股骨颈骨折术后或陈旧性骨折骨不连，近端股骨颈骨块有足够的长度（通常需≥2.5 cm）。股骨颈不连接合并早期股骨头坏死（塌陷前期）也适用该手术。手术禁忌证包括股骨头已发生坏死塌陷；螺钉穿出导致股骨头和（或）髋臼关节软骨广泛破坏；感染性骨不连；年龄超过55岁，原则上不考虑游离腓骨移植翻修手术。相对禁忌证为骨质缺损较多、骨质疏松严重的患者，如股骨近端骨块长度小于2.5 cm，或断端间隙超过2.5 cm。

（二）手术方法

改良吻合血管游离腓骨移植治疗骨不连时,首先要进行骨不连处软组织彻底清理及重新复位固定步骤。如果股骨近端有足够的骨量,可以在复位后用2~3枚空心加压螺钉固定;如果取出原有内固定后近端骨块钉道处缺损过多,尤其常见于内固定失效导致的钉道扩大时,没有充分的骨质用于把持空心螺钉,可采用锁定钢板内固定,但此时要注意充分植骨,消除骨折断端间隙,以防再次发生骨折不愈合。

1. 骨折端清理及复位、内固定

（1）骨折复位　患者平卧于常规手术床。首先经原手术切口取出内固定后,取髋关节前方改良 Smith-Peterson 切口远侧段,自髂前上棘远端 1cm、内侧 2cm 处向远端做一约 10cm 纵切口,依次切开皮肤、皮下组织及深筋膜(图 8-2-1A)。注意避免损伤深筋膜深面的股前外侧皮神经,一旦发生损伤应将其近端切断并回缩至健康组织内以防止痛性神经瘤形成。沿缝匠肌与阔筋膜张肌间隙将缝匠肌牵向内侧,阔筋膜张肌牵向外侧,显露股直肌,将股直肌连同缝匠肌一起牵向内侧,在股直肌深面、筋膜下方显露旋股外侧动脉升支及其伴行静脉,在其远端切断、结扎备用(图 8-2-1B)。随后沿股骨颈方向纵行切开髋关节囊前侧,于股骨颈上、下缘各置入一把 Hohmann 拉钩,进一步松解关节囊,于股骨大转子外侧置入一把 Hohmann 拉钩,显露骨折不连接处。此时通常可见断端周围大量增生的纤维瘢痕组织,要将其彻底清理,以显露骨折端骨质(图 8-2-1C)。有时断端大量广泛瘢痕增生,术中探查时见不到反常活动,此时应彻底去除增生纤维组织后再次判断,不能视骨折已经愈合。骨折畸形通常为髋内翻及股骨头后倾畸形,可向股骨头内置入 2 枚克氏针作为操纵杆,将股骨头撬向前方以恢复前倾,同时将患肢牵引、外展,并在断端间隙偏内侧撬拨,以恢复正常颈干角(图 8-2-1D)。直视下复位满意后用多枚克氏针临时固定,随后在 C 型臂下透视正位及蛙式侧位确认骨折位置。

（2）骨折内固定　在股骨颈下方和后方各植入 1 枚空心加压螺钉。近端与远端螺钉的距离尽可能大,且在不影响骨折固定情况下尽可能偏后方,这样才能预留出足够空间在股骨颈前方开槽后植入带血管蒂腓骨。与新鲜股骨颈骨折必须采用部分螺纹可滑动加压螺钉不同,由于腓骨移植翻修后腓骨的阻挡,骨折块不能完成术后动力性滑动加压,因此全螺纹加压螺钉也适用于该类骨折,同时能够提供更好的生物力学稳定性,但需要充分植骨以消除骨折断端间隙,避免再次骨不连。如果股骨头内骨量不足,难以用螺钉进行稳定固定,则在髋关节外侧置入锁定钢板固定股骨颈(我们通常采用倒置股骨远端锁定钢板)。这种情况下需将髋关节原外侧切口向近、远端适当延长,将股外侧肌牵向前内侧,接骨板近端尽可能偏向近端及后侧,这样做的目的:一是尽可能在骨折不连接近端有尽可能多螺

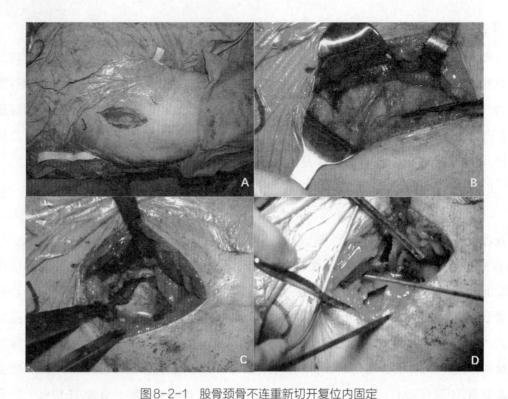

图8-2-1 股骨颈骨不连重新切开复位内固定

A:髋关节前侧切口;B:旋股外侧血管升支的显露;C:骨折端显露;D:股骨颈骨折骨不连骨折端复位

钉固定;二是在股骨颈前方预留足够空间植入带血管蒂腓骨。股骨颈缺损较多的患者为保证愈合,有时需牺牲部分股骨颈长度。

2. 腓骨切取和植入

(1)受区骨床准备 用骨刀或摆锯在股骨颈前方、股骨颈基底部至股骨颈交界处沿股骨颈方向纵行开槽,宽度与将植入的带血管蒂腓骨相匹配,再次彻底清理骨折后侧及内侧断端的瘢痕,此时骨槽内的松质骨不能用作植骨。在C型臂透视下沿骨槽延向近端磨锉股骨头中央至软骨下骨,磨锉直径与腓骨直径相当(图8-2-2)。测量所需带血管蒂腓骨长度。

(2)腓骨切取 于小腿中上1/3处外侧做纵切口,自腓骨小头下4cm,沿腓骨纵轴向外踝方向延伸,长12~15cm。切开皮肤及浅筋膜后,沿腓骨长肌、腓骨短肌与小腿三头肌间隙切开深筋膜,沿腓骨表面用组织剪自远端向近端沿腓骨剪断腓骨长、短肌的筋膜及在腓骨外侧的肌肉附着点后,注意保留骨膜和部分肌袖组织。将腓骨肌拉向前方,注意勿损伤腓骨长短肌之间的腓浅神经,紧贴腓骨操作可以避免损伤。截骨部位一般自腓骨小头下5cm处向远端切取合适长度,一般长6~8cm。于截骨部位切开腓骨骨膜,用两把骨膜剥离

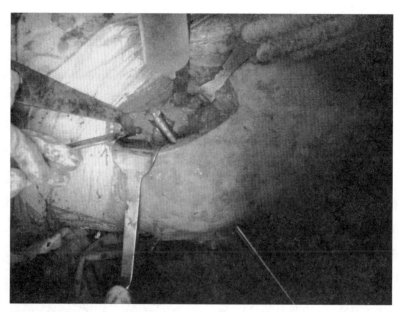

图8-2-2　股骨颈前方开槽及股骨头内腓骨隧道建立

器分别在腓骨前后作骨膜下剥离,保护周围的软组织,同时轻微轴向旋转此两把骨膜剥离器,使其与腓骨之间产生间隙,沿此间隙套入直角钳,将线锯引出后依次截断所需长度腓骨的近端及远端。用两把巾钳分别夹持腓骨两断端,轻轻向外侧牵开,自近端向远端沿腓骨依次切开小腿前侧肌间隔、趾长伸肌和跛长伸肌在腓骨上的附着部后及骨间膜,骨间膜切开后有明显的减张感。向外轻轻旋转、牵拉腓骨,切断胫骨后肌在腓骨上的附着部。在腓骨内侧自远而近显露腓血管,注意避免损伤内侧的胫神经(图8-2-3A)。钳夹并切断腓血管远端后沿腓动、静脉内侧锐性分离、结扎肌支及与胫后血管的交通支,在腓骨近端保留约2cm长的腓血管蒂,钳夹、切断作为受体血管备用。再自远而近,切断跛长屈肌、小腿

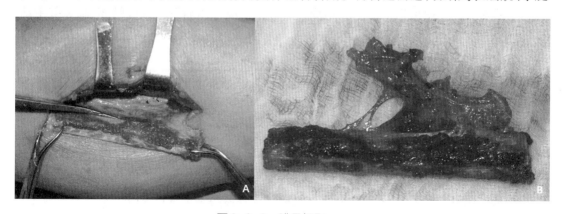

图8-2-3　腓骨切取

A:腓血管显露;B:带血管蒂腓骨瓣切取

三头肌附着于腓骨上的肌纤维,并保留1cm左右的肌袖于腓骨上,此时完成腓骨切取(图 8-2-3B)。

(3)腓骨植入及血管吻合　屈曲髋关节,用捶击器将腓骨远端沿骨槽嵌入至腓骨近段 与股骨颈骨槽远端向平后,将髋关节伸直,将腓骨远端完全敲入骨槽内,用1枚可吸收螺钉 固定。此时如果仍有骨缺损,特别是股骨颈内侧及后侧,应用自体及异体骨进一步填充于 断端间隙中。如果空心钉内固定时稳定性不足,此时可在近端置入第三枚螺钉。透视下 见内固定位置满意后,自动拉钩牵开髋部前侧切口,显微镜下以7/0无损伤缝线将腓动脉 与旋股外侧动脉升支做端端吻合,腓动脉伴行静脉与旋股外侧动脉升支伴行静脉吻合(图 8-2-4)。如果旋股外侧动脉升支已在前次手术时被破坏(如股骨颈切开复位,特别是前内 侧抗滑钢板内固定患者),或如果旋股外 侧动脉升支从瘢痕内分离出,已无功能, 需要将切口向远端延长,在股直肌深面找 到旋股外侧动脉降支,并向远端分离至足 够长度后切断并翻向近端与腓血管吻合。 但此时操作较为困难,降支可能被瘢痕组 织包绕,需仔细分离、松解。

3. 切口关闭　髋部翻修手术创面较 大,特别是初次手术为切开复位的患者, 瘢痕内渗血较广泛,关闭切口前要对髋部 创面彻底止血,同时放置引流管。

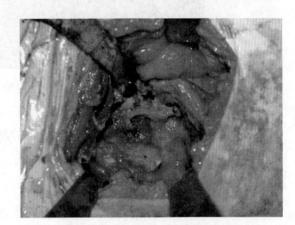

图8-2-4　腓骨移植血管吻合后

(三)术后处理

术后预防性应用抗生素48h,并用低分子肝素抗凝。术后第二天鼓励髋、膝关节主动 及被动活动。术后每3个月复查骨盆正位、髋关节侧位及蛙式位片以评估骨不连愈合情 况。骨折初步愈合后即开始部分负重训练,直至骨折完全愈合。

(四)手术注意事项

1. 有5%左右的患者腓骨切取后术侧伸踇功能减弱,术前要与患者充分沟通,术中注 意避免损伤支配踇长伸肌的腓深神经。

2. 髋部手术完成后,关闭小腿供区切口之前要再次仔细检查创面内有无活动性出血。

3. 采用螺钉内固定时,避免转子下反复穿针以降低转子下骨折风险。

（五）并发症

主要包括股前外侧皮神经损伤、髋关节感染、深静脉血栓形成、异位骨化、髋关节僵硬及再次发生骨不连等。骨质疏松严重的患者采用空心钉固定有发生转子下骨折的风险，术后应注意保护，或尽可能采用锁定钢板固定。

（六）典型病例

患者，男性，18岁，右股骨颈骨折（Garden Ⅳ型）（图8-2-5A）。外院行闭合复位、锁定钢板内固定（图8-2-5B和C）。术后3个月，内固定失效，骨折再移位，内固定螺钉穿入关节内（图8-2-5D~F）。行右股骨颈骨不连翻修、吻合血管游离腓骨移植手术（图8-2-5G）。术后6个月复查见骨折愈合良好（图8-2-5H和I）。

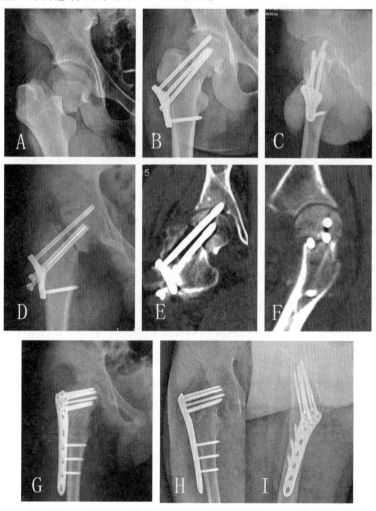

图8-2-5　典型病例

A：术前X线；B和C：术后即刻X线；D~F：术后3个月X线；G：锁定钢板内固定+游离腓骨移植翻修股骨颈骨不连术后即刻X线；H和I：术后6个月X线见骨折完全愈合。

第三节 股骨头坏死的治疗

股骨颈骨折后股骨头坏死发生率为10%~30%,特别是移位性骨折。影响股骨头坏死的因素主要包括两方面,即骨折特征和治疗因素。前者为医师不可控因素,包括损伤机制(高能或低能暴力)、骨折类型(是否移位,骨折线位于头下还是基底部,股骨颈后方是否粉碎,骨折线形态等);后者为医师可控因素,如手术时机(是否早期手术)、复位质量(是否做到解剖复位)、内固定选择、手术质量及切开或闭合复位等。通常对于大多数股骨颈骨折患者来说,是否会发生股骨头坏死,在骨折一瞬间就已经决定了,但后期合理的手术干预,特别是解剖复位和合理的内固定,可以一定程度上降低股骨头坏死率。50岁以内的青壮年股骨颈骨折患者发生股骨头坏死后,如果没有关节面塌陷或软骨下骨折,可考虑采用吻合血管腓骨移植术进行保髋治疗。

一、诊断

股骨颈骨折后股骨头坏死多发生于骨折后1.5~2年。髋部症状通常没有特异性,表现为腹股沟区或臀部疼痛,有时会放射至膝关节近端,行走及久坐后加重。影像学对股骨头坏死的诊断最为重要。X线片在早期没有特异性,可能表现为骨质疏松或囊变,但受内固定影响难以判断,后期可能出现股骨头负重区域软骨下骨折或塌陷变扁,股骨颈内固定螺钉可能从负重区穿出至关节内。MRI对早期股骨头坏死最敏感,而是否能够早期诊断股骨头坏死,对于患者能否进行保髋治疗至关重要。股骨头坏死最特异性的MRI表现就是T_1加权像上股骨头前上区域环状低信号带,低信号带包绕的区域即股骨头坏死区(图8-3-1)。这一条带在T_1加权像上较宽,在T_2加权像上较窄,在环状区域内层还会出现一个高信号条带,即"双线征"。这一低信号条带代表正常区域和坏死区域之间的反应区。通常T_1加权像上低信号条带是诊断股骨头坏死的特异性标志,其敏感性和特异性均接近100%,相比之下,双线征敏感性仅为60%左右。由于股骨颈骨折后的坏死有内固定或既往钉道的干扰,可能存在股骨头异常信号改变,对股骨头坏死的诊断造成一定干扰,这种情况下,T_1像环状低信号带的诊断意义更加重大。随着股骨头坏死的进展及隐匿性软骨下骨折的发生,股骨头颈交界处可能出现广泛水肿信号,抑制像高信号更加明显,从股骨头坏死区域外侧沿股骨颈向远端延伸,有时可延至大转子。此信号可作为隐匿性软骨下骨折的标志,此时选择保髋治疗时应当更加慎重。诊断股骨颈骨折内固定后股骨头坏死时,要排除内固定后股骨头内的异常信号,以及外展嵌插骨折后产生股髋撞击症导致的股骨头颈交界处水肿。

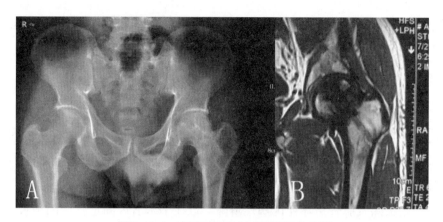

图8-3-1 左股骨颈骨折术后股骨头坏死

A：X线示左股骨头负重区囊变；B：MRI T₁加权像显示左股骨头负重区环状低信号带

二、早期股骨头坏死的保髋治疗

如果股骨颈骨折后发生早期股骨头坏死不及时手术干预，约有70%以上患者会在2年内进展为股骨头塌陷，从而失去保髋机会。目前手术治疗最常使用的是对股骨头行带血运的腓骨移植。其治疗原理包括对股骨头进行减压和清除坏死骨，对股骨头负重区提供软骨下骨支撑，还可通过移植骨重建股骨头血运，从而诱导新生骨细胞，以最终实现股骨头生物重建。

（一）适应证

Ficat Ⅱ期或Steinberg Ⅱ/Ⅲ期股骨头尚未塌陷的成年股骨头坏死患者（年龄小于50岁）；Ⅰ期患者，如果坏死面积不大，以密切观察为主，辅以对症处理，或选择进行髓芯减压术。如果面积较大，也可选择吻合血管腓骨移植术。青少年股骨颈骨折后股骨头坏死，如果有轻度关节面塌陷，也可尝试采用吻合血管游离腓骨移植技术进行保髋治疗，部分患者股骨头外形可以在生长发育过程中实现重塑。

（二）禁忌证

Ficat Ⅲ期或Steinberg Ⅳ期以上、已发生股骨头外形塌陷或广泛股骨头软骨下骨折的成年患者；②既往手术史、存在髋关节感染者；③年龄超过50岁，原则上不考虑游离腓骨移植手术。

（三）术前准备

术前常规拍摄骨盆正位和蛙式位X线片，判断股骨头有无塌陷及股骨颈骨折愈合情况。对怀疑塌陷的患者，CT重建检测更为准确。MRI主要用于明确患者是否为股骨头坏死,以及相关的鉴别诊断,但对股骨头塌陷的诊断不敏感。核素扫描有助于其他髋关节疾患的鉴别诊断,对疑似感染的患者可通过三相骨扫描予以排除。怀疑感染时,还应常规检测C反应蛋白和血沉。

(四) 手术方法

我们通过对手术器械及手术方法的改进,使整个手术过程更加简单、安全、省时间,关键技术特点为取带血管蒂腓骨时先显露腓骨再分离血管;通过髋关节前侧入路进行股骨头减压及腓骨移植,便于在直视下清除坏死病灶及吻合血管。

1. 内固定去除及股骨头坏死区病灶清除 以往手术后内固定存留的患者,先沿原髋关节外侧手术切口入路,完全取出内固定,如果内固定愈合不可靠,可保留股骨颈下方螺钉。随后与股骨颈骨不连手术一样,沿髋关节前方改良Smith-Peterson切口远侧段,经阔筋膜张肌和缝匠肌间隙入路,向内侧牵开股直肌,显露其深面的旋股内侧动脉升支及伴行静脉。既往行股骨颈切开复位内固定患者,该血管可能已被破坏或者粘连、卡压于瘢痕内失去功能,此时需要向远端延长切口,在股直肌深面向远端分离旋股内侧动脉降支作为受区动脉。利用骨凿在股骨颈前方中上1/3处开槽。与股骨颈骨不连翻修时开槽位于中央不同,骨槽方向应朝向坏死区域中的股骨头负重区(即股骨头前上方区域),宽度应与取下的腓骨段直径相当。于股骨大转子下约4cm处做2cm辅助切口,根据腓骨直径选择合适的磨头,经该切口沿骨槽向股骨头下磨锉,其方向对应股骨头负重部,通常需透视下彻底清除坏死骨至关节软骨下3~5mm。

2. 游离腓骨移植 清理坏死骨完成后,将准备好的人工骨通过开槽处均匀、致密地植入股骨头下承重区,并用专用器械压紧。采用之前描述的方法取带血管游离腓骨,将取下的游离腓骨平放于温盐水纱布上,分离近端腓动脉和两条伴行静脉。用肝素生理盐水分别灌注血管,如在主要的血管侧壁出现明显渗漏时,则用7-0的无创伤缝线修补。然后将修剪后的腓骨远端从股骨颈骨槽处插入股骨头内,并用专用打击器将腓骨轻轻打入骨槽内,注意血管蒂应朝向内侧以便吻合。与其他原因导致的股骨头坏死不同,股骨颈骨折内固定术后坏死的患者股骨颈前方开槽处通常不能取到质量较好的松质骨供植骨,因此通常需要植入腓骨前在股骨头内植入异体骨或人工骨。植入腓骨后分别与受区的旋股内侧血管升支吻合。该手术的关键是彻底清除坏死骨与腓骨精准置入负重区。

3. 切口关闭 既往有股骨颈内固定手术的患者,瘢痕组织内渗血较广泛,关闭切口前要对髋部创面彻底止血,同时放置引流管。

（五）术后处理

术后每3个月复查骨盆正位及蛙式位片以监测股骨头有无继发塌陷及坏死区域修复情况，移植腓骨初步愈合后即开始部分负重训练，完全负重需3个月以后。

（六）手术注意事项

1. 大多数移植的松质骨及人工骨应植于清创后的股骨头坏死区域周围而非腓骨顶端，以避免植入后的游离腓骨位置远离股骨头负重区。

2. 股骨颈前方开槽的方向至关重要，要根据每位患者的颈干角及前倾角去设计，确定可以使磨头进入股骨头负重区的骨槽角度，必要时辅以术中透视。

3. 大多数移植的松质骨应位于腓骨顶端周围，以避免腓骨位置远离股骨头负重区。

（七）并发症

主要包括股骨头塌陷、髋关节感染、深静脉血栓形成等。坏死骨彻底清除及腓骨精准植入是预防术后塌陷的关键因素，避免坏死面积较大的患者髋关节负重也非常关键。清理坏死骨时经过硬化骨之后应特别小心，以避免磨钻穿入髋关节，造成骨软骨损伤。

（八）典型病例

患者，女性，15岁，如图8-3-2所示，左股骨颈骨折（Garden Ⅲ型），外院行3枚平行螺钉固定。术后1年发生股骨头缺血性坏死。行吻合血管游离腓骨移植术。术后1年见股骨头坏死区修复，股骨头无进一步塌陷。术后5年见股骨头轮廓维持好，关节间隙正常。

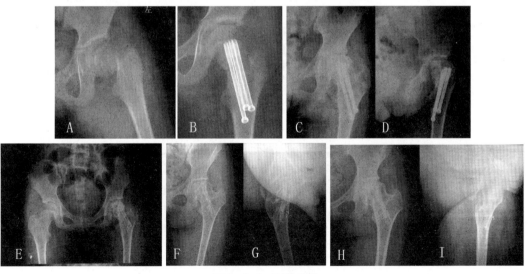

图8-3-2 典型病例

A:术前X线示左股骨颈骨折，移位；B:左股骨颈骨折内固定术后；C和D:术后1年发生股骨头缺血性坏死，轻度塌陷；
E:行左股骨头坏死病灶清除、吻合血管游离腓骨移植术；F和G:腓骨移植术后1年；H和I:腓骨移植术后5年

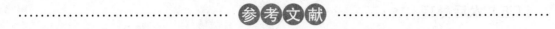

1. Raaymakers EL, Marti RK. Non-operative treatment of impacted femoral neck fractures. A prospective study of 170 cases[J]. The Journal of Bone and Joint Surgery. British Volume, 1991, 73(6):950-954.

2. Marsh JL, Slongo TF, Agel J, et al. Fracture and dislocation classification compendium – 2007: Orthopaedic Trauma Association classification, database and outcomes committee[J]. Journal of Orthopaedic Trauma, 2007, 21(10 Suppl):S1-133.

3. Song HK, Choi HJ, Yang KH. Risk factors of avascular necrosis of the femoral head and fixation failure in patients with valgus angulated femoral neck fractures over the age of 50 years[J]. Injury, 2016, 47(12):2743-2748.

4. Rodríguez-Merchán EC. In situ fixation of nondisplaced intracapsular fractures of the proximal femur[J]. Clinical Orthopaedics and Related Research, 2002, (399):42-51.

5. Park YC, Um KS, Kim DJ, et al. Comparison of femoral neck shortening and outcomes between in situ fixation and fixation after reduction for severe valgus-impacted femoral neck fractures[J]. Injury, 2021, 52(3):569-574.

6. Smart LR, Oetgen M, Noonan B, et al. Beginning hip arthroscopy: indications, positioning, portals, basic techniques, and complications[J]. Arthroscopy, 2007, 23(12):1348-1353.

7. Khan M, Habib A, de Sa D, et al. Arthroscopy up to date: hip femoroacetabular impingement[J]. Arthroscopy, 2016, 32(1):177-189.

8. Ayeni OR, Karlsson J, Heels-Ansdell D, et al. Osteochondroplasty and labral repair for the treatment of young adults with femoroacetabular impingement: a randomized controlled trial[J]. The American Journal of Sports Medicine, 2021, 49(1):25-34.

9. Lu-Yao GL, Keller RB, Littenberg B, et al. Outcomes after displaced fractures of the femoral neck, a meta-analysis of one hundred and six published reports[J]. The Journal of Bone and Joint Surgery. American Volume, 1994, 76(1):15-23.

10. Mathews V, Cabanela ME. Femoral neck nonunion treatment[J]. Clinical Orthopaedics and Related Research, 2004, (419):57-64.

11. Jackson M, Learmonth ID. The treatment of nonunion after intracapsular fracture of the proximal femur[J]. Clinical Orthopaedics and Related Research, 2002, (399):119-128.

12. Schoenfeld AJ, Vrabec GA. Valgus osteotomy of the proximal femur with sliding hip screw for the treatment of femoral neck nonunions: the technique, a case series, and literature

review[J]. Journal of Orthopaedic Trauma, 2006,20(7):485-491.

13. LeCroy CM, Rizzo M, Gunneson EE, et al. Free vascularized fibular bone grafting in the management of femoral neck nonunion in patients younger than fifty years[J]. Journal of Orthopaedics Trauma, 2002, 16(7):464-472.

14. Xu J, Zhang CQ, Zhang KG, et al. Modified free vascularized fibular grafting for the treatment of femoral neck nonunion[J]. Journal of Orthopaedics Trauma, 2010, 24(4):230-235.

15. Yin J, Zhu H, Gao Y, et al. Vascularized fibular grafting in treatment of femoral neck nonunion: a prognostic study based on long-term outcomes[J]. The Journal of Bone and Joint Surgery. American Volume, 2019, 101(14):1294-1300.

16. Lin S, Zhang CQ, Jin DX . Combination of modified free vascularized fibular grafting and reverse Less Invasive Stabilization System (LISS) for the management of femoral neck nonunion in patients thirty years of age or younger[J]. Injury, 2015, 46(8):1551-1556.

17. Schmidt AH, Swiontkowski MF. Femoral neck fractures[J]. The Orthopaedic Clinics of North America, 2002, 33(1):97-111.

18. Urbaniak JR, Coogan PG, Gunneson EB, et al. Treatment of osteonecrosis of the femoral head with free vascularized fibular grafting. A long-term follow-up study of one hundred and three hips[J]. The Journal of Bone and Joint Surgery. American Volume, 1995, 77(5): 681-694.

19. Zhang CQ, Sun Y, Chen SB, et al. Free vascularised fibular graft for post-traumatic osteonecrosis of the femoral head in teenage patients[J]. The Journal of Bone and Joint Surgery. British Volume, 2011, 93(10): 1314-1319.

20. Huang YG, Chia WK, Jin D, et al. Bone marrow lesion on magnetic resonance imaging indicates the last chance for hip osteonecrosis treated with vascularized fibular grafting before collapse[J]. International Orthopaedics, 2020, 44(12):2529-2536.

21. Ding H, Gao YS, Chen SB, et al. Free vascularized fibular grafting benefits severely collapsed femoral head in concomitant with osteoarthritis in very young adults: a prospective study[J]. Journal of Reconstructive Microsurgery, 2013, 29(6): 387-392.

22. Gao YS, Chen SB, Jin DX, et al. Modified surgical techniques of free vascularized fibular grafting for treatment of the osteonecrosis of femoral head: results from a series of 407 cases[J]. Microsurgery, 2013, 33(8): 646-651.

23. Yin JM, Zhu HY, Gao YC. Vascularized fibular grafting in treatment of femoral neck

nonunion: a prognostic study based on long-term outcomes[J]. The Journal of Bone and Joint Surgery. American Volume, 2019, 101(14):1294-1300.

24. 张长青, 徐俊, 盛加根, 等. 吻合血管游离腓骨移植治疗股骨颈陈旧性骨折及骨不连[J]. 中华外科杂志,2008,46(1):38-40.

（黄轶刚）

第九章

特殊类型股骨颈骨折

第一节　儿童股骨颈骨折

儿童股骨颈骨折发病率低,但严重并发症和残疾的风险却较高。根据国外独立机构的有关报道,在高等级儿科医学中心的儿童股骨颈骨折病例每年发病率为0.3%~0.5%;另据有关报道,股骨颈骨折占儿童骨折的1%。儿童股骨颈骨折的高发年龄为10~13岁,男女比为1.3:1~1.7:1,而各种并发症的发生率为20%~50%。随着交通事故和高空坠落伤等高能量损伤的发生越来越多,儿童股骨颈骨折发病率呈上升趋势。该病的治疗方法多样,但疗效各异,目前尚未形成统一治疗共识。

一、儿童股骨颈的解剖

婴幼儿出生时股骨近端只有单一的骨骺板。随着身体的发育,骨骺板内侧部分发育成股骨头骺板,外侧部分发育成大转子骺板。前者承受着从关节传来的压力,起着促进纵轴生长的作用,融合时间为18岁;后者是外旋肌群的附着点,承担着肌肉的牵拉力,对股骨近端形态的形成有重要作用,融合时间为16~19岁。随着骨骼发育成熟,股骨颈干角由约145°逐渐减小为110°~140°;股骨前倾角也由约30°逐渐减小为10°~15°。儿童时期较大的颈干角和前倾角使股骨头、颈部受力分解,一定程度上避免了股骨头骨骺滑脱和股骨颈骨折的发生。

婴儿期股骨头的血供主要由干骺动脉提供,干骺动脉来源于支持带动脉(旋股内侧动脉和旋股外侧动脉,图9-1-1)。

2岁后,干骺动脉逐渐被骺板阻挡,发自旋股内外侧动脉的基底动脉环向股骨头提供血供。4岁后,股骨头主

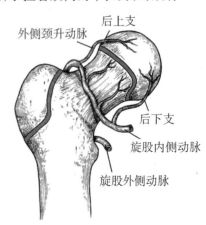

图9-1-1　婴儿期股骨头血供

要由旋股内侧动脉深支所发出的外髂动脉提供血供。7~10岁后,股骨头圆韧带动脉伸入股骨髂,与髂动脉相吻合,仅在股骨头表面为股骨头提供血供。圆韧带动脉为股骨头提供的血供自4岁起开始减少,又在8岁起开始增加直到成年,这期间圆韧带动脉为股骨提供的血供峰值为20%。

二、病因

儿童股骨颈骨折主要是高能量损伤,如交通事故和高空坠落。据一些报道,儿童的虐待事件和家庭暴力也会造成股骨颈骨折,因此,在遇到非高能量损伤的股骨颈骨折时,应该特别警惕这种情况。

另外比较罕见的儿童股骨颈骨折原因包括应力性骨折和病理性骨折。因儿童股骨颈应力性骨折的罕见性,其鉴别诊断难度较高,这些鉴别诊断包括肌肉劳损、暂时性滑膜炎、发育不良、感染、恶性肿瘤。应力性骨折单独使用普通X线检查很难诊断,通常需要行MRI检查来检测骨折后局部出现水肿的隐匿性病变。病理性骨折可由相对轻微的损伤和低能量创伤引起,属于一种病理状况,例如骨囊肿、废用骨质减少。对于儿外科医师来说,病理性骨折是一种不寻常的骨折,而且延迟不愈合的风险很高,常造成严重的并发症。

三、分型

儿童股骨颈骨折与成人股骨颈骨折在解剖和临床治疗方面差异较大。Delbet分型(图9-1-2)更贴近儿童股骨颈骨折的特点,对临床治疗具有较高的指导意义,因此应用更为广泛。

按照Delbet分型,儿童股骨颈骨折可分为4种类型:Ⅰ型:股骨头骨髂分离,占所有儿童髋部骨折的10%以下,分为ⅠA和ⅠB 2种亚型,ⅠA型骨髂分离而无移位,ⅠB型骨髂分离伴有移位;Ⅱ型:股骨颈骨折,这是儿童髋部骨折最常见的类型,占所有儿童髋部骨折的40%~50%;Ⅲ型:股骨颈基底部骨折,骨折发生在股骨颈的底部,占所有儿童髋部骨折的25%~35%;Ⅳ型:股骨粗隆间骨

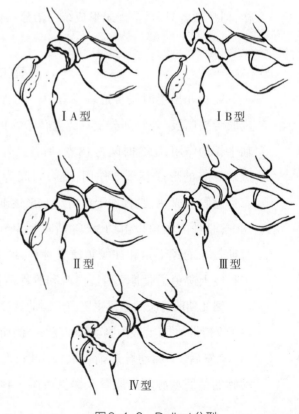

图9-1-2　Delbet分型

折,大转子和小转子之间的骨折,占所有儿童髋部骨折的6%~15%,是治疗后效果最好的骨折。

四、治疗

儿童股骨颈骨折的治疗方法是根据儿童年龄、骨折分型、骨折时间、骨折稳定性等进行选择的,正确的复位和稳定的固定是治疗原则。治疗方法主要分为保守治疗和手术治疗。

(一) 保守治疗

对于无骨骺损伤、移位和成角较小的稳定型骨折或外展嵌插型骨折,选择皮牵引或胫骨结节牵引4~6周,牵引重量为体重的1/6~1/8;之后用髋人字石膏或支具固定3~4个月。其间定期复查,X线片观察骨折愈合情况。骨折完全愈合后可扶拐下床,后逐渐负重活动。

(二) 手术治疗

对于年龄小于10岁、骨折无明显移位者首选非手术治疗;对于年龄偏大、骨折有轻度移位及欠稳定的股骨颈骨折可先试行闭合复位内固定术,如复位失败可行切开复位内固定术。对于陈旧性骨折、粉碎性骨折或骨折移位明显移位的情况,手法复位可能对残存血供损伤较大的儿童股骨颈骨折,可直接选用切开复位内固定术治疗。手术治疗主要有以下方法。

1. 闭合复位经皮克氏针固定　适用于移位小(侧方移位小于直径的1/2),Pauwels角 < 30°的股骨颈骨折。入院后先予以常规患肢外展牵引,其后进行手术治疗。患者仰卧位,助手外展牵拉患肢,在C型臂机透视下手法复位骨折断端。复位满意后于大转子下方1~2cm处向股骨颈打入3~4枚克氏针,克氏针直径最好<2mm。克氏针内固定具有手术费用低、操作简单且精准,较切开复位能尽可能保留剩余的血液供应,且对骨骺损伤小等优势,但也具有针道感染、退针、卧床时间稍长,儿童好动不易护理等不容忽视的缺点。

2. 组合式外固定架固定　在闭合复位克氏针内固定后,于股骨下1/3外侧垂直股骨长轴置入1枚直径为3.0~3.5mm螺纹钉,将两处连接外固定架。这一方法为骨再生与优化重建提供坚强固定和弹性固定,以螺纹钉为支点,对股骨头产生一个向上、向外的合应力,有利于骨折端挤压促进骨折愈合,并降低儿童股骨颈骨折后髋内翻的发生率。

3. 闭合复位空心钉内固定　在闭合复位3枚克氏针固定完成后,根据年龄及股骨颈粗细不同,测量所需螺钉长度粗细,由克氏针引导2~3枚直径为3.5mm、4.5~5.0mm空心钉拧入,拔出导针。该方法具有良好的机械稳定性,不仅能生理加压骨折断端、促进骨折愈合,还可避免克氏针退针或穿过骨骺板、髋臼等缺点,便于早期进行功能锻炼。

4. 切开复位空心钉内固定 该方法适用于闭合复位失败、骨折移位成角明显和陈旧性股骨颈骨折。以股骨大转子的顶端为中心，取Watson-Jones纵行直切口，长约5cm，自臀中肌和阔筋膜张肌的间隙进入，切开关节囊，注意保护旋股内侧动脉分支，显露股骨颈折端，清除骨折端的凝血块。在直视下复位骨折端，避免随意撬拨骺板，随后根据年龄及股骨颈粗细不同，在导针引导下植入2~3枚直径为3.5mm、4.5~5.0mm空心钉固定。钉尖距骨骺下方0.5~1.0cm（Ⅰ型骨折除外），螺纹必须过骨折线。切开复位空心钉内固定的抗旋转、张力及压力应力强，较切开复位克氏针内固定更牢固，较切开复位三翼钉内固定破坏骨质和血供较少，尤其适用于年龄大于10岁的儿童。

5. 带血管肌骨瓣移植 该方法适用于移位骨折、陈旧性骨折（可伴股骨头缺血性坏死），尤其是合并骨缺损者。有学者指出，单纯早期解剖复位及稳定的内固定并不能保证固定后股骨头血供的良好恢复，还要联合带血供的骨瓣移植术，这种方法可增强骨折区域的血管化，尽快重建股骨头颈部血液供应，改善血运；同时，其可填补骨缺损区域，增强结构上的稳定性。但也有学者表示，应用带血运的骨瓣植骨术治疗儿童股骨颈骨折，扩大了手术创伤，在重建血运的同时也会对尚存血运造成损伤，故临床上较少使用。

（三）并发症

股骨头坏死、髋内翻、骨不连、股骨近端骨骺早闭、双下肢不等长等是儿童股骨颈骨折较常见的并发症。

1. 股骨头坏死 股骨头坏死（ONFH）或者称为无血管坏死（AVN）是儿童股骨颈骨折最严重的并发症，多发生于骨折1年后，除了儿童股骨头血供发育不成熟、骨折后颈升动脉易受到关节囊壁和大转子的压迫、骨骺软骨板对颈升动脉阻隔等生理特点的影响外，还与年龄、骨折分型、手术时间、术中解剖复位和关节囊减压与否密切相关。

Moon等提出，年龄和骨折分型是股骨头坏死最有意义的预测指标。年龄>8岁的儿童股骨头坏死发生的可能性是年龄<8岁儿童的1.14倍。Delbet Ⅰ、Ⅱ、Ⅲ型股骨头坏死发生的可能性分别是DelbetⅣ型的15倍、6倍和4倍。在临床上，股骨头坏死主要集中发生在Delbet Ⅰ、Ⅱ型骨折，DelbetⅡ型骨折中77%为移位骨折，移位的骨折端容易损伤周围血供，这也是股骨头坏死发生率高的原因；Ⅲ型骨折移位程度较轻，骨折端的剪切应力相对较小。因此，股骨头坏死率较低，Ⅳ型骨折对股骨颈自身血供损伤少，少有股骨头坏死发生。

儿童股骨近端骨折后治疗时机的选择对股骨头坏死的影响存在着争议。Yeranosian等纳入了30项研究共包含935例患者，进行系统性分析后指出，儿童股骨近端骨折后应尽早治疗，若伤后治疗延迟超过24h将增加发生股骨头缺血性坏死的风险。更有研究表明，应于伤后12h内行急诊治疗以避免股骨头血运的进一步损害。Spence等认为患者在24h

内接受治疗较24h后更容易发生AVN(*P*=0.03)。Ng和Cole建议伤后36h为初次手术时间。然而,AlKhatib等用Meta分析表明,股骨头缺血性坏死的发生与治疗时机及治疗方法无关,而只与骨折分型及其移位程度有关。

Ju等对64例患儿进行研究,认为切开复位的预后效果明显高于闭合复位,这与Stone等报告的结果一致,他们将这归因于更高的解剖复位质量和关节囊血肿减压。但AlKhatib等研究认为切开复位与闭合复位对治疗效果及预后的影响无明显差异,Xu等的Meta分析也显示这2种复位方式差异无统计学意义。Yeranosian等甚至报告了相反的结果,认为手术治疗切开复位较闭合复位术后发生股骨头坏死的风险更高;得出这一结论的可能原因是Delbet Ⅰ型或Ⅱ型损伤均建议行切开复位,存在选择偏倚。

Barreto Rocha等研究认为行切开复位内固定的最终目的是在不对股骨近端血管造成进一步损害的情况下,尽可能获得解剖复位和稳定固定,若闭合复位和切开复位能达到相同的复位质量,则不必进行切开复位。Tan等也认为虽然在最佳的治疗方法上存在分歧,但目标均为实现解剖复位及稳定固定,因为这会直接影响股骨头坏死的发生,如闭合复位达不到上述要求,则建议采用切开复位内固定。

2. 股骨近端骺板早闭　骺板早闭可见于Delbet Ⅰ型骨折,也可继发于股骨头坏死,手术过程中导针或内固定物穿过骺板对骺板造成损伤也可能导致骺板早闭。因此,移位较大的儿童股骨颈骨折,闭合复位克氏针内固定盲目性较大,会增加血管和骨骺损伤的危险,宜采用切开复位内固定术。对于Delbet Ⅰ型骨折,Hajdus等认为骨折端的稳定固定应优先于骨骺保护。

3. 髋内翻　髋内翻多继发于股骨头坏死和骨骺早闭,其发生率为20%~30%。股骨头骺板早闭而大转子骺板继续生长,两者的发育不相适应便使得髋内翻有发生的可能。另外,当内固定或外固定不牢固,不能对抗身体重力和内收肌群的内翻趋势时也可导致髋内翻的出现。年幼儿童的颈干角>120°时,股骨颈具有塑形能力,随着儿童的逐渐发育,髋内翻将逐渐矫正,即使塑形能力较差的儿童也几乎不会引起髋关节功能障碍。

4. 骨折不愈合　骨折的移位程度、稳定程度、骨折端固定后的牢固程度及是否过早负重都影响骨折愈合。儿童股骨颈无骨膜,骨折端生长主要通过坏死部位血管爬行进行,其过程缓慢;若固定不牢或过早负重,则会影响血管爬行生长,导致骨折不愈合发生。故应做好解剖复位和坚强固定,同时注意避免过早负重。

（四）典型病例

1.男性患儿,11岁,左侧股骨颈基底部骨折,Delbet Ⅲ型,采用闭合复位,空心钉内固定术,术后3个月随访,骨折愈合(图9-1-3)。

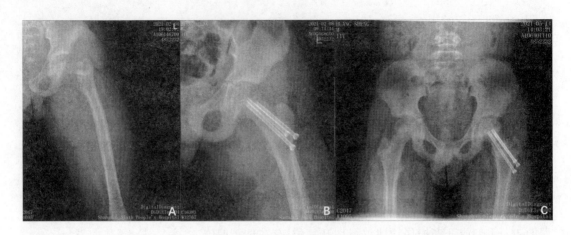

图9-1-3 典型病例1

术前(A)、术后(B)及术后3个月(C)。

2. 女性患儿,12岁,右侧股骨颈头下型骨折,Delbet Ⅱ型,采用闭合复位空心钉联合克氏针内固定,术后1年随访,骨折愈合(图9-1-4)。

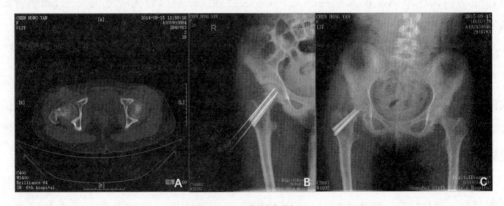

图9-1-4 典型病例2

术前(A)、术后(B)及术后1年(C)。

第二节 人工关节假体周围骨折

随着社会人口老龄化的进程加剧,老年骨质疏松症和髋关节退行性病变患者不断增加,由于跌倒而导致的老年股骨颈骨折数量也是逐年递增。随着人们对生活质量要求的不断提高及外科技术的不断进步,人工髋关节置换术的应用越来越广泛。Kurtz等预测,到2030年美国接受初次全髋关节置换的患者数量将增加174%,达到572 000例/年。随着人工髋关节置换患者数量的增加,随之而来的就是假体周围骨折患者越来越多。

在人工髋关节假体周围骨折的治疗中,假体的存在增加了传统固定方法的难度。另外,出现髋关节假体周围骨折的患者多数为老年人且患有骨质疏松症,很难以简单的常规方法获得稳定的固定。目前,最常见的髋关节假体周围骨折的发生部位是股骨干,即人工髋关节的假体柄周围。对于全髋关节置换术后的患者,还可能存在人工髋臼周围的骨折。目前对于人工髋关节假体周围骨折的治疗方案仍有争议。

一、股骨假体周围骨折

（一）发病率及危险因素

Abdel等对美国梅奥诊所40年来诊治的32 644例初次人工全髋关节置换术后股骨假体周围骨折的经验进行了总结。术中股骨假体周围骨折的总发病率约为1.7%(564/32 644),其中非骨水泥型假体占3.0%(529/17466),骨水泥型假体占0.2%(35/15 178),两者差异有统计学意义($P < 0.001$);女性股骨假体周围骨折发病率为2.0%(336/16 835),男性为1.4%(228/15 809),两者差异有统计学意义($P < 0.001$);年龄≥65岁的患者股骨假体周围骨折发病率为1.0%(167/16737),年龄 < 65岁的为2.5%(397/15 510),两者差异有统计学意义($P < 0.001$);骨折部位分布依次为股骨颈内侧和转子下区域69.7%(372例)、大转子24.7%(132例)、股骨干5.6%(30例);最常发生于股骨假体置入和股骨髓腔扩髓过程中。Cook、Streit、Abdel等也有类似报道。通过以上数据可以得出,非骨水泥型假体较骨水泥型假体更易发生假体周围骨折,而女性和年龄 > 65岁是股骨假体周围骨折的可能危险因素,并且医源性因素也占了一定的比例。

（二）股骨假体周围骨折的分型

1. 温哥华(Vancouver)分型　目前,最常用的股骨假体周围骨折分型方法是温哥华分型。该分型方法主要基于骨折的3个重要特征,即骨折的位置、假体的稳定性和骨量(图9-2-1)。该分型将股骨分为3个解剖部分,即股骨转子区域、股骨干(包含假体尖端或稍远区域)和假体远端。温哥华A型:转子骨折,分为大转子骨折(AG型)和小转子骨折(AL型);温哥华B型:累及假体的骨折,包括3个亚型:B1型骨折假体稳定,B2型骨折假体松动但骨量充足,B3型骨折假体松动伴骨缺

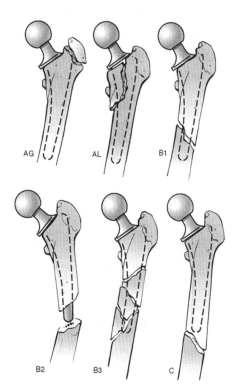

图9-2-1　股骨假体周围骨折温哥华分型

损;温哥华C型:假体远端骨折。

2. 统一分型　Duncan和Haddad于2014年在股骨假体周围骨折温哥华分型的基础之上将范围扩大至所有的假体周围骨折,并与AO/OTA分型相结合,制定出统一分型系统(Unified Classification System,UCS)。该分型系统对于骨盆骨折和股骨骨折在同一观察者的多次观察间和不同观察者间都显示了很好的一致性(表9-2-1)。

表9-2-1　股骨假体周围骨折的UCS分型

分型	亚型	骨折特性
A		骨突或关节外(围关节)骨折
	A1	股骨大转子撕脱或骨折(A_G)
	A2	股骨小转子撕脱或骨折(A_L)
B		股骨假体床面或周边骨折
	B1	股骨假体稳定,骨量充足
	B2	股骨假体松动,骨量充足
	B3	股骨假体松动,骨量缺失
C		股骨假体远端骨折(骨折位于股骨假体柄尖端以远)
D		股骨假体间的骨折(骨折位于髋和膝假体之间的股骨干部分)
E		支撑股骨假体的两端或多端均骨折(全髋置换术后髋臼及股骨均骨折)
F		面向股骨假体或与股骨假体形成关节的骨面骨折(半髋置换术后的髋臼骨折)

(三) 治疗原则

临床上通常根据温哥华分型指导手术方案的选择。

1. 温哥华A型骨折　如果没有移位,通常可以通过非手术方法配合保护下负重治疗。如果骨折发生于术中,则可以相对积极地采用缆和钩板固定。术后发现的移位较大的骨折也可以采用上述方法固定。

2. 温哥华B1型骨折　是假体稳定的骨折,应首选内固定。通常的手术方法是经外侧切口显露,或者闭合复位采用微创接骨板技术(minimally invasive plate osteosynthesis,MIPO),使用外侧锁定加压钢板(locking compression plates,LCP)固定。钢板长度的选择以能够保护股骨全长为宜,可获得良好的稳定性,从而允许患者早期活动。钢板近端以缆固定,远端采用皮质骨螺钉固定（Ogden技术），要求近端钢板必须贴服，否则缆的张力会影响骨折的复位。如果远端钢板不贴服或患者伴有骨质疏松症可改用锁定螺钉固定。为增强固定的稳定性，可以在近端放置单皮质锁定螺钉，但是必须在缆之后放置。此外，还可辅以异体骨板固定。

3. 温哥华B2型骨折　因为假体松动，传统治疗观念认为应采用长柄假体翻修，同时根据术中判断可辅以LCP固定。但是，对一些特殊的患者，例如心肺功能较差、术前有严重并发症（如ASAⅢ级）且对功能要求较低的患者，可以使用单纯内固定方式进行治疗，在充分复位和牢固固定的前提下，能够获得假体稳定。

4. 温哥华B3型骨折　股骨假体周围骨折的内固定术治疗失败率较高，采用关节翻修术治疗已成为共识。Richards和Duncan于2008年介绍了以"远端固定支架技术"治疗温哥华B3型股骨假体周围骨折，其治疗包括3个方面，三者可以单独或重叠使用：①近端股骨缺损的复杂重建和远端固定；②近端股骨节段性替代；③以长节段固定的组配式带凹槽钛柄为支架，将残余骨固定于其周围以待愈合及一定程度的骨再生。这一治疗概念至今仍然是温哥华B3型股骨假体周围骨折假体翻修的指导思想。具体治疗方式依据骨缺损的程度而定，有多种重建方法可行。

5. 温哥华C型骨折　最初文献将其定义为假体远端的骨折。只参考股骨远端骨折的固定方式而不考虑假体的因素，这种治疗方法过于简单化。对于单纯的股骨远端骨折，可以考虑使用顺行或逆行髓内钉固定。对于假体远端骨折则不推荐使用逆行髓内钉，因为使用逆行髓内钉固定可能导致骨折不愈合或者畸形愈合。此外，对假体远端骨折采用外侧LCP固定时需要考虑钢板的长度，通常钢板需要跨越骨折线并与股骨柄重叠以防假体和钢板间发生骨折。近端钢板与股骨可通过2～3根缆固定，缆间距应为3~4cm。另有文献报道，对于伴有严重骨质疏松症的患者，为获得即刻稳定可以采用垂直双钢板技术和骨水泥填充扩增技术。

二、髋臼假体周围骨折

（一）发病率及危险因素

髋臼假体周围骨折很少见。美国梅奥诊所对23 850例患者进行的一项队列研究结果显示，全髋关节置换术中髋臼假体周围骨折的发生率为0.3%，其中使用非骨水泥型假体组为0.4%，使用骨水泥型假体组为0。术后髋臼假体周围骨折的发生率为0.07%，最常见的原因是跌倒，小部分为高能量损伤或隐匿性损伤。一些隐匿性骨折实际上可能是在术中发生的，或是由骨质疏松和骨溶解引起的。如果在使用骨水泥型假体置换术后或翻修术后患者活动量增加而出现急性疼痛,需考虑疲劳骨折的可能性。感染也是导致疲劳骨折的因素之一,任何时候出现感染都要警惕疲劳骨折的发生,同样,发现疲劳骨折时也要考虑存在感染的可能。

(二) 分型

Peterson 和 Lewallen 根据髋臼假体周围骨折的稳定性建立了一种分型方法: I 型骨折假体影像学稳定,与发生骨折之前的影像资料对比假体位置没有变化,同时轻柔被动活动髋关节时无痛或轻微疼痛; II 型骨折假体影像学不稳定,可见明显移位或松动,并且任何髋关节的活动都会引起疼痛。该分型方法的不足之处是未涉及骨折形态及骨折与假体的关系。另一种分型方法是 Letournel 分型,这一分型方法对骨折形态的描述较为详尽,但未涉及假体稳定性及骨折与假体的关系。到目前为止,还没有一种髋臼假体周围骨折的分型方法能够兼顾骨折形态、假体稳定性及假体与骨折的关系。

(三) 治疗原则

髋臼假体周围骨折的治疗需要综合考虑以下因素:①患者的全身情况和功能要求;②骨折的形态、移位情况、假体稳定性及骨折与假体的关系;③骨折发生与初次手术的间隔时间。总体的治疗目标是骨折愈合、髋臼假体稳定、使患者恢复伤前活动状态和功能。

髋臼假体周围骨折的非手术治疗仅适用于骨折无移位且假体稳定的患者。这类患者通常处于以下 2 种情况:①术后短时间内发现骨折,术中没有证据显示假体松动,术后假体没有移位而且骨盆皮质没有中断;②术后较长时间出现骨折,可能有外伤史,主要是骨盆骨折,不涉及假体,也不会进一步影响假体稳定性。另外,对存在手术禁忌证的患者也应采取非手术治疗。

术中的髋臼假体周围骨折通常骨折移位不大且假体相对稳定,采用螺钉即可固定,可以经假体的钉孔置钉,或者经皮在计算机导航辅助下置入螺钉。对于移位较大的髋臼假体周围骨折,需要参照髋臼骨折的固定方法加以固定,同时翻修髋臼假体。术后患者需要严格限制负重 6 周,经临床及影像学评估达到完全愈合后方可于术后 6 周开始在保护下部分负重,至 12 周逐渐过渡到完全负重。术后早期发现的骨折,可能是术中的隐匿骨折,治疗时可参照上述非手术治疗方法,推迟负重时间。如果术后较长时间才出现骨折,即使移位较小,通常也伴有假体不稳定,因为此类骨折可能是由骨溶解或感染导致,其保守治疗的效果与早期发现的骨折相比明显较差。

对假体松动或不稳定的髋臼假体周围骨折患者应尽可能采取手术治疗。术前准备时需要考虑到髋臼侧假体的翻修、内固定和植骨。要准备各种可能用到的髋臼假体,包括多孔杯、超大臼和笼。异体骨移植主要用于骨溶解患者。单纯切开复位内固定一般适用于髋臼假体稳定但骨折不稳定(如后柱骨折或横断骨折)的患者。髋臼假体不稳定需行翻修术,如果合并骨折稳定则通常使用螺钉即可获得稳定固定,如果合并骨折不稳定则需要结合骨缺损情况加以处理。骨缺损的患者需以钢板螺钉达到坚强固定,同时根据具体情况决定是否需要植骨。

(四)典型病例

1. 患者,男,76岁,温哥华B1型骨折,更换长柄假体同时采用钛缆固定,术后近5个月获得良好愈合(图9-2-2)。

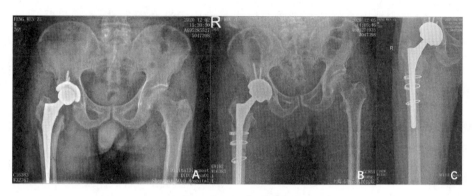

图9-2-2 典型病例1

术前(A)、术后(B)及术后近5个月(C)

2. 患者,女,72岁,温哥华C型骨折,使用股骨全长型接骨板,近端以钛缆结合单皮质锁定螺钉固定,术后6周可见骨折端的愈合迹象(图9-2-3)。

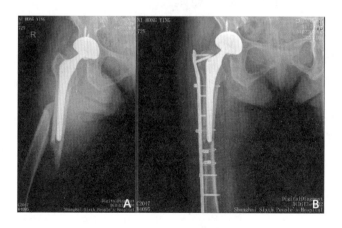

图9-2-3 典型病例2

术前(A)及术后6周(B)。

第三节　病理性骨折

一、骨质疏松性骨折

大多数老年人的股骨颈骨折都同时伴有骨质疏松,骨质疏松症是一种全身性、代谢性骨骼系统疾病,其病理特征为骨量降低、骨微细结构破坏、骨脆性增加,骨强度下降,易发生骨折。与年龄、性别、种族等因素密切相关,绝经后女性多发。骨质疏松症导致的低能量骨折属于病理性骨折的范畴。骨质疏松症分为原发性和继发性,原发性骨质疏松症主要见于老年患者,而继发性骨质疏松症是由多种疾病引起的。

针对原发性骨质疏松症引起的股骨颈骨折参考2015版《中国骨质疏松性骨折诊疗指南(骨质疏松性骨折诊断及治疗原则)》进行治疗。

(一)骨质疏松性骨折的特点及治疗难点

1.患者多为老年人,常合并其他疾病,易发生并发症。

2.多为粉碎性骨折,内固定治疗稳定性差,内植物易松动、脱出,植骨易被吸收。

3.骨形成与骨痂成熟迟缓,易发生骨折延迟愈合,甚至不愈合。

4.卧床制动期将发生快速骨丢失,再骨折的风险明显增大。

5.致残率、致死率较高。

6.再骨折发生率高,髋部骨折患者1年内再次发生骨折达20%。

(二)骨质疏松性骨折的治疗原则

复位、固定、功能锻炼和抗骨质疏松。

(三)临床分型

股骨颈骨折通常采用Garden分型。Garden Ⅰ型及Ⅱ型为无移位的股骨颈骨折,Ⅲ型及Ⅳ型为有移位的股骨颈骨折。

(四)手术治疗

1. 空心加压螺钉内固定　适用于没有移位或轻度移位的稳定型骨折。

2. 动力髋螺钉　适用于骨折线近乎垂直、移位倾向大的患者。

3. 髋关节置换　用于移位或不稳定型骨折。对于高龄、活动量不大、身体条件差、并发症多、髋臼无明显退变的患者推荐采用半髋置换。其他患者可选择全髋置换。

(五)继发性骨质疏松

1. 主要病因

（1）内分泌代谢疾病　甲状旁腺亢进症、库欣综合征、性腺功能减退症、甲状腺功能亢进症、垂体泌乳素瘤、糖尿病（主要见于1型糖尿病）、腺垂体功能减退症等。

（2）结缔组织病　系统性红斑狼疮、类风湿关节炎、舍格伦综合征（Sjögren syndrome, SS，又称干燥综合征）、皮肌炎、混合性结缔组织病等。

（3）多种慢性肾脏疾病导致肾性骨营养不良。

（4）胃肠疾病和营养性疾病　吸收不良综合征、胃肠大部切除术后、慢性胰腺疾病、慢性肝脏疾患、蛋白质—热量营养不良症、长期静脉营养支持治疗等。

（5）血液系统疾病　白血病、淋巴瘤、多发性骨髓瘤、戈谢病和骨髓异常增殖综合征等。

（6）药物　糖皮质激素、免疫抑制剂、肝素、抗惊厥病、抗癌药、含铝抗酸剂、甲状腺激素、促性腺激素释放激素或透析液等。

2. 治疗原则　针对继发性骨质疏松症应以原发病治疗为主，对于股骨颈骨折的治疗参考原发性骨质疏松骨折的治疗原则。

二、转移性骨肿瘤引起的骨折

70%的乳腺癌和前列腺癌患者会发生骨转移，1/3的骨转移瘤病灶位于股骨近端，病理性骨折是股骨近端转移瘤最常见的并发症，可以造成明显疼痛及行走功能障碍，严重影响患者生活质量。病理性骨折最常见于股骨近端，而在所有的股骨近端病理性骨折中股骨颈骨折最常见（50%），转子下区域（30%）和转子间区域骨折（20%）次之。据统计，65%的病理性骨折患者需要手术治疗。手术是股骨近端转移瘤最主要的治疗选择。患者预期生存期对手术方式的选择具有指导意义。适宜的治疗还需要放射肿瘤学和肿瘤内科学等多学科合作。骨水泥型半关节成形术能够较好地治疗转移瘤引发的股骨颈骨折，但是转子间和转子下骨折的治疗仍存在争议。

治疗方案的选择如下。

患者预期寿命可以指导治疗选择。临床上，是否需要进行手术主要取决于患者的预期生存期。只有预期生存期长于手术恢复期，患者才能够从手术治疗中获益。患者预期寿命＜6周宜进行非手术治疗；预期生存期＞6个月，适合肿瘤切除的患者建议进行手术切除辅以放疗，不宜手术的患者以放射治疗为主。Katagiri等提出骨转移瘤患者的生存期和治疗选择评分系统，参数包括原发肿瘤类型、内脏转移情况、实验室数据、ECOG表现评分、先前化疗和多发骨转移情况。评分≤3分，1年生存率约90%，推荐长期放疗、病灶切除和重建；≥7分，6个月生存率为27%，提倡微创、简单内固定；4~6分，1年生存率50%，宜进行病灶切除和重建或骨水泥内固定。Mirels评分系统是临床上评估患者骨折风险的标准，包含病灶位置、病灶大小、行走时疼痛和溶骨性或成骨性病灶四个参数。每一个参数均分为1、2或3级。因转子间和转子下病灶骨折的风险比上下肢其他病灶均高,所以转子间和转子下病灶得分高。此外,行走时疼痛(功能性疼痛)、溶骨性病灶和病灶较大(超过2/3的皮质受累)得分高。当得分≥9提示骨折可能性超过33%,这种病灶应该进行预防性手术;当得分≤7提示骨折可能性约为5%,这种病灶可以进行非手术治疗。Damron等对Mirels评分系统进行了验证,该评分系统敏感性为91%,特异性为35%,有实用价值,值得推广(表9-3-1)。更精准的评分系统应运用CT以评估骨密度。已有报道将CT用于评估小儿良性肿瘤骨折风险,运用MRI、双束能量X线吸光法(DEXA)和定量CT评估椎体骨折风险。一旦研究成功将有望更加准确地评估骨折风险。然而,目前上述研究还没有运用于临床,Mirels评分系统仍是治疗性标准。

表9-3-1 Mirels评分表

项目	Mirels评分		
	1分	2分	3分
部位	上肢	下肢	转子周围
疼痛	轻度	中度	重度
病变性质	成骨性	混合性	溶骨性
病变大小	<周径1/3	周径1/3~2/3	>周径2/3

1. 非手术治疗 主要指征:①影像学显示股骨皮质受累<50%;②病灶直径<2.5cm。非手术治疗主要包括放疗、化疗和二磷酸盐与地舒单抗。

(1)放射疗法 放射疗法的主要目的是缓解疼痛和阻止疾病进展。一般情况下,即将骨折及关节成形术后应立即进行放疗;切开复位内固定术后应该等到有骨折愈合证据时再进行放疗。70%的骨转移患者放疗后疼痛可以缓解,30%的患者1个月内疼痛可以完全缓解。目前随机对照试验还没有阐明最佳剂量方案,而且评估比较单剂量与分次剂量放疗的疗效方面,也没有找到关于疼痛、功能及并发症结果的统计学差异。骨转移瘤放射肿瘤学专家团队推荐:总剂量20Gy分5次放疗、30Gy分10次或者35Gy分14次作为治疗骨转移瘤病灶的基础剂量方案。美国肿瘤放疗协会(ASTRO)指南推荐的姑息性骨转移瘤放疗:30Gy分10次或8Gy1次。姑息性缓解疼痛的大多数病例,常规30Gy分10次与8~10Gy1次的放疗等效。

(2)化学疗法 化学疗法主要用于敏感肿瘤,常作为辅助治疗。乳腺、甲状腺和小细胞肺癌通常对化疗敏感,而胃肠道、肺鳞状细胞癌和肾细胞癌的敏感性较差。活检获得的肿瘤病理可以预测肿瘤对于激素治疗的敏感性。活检乳腺癌患者肿瘤细胞,根据其是否表达雌激素受体来决定雌激素受体调节是否可以辅助治疗此患者。转移性前列腺癌患者可以出现激素逃逸现象,肿瘤病理原来表现为激素敏感,但是治疗后转变为激素抵抗性肿瘤。这主要是因为激素治疗杀死了激素敏感性前列腺癌细胞而保留了激素抵抗性前列腺癌细胞,留存的激素抵抗性前列腺癌细胞大量增殖而产生对激素治疗的总体抵抗性。

(3)二膦酸盐与地舒单抗　美国FDA已经批准了唑来膦酸和帕米膦酸特异地治疗骨转移瘤。唑来膦酸具有广泛的抗肿瘤效应:抑制血管生成、癌细胞侵袭、迁移和转移以及骨质溶解,刺激γβT细胞活性,诱导癌细胞凋亡。已经证实,唑来膦酸能够延迟骨转移瘤患者第一次骨相关事件(SRE)时间,降低SREs发生率及显著缓解疼痛。目前唑来膦酸是临床上最有效的二膦酸盐制剂。二膦酸盐能否延长骨转移瘤患者的生存期一直存在争议,最近早期乳腺癌试验协会阐明二膦酸盐能够明显延长绝经后乳腺癌患者的生存期。2010年,美国FDA批准了地舒单抗运用于有骨质破坏的骨转移瘤患者预防SREs。地舒单抗是核因子-κB受体激活因子(RANK)配体的全人类单克隆抗体,能有效地抑制破骨细胞生成以及骨质溶解。地舒单抗120mg常规皮下注射在预防实体肿瘤骨转移患者SRE方面优效于唑来膦酸且毒性更低。

2. 手术治疗

(1)手术指征　主要为:①病理性骨折或者即将骨折(Mirels评分≥9分);②难治性疼痛;③行走功能障碍。预期生存期<6周是手术禁忌证。

(2)手术目的　主要是缓解疼痛、恢复行走功能及避免长期卧床导致的并发症。术前对血管丰富的转移瘤(例如原发性肾癌和甲状腺癌)、溶骨性病灶和多发性骨髓瘤,在病理性骨折处进行血管栓塞能有效地减少术中失血和手术时间。

(3)手术方案　主要有3种手术方案:假体置换(EPR)、髓内钉(IMN)固定和切开复位内固定(ORIF)。失败率以ORIF最高,IMN次之,EPR最低。失败的原因主要有:①疾病进展(影像学上病灶增大,伴有疼痛和功能紊乱);②骨不连(手术后6个月影像学上没有显示骨质连接);③骨折移位或者即将移位;④固定装置失败(螺丝脱出或者钢板折断);⑤感染;⑥脱位。

假体置换能够很好地治疗继发于恶性肿瘤的股骨颈骨折(图9-3-1),而切开复位和内固定术失败率非常高。骨水泥型半关节置换术能有效地缓解患者疼痛和改善功能预后。何祖胜等对20例股骨近端转移瘤病理性骨折进行外科手术治疗,其中股骨颈骨折7例,进行骨水泥型半关节置换术。所有患者术后局部疼痛症状均即刻缓解,2周内均能拄拐杖下地,3周左右均能弃拐行走且生活自理。尽管假体置换治疗股骨近端病理性骨折的疗效可观,但是采用骨水泥型还是非骨水泥型髋关节假体,目前缺乏确凿的临床证据。最近的研究提示非骨水泥型和骨水泥型半髋关节置换术的中期(1~5年)预后均良好。非骨水泥型髋关节置换术的 Harris 髋关节评分要比骨水泥型评分高,但是股骨骨折发生率也明显更高。因此,研究者推荐采用骨水泥型假体。

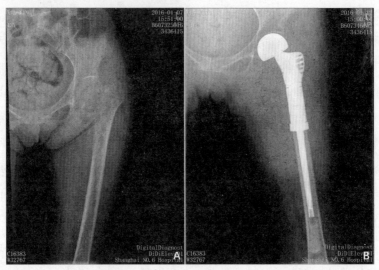

图9-3-1 骨肿瘤致股骨颈骨折骨水泥假体置换

术前(A)及术后(B)

第四节 股骨颈骨折合并同侧股骨骨折

一、股骨颈骨折合并股骨转子间骨折

(一) 简介

股骨转子间骨折并发同侧股骨颈骨折是一种较为少见的骨折类型,股骨转子和股骨颈解剖位置毗邻,单一部位骨折的发生率较高,两者同时发生骨折,临床上较为少见。常由于高能量损伤引起,以年轻人多见;亦有少部分患者合并骨质疏松症等疾病,低能量跌倒即可引起。病因学研究通常将股骨颈骨折和股骨转子间骨折2类骨折归为一类讨论。股骨转子间骨折并发同侧股骨颈骨折产生的主要原因是直接或间接的致伤暴力。在直接暴力下大转子部位受到诸如高处跌落等直接撞击下发生骨折,通常股骨转子在吸收部分撞击能量后剩余力量传导至股骨颈不足以产生骨折,但在高能量损伤中,剩余力量巨大继而发生股骨颈骨折。间接暴力例如跌倒发生身体部位扭转,髋内翻和向前成角的应力作用导致股骨转子间和股骨颈骨折。国内学者张世民根据同时累及同侧股骨颈与转子间两个解剖区域的骨折特征提出了该类骨折的分型方法,分为:A型:节段性股骨颈骨折;B型:

股骨颈骨折向转子间外上方延伸;C型:股骨转子间粉碎骨折向股骨颈内下方延伸。A型骨折为同时发生的同侧股骨颈头下型骨折和股骨转子间骨折,且两处骨折线相互独立;B型骨折为股骨颈骨折,骨折中心在股骨颈,但骨折线向远侧延伸累及囊外的转子间外上区域,通常发生在小转子平面以上的狭小范围;C型骨折为粉碎的股骨转子间骨折,骨折中心在转子间,但骨折线向近侧延伸累及到囊内的股骨颈内下区域(表9-4-1,图9-4-1)。

表9-4-1　同时累及同侧股骨颈与转子间2个解剖区域的骨折类型与名称

骨折类型	股骨颈骨折特征	股骨转子骨折特征	骨折中心
A型 节段性股骨颈骨折	头下型骨折	A1、A2、A3各型均可发生,以A3横形骨折多见	股骨颈、转子间,两个独立的骨折中心
B型 股骨颈骨折向转子间外上方延伸	经颈型骨折	A1、A2、A3各型均可发生,小转子上的横形骨折多见,包含大转子(或继续包含外侧壁)的T型骨折	骨折中心在股骨颈
C型 股骨转子间粉碎骨折向股骨颈内下方延伸	基底型骨折	转子部粉碎,三部分、四部分、五部分骨折	骨折中心在转子间

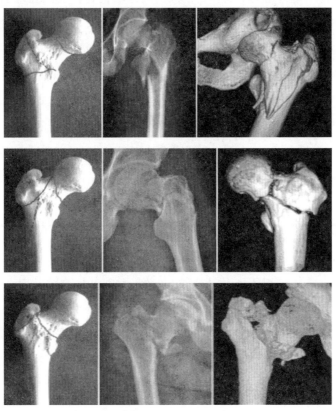

图9-4-1　同时累及同侧股骨颈与转子间2个解剖区域的骨折类型与名称

（二）诊断

根据临床表现及相关检查做出诊断。X线片和CT检查可以明确诊断。

（三）并发症

股骨大转子处的血供较为丰富，较少出现转子间骨折不愈合。而股骨颈骨折容易导致骨坏死、不愈合。

（四）治疗

股骨颈骨折合并转子间骨折通常需要手术治疗，患者应尽早下床活动，以降低并发症。青壮年患者优先选择保头内固定治疗，手术治疗主要是采用兼顾股骨颈与转子间骨折的内固定系统，目前主要分为髓外固定和髓内固定两大类。

常用的髓外固定方式主要以动力髋螺钉（DHS）为代表。DHS由股骨颈内的螺钉和股骨外侧的加压钢板两部分构成，具有滑动加压作用，可以恢复颈干角，有效防止髋内翻。尽管DHS具有良好的滑动加压作用，但同时容易导致股骨近端短缩及下肢短缩，其使股骨近端短缩的发生率明显高于其他内固定方式。此外，单独DHS固定缺乏有效的抗旋转作用。

髓内固定相对于髓外固定，力臂短、弯矩小、作用在骨折端的压应力及张应力相对减少，对局部血运的破坏小。主要有股骨PFNA，Gamma钉及InterTan等。PFNA固定术为髓内固定代表术式，由PFN发展而来，避免了PFN的Z效应（Z效应：2枚螺钉承受负荷不同，1枚承受张力负荷；另1枚抵抗压力负荷，当1枚钉退出时，另1枚就可能进一步穿透股骨头），包括主钉、螺旋刀片和远端锁定钉。从生物力学的角度看，其力臂较短，更加靠近负重力线，降低了顶上的应力弯曲度。PFNA的螺旋刀片具有独特的生物力学优势，通过敲击螺旋刀片，宽大表面积的刀面对股骨颈周围的松质骨起到加压作用，旋转刀片和骨贴合紧密，压紧的松质骨明显提高了螺旋刀片的锚合力，增强了骨折断端的稳定性，避免骨量丢失，具有较强的抗旋转、短缩和内翻塌陷的能力。Gamma钉即1根带锁髓内钉，斜穿1根通过股骨头颈部的粗螺钉。适用于反斜行骨折及延伸至转子下的骨折等不稳定型骨折，加长型二代Gamma钉同时结合动力髋与髓内钉的技术，恢复髋关节正常角度，内植物在髓腔内更靠近负重力线，但是由于只有1枚拉力螺钉，导致其抗旋转能力不足，使其主钉可能出现一个轴向的滑动，使股骨近端出现短缩。InterTan在头钉设计上采用平行联合交锁的双钉设计，主钉近端为楔形，为了降低插入过程中发生医源性骨折，其将近端外翻角从PFNA的5°改为4°，InterTan主钉上的拉力螺钉孔适当下移，降低了螺钉向上切割脱出的发生率，同时对骨折块间进行适当的加压，由于股骨近端同时拧入加压螺钉及拉力螺钉，使其抗旋转能力明显提高。

老年患者（年龄>60岁）亦可选择上述固定方法，但采用人工关节置换（需附加大转子钩板、环扎等内固定技术）可能是加快康复和降低术后并发症的更好的选择。

（五）典型病例

1. 患者，男性，28岁，左侧股骨颈骨折伴同侧转子间骨折，B型骨折，采用切开复位内固定，DHS+空心钉内固定术，28个月随访示左股骨近端两处骨折愈合良好，未见缺血性坏死（图9-4-2）。

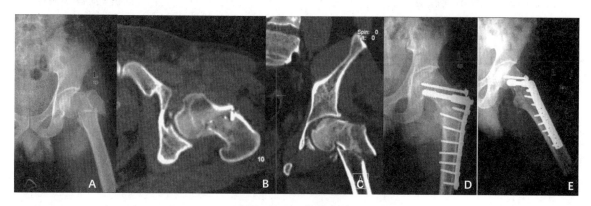

图9-4-2　典型病例1

左侧股骨颈骨折合并同侧股骨转子间骨折，B型，术前（A、C）、术后（D）及术后28个月（E）

2. 患者，女性，87岁，右侧股骨颈骨折伴同侧转子间骨折，A型骨折，双极半髋关节置换术+大转子捆扎，3个月后活动改善（图9-4-3）。

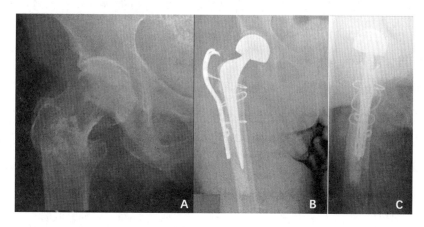

图9-4-3　典型病例2

右侧股骨颈骨折合并同侧股骨转子间骨折，A型，术前（A）及术后（B、C）

二、股骨颈骨折合并股骨干骨折

（一）简介

股骨颈骨折合并股骨干骨折的发病率低，在股骨干骨折中仅有2%~9%的病例合并同侧股骨颈骨折，常见于年轻人，男性多见。骨折常由高能量创伤导致，绝大多数病例合并多系统损伤，20%~40%的病例患同侧膝关节损伤，包括膝韧带损伤、胫骨平台骨折、髌骨骨折、膝关节脱位。多数学者认为是由于高能量暴力先发生于股骨干处，随后能量向股骨近端传递，导致出现股骨颈骨折。股骨干典型的骨折为中1/3段粉碎性骨折，股骨颈骨折常为垂直型或基底部骨折。其中60%为非移位型股骨颈骨折，因此临床上容易被漏诊，应予以重视。

（二）诊断

此类联合型骨折中股骨颈骨折的漏诊率为6%~22%。因此，在股骨干骨折诊断的同时，还需排除同侧股骨颈骨折，对于防止股骨颈骨折移位、骨折不愈合及股骨头坏死等并发症至关重要。有学者认为需要在术前、术中及术后对股骨颈成像，辅助诊断非移位型股骨颈骨折，因为术前髋关节CT扫描常为假阴性，术中股骨干牵引时容易导致股骨颈骨折移位，因此，根据实际临床情况，术前髋关节正侧位片，髋部股骨颈2mm层厚的CT，术中及术后髋关节正侧位片，对降低漏诊率非常有必要。

（三）并发症

并发症主要来自股骨颈骨折，如骨折再移位、骨不连和股骨头坏死。虽然这些并发症不如股骨干的并发症常见，但它们通常更难以管理，并可能导致年轻患者最终接受关节置换。

（四）治疗原则

治疗股骨颈合并同侧股骨干骨折，两种骨折都可能出现不同程度的粉碎和移位，因此在治疗上存在多种选择，包括单一结构（如伽马钉、动力髋螺钉等）和双结构（如逆行股骨髓内钉+动力髋螺钉或空心钉等）（表9-4-2和图9-4-4），单一或双结构内固定各有利弊，没有统一的、标准化的治疗方案。骨折固定的时间一般取决于不同部位损伤的严重程度，大多数术者建议在24h内进行手术固定。

这两处骨折的固定顺序也存在争议，一些学者认为，应首先固定股骨颈骨折，避免非移位或轻微移位的股骨颈骨折移位，确保股骨颈解剖复位，以达到最佳稳定，从而预防股骨头坏死和骨折断端不愈合。然而也有学者认为，应首先固定股骨干骨折，避免在股骨干骨折固定过程中，由于反复牵拉导致股骨颈部的内固定失效。

尽管同侧股骨颈和股骨干骨折的固定方法和顺序没有标准化方案,但骨科医生应选择尽可能获得股骨颈骨折解剖复位和维持颈部骨折稳定,以及恢复股骨干的长度和骨折断端连接的最佳手术方案。

表9-4-2　同侧股骨颈合并同侧股骨干骨折治疗方案

单一结构	双结构
伽马钉	逆行股骨髓内钉+动力髋螺钉或空心钉
DHS	股骨顺行髓内钉+空心钉
股骨近端长锁定钢板	锁定加压钢板+股骨近端锁定钢板、动力髋螺钉或空心钉

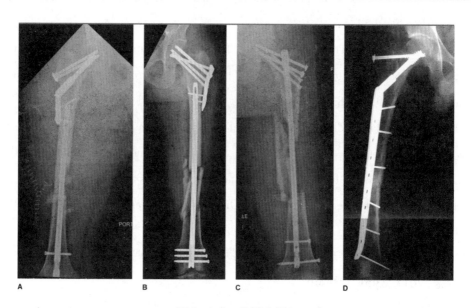

图9-4-4　典型病例3

股骨颈骨折合并同侧股骨干骨折内固定术后

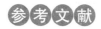

1. Davison BL, Weinstein SL. Hip fractures in children: a long-term follow-up study[J]. J PediatrOrthop, 1992, 12(3): 355-358.

2. Leung PC, Lam SF. Long-term follow-up of children with femoral neck fractures[J]. J Bone Joint Surg Br, 1986, 68(4): 537-540.

3. Dial BL, Lark RK. Pediatric proximal femur fractures[J]. Journal of Orthopaedics, 2018, 15(2): 529-535.

4. 石峰, 蔡贤华. 儿童股骨颈骨折治疗的研究进展[J]. 中国中医骨伤科杂志, 2013, 21 (5): 66–68.

5. Palocaren T. Femoral neck fractures in children: a review[J]. Indian Journal of Orthopaedics, 2018, 52(5): 501–506.

6. Papalia R, Torre G, Maffulli N, et al. Hip fractures in children and adolescents[J]. British Medical Bulletin, 2019, 129(1): 117–128.

7. Patterson JT, Tangtiphaiboontana J, Pandya NK. Management of Pediatric Femoral Neck Fracture[J]. The Journal of the American Academy of Orthopaedic Surgeons, 2018, 26 (12): 411–419.

8. Ömeroglu H. Basic principles of fracture treatment in children[J]. Eklem Hastaliklali Cerrahisi, 2018, 29(1): 52–57.

9. Duffy S, Gelfer Y, Trompeter A, et al. The clinical features, management options and complications of paediatric femoral fractures[J]. European Journal of Orthopaedic Surgery & Traumatology, 2021, 31(5):883–892.

10. Sanghavi S, Patwardhan S, Shyam A, et al. Nonunion in Pediatric Femoral Neck Fractures[J]. The Journal of Bone and Jaint Surgery. American Volume, 2020, 102(11): 1000–1010.

11. Wu C, Ning B, Xu P, et al. Efficacy and complications after delayed fixation of femoral neck fractures in children[J]. Journal of Orthopaedic Surgery (Hong Kong), 2020, 28(1): 2309499019889682.

12. 陈广辉, 王洪伟, 吴琼, 等. 儿童股骨颈骨折疗效及股骨头坏死相关因素分析[J]. 实用骨科杂志, 2017, 23(5): 404–408.

13. 陈晋宸, 陈顺有, 潘源城. 螺钉置入深度对Delbet Ⅱ型、Ⅲ型儿童股骨颈骨折治疗效果的影响研究[J]. 临床小儿外科杂志, 2020, 19(7):573–578.

14. 林顺新, 刘华, 曹杰, 等. 关节镜辅助闭合复位技术治疗难复性 Delbet Ⅱ型儿童股骨颈骨折[J]. 实用骨科杂志, 2020, 26(6): 546–550.

15. 孟祥栋, 张宗武. 手术与非手术治疗儿童股骨颈骨折的疗效比较[J]. 中国骨与关节损伤杂志, 2018, 33(5): 538–539.

16. 田守进, 朱贤, 缪健荣, 等. 切开与闭合复位内固定治疗移位型儿童股骨颈骨折的Meta分析[J]. 中华创伤骨科杂志, 2018, 20(7): 560–565.

17. 汪文涛, 陈顺有. 儿童股骨颈骨折的治疗:闭合复位还是开放复位?[J]. 临床小儿外科杂志, 2020, 19(7): 561–564.

18. 汪文涛, 黎艺强, 郭跃明, 等."Y"型软骨未闭合儿童股骨颈骨折术后股骨近端骺板早闭的风险因素分析[J]. 中华骨科杂志, 2021, 41(2): 76-83.

19. 王儒法, 楼跃, 唐凯, 等. 髋关节前侧短切口治疗儿童Delbet Ⅱ型股骨颈骨折[J]. 中华外科杂志, 2019, 57(2): 129-133.

20. 张炼, 王洋, 邓银栓, 等. 儿童股骨颈骨折治疗方法的研究进展[J]. 中国医药, 2019, 14(5): 795-798.

21. 周颖, 王波, 楼跃, 等. 三种内固定方式治疗儿童移位型股骨颈骨折的临床分析[J]. 中华创伤杂志, 2017, 33(11): 1016-1021.

22. 董巍, 张天一, 路博, 等. Vancouver B2型股骨假体周围骨折锁定板或皮质骨板不同内固定方式的生物力学分析[J]. 中国组织工程研究, 2021, 25(30): 4787-4792.

23. 顾航宇, 李庭, 赵春鹏, 等. 髋关节假体周围骨折的治疗现状及进展[J]. 骨科临床与研究杂志, 2018, 3(2): 119-128.

24. 张小冰, 王博, 郑成胜, 等. 全髋关节置换术髋臼假体周围骨折的临床特征及其影响因素分析[J]. 中国骨与关节损伤杂志, 2021, 36(2): 148-150.

25. 赵帅, 张立岩, 聂影, 等. 髋关节置换术后假体周围骨折3种分型的可信度和可重复性研究[J]. 北华大学学报(自然科学版), 2020, 21(6): 793-796.

26. 周金华, 王愉思, 盛斌, 等. 髋关节置换术后股骨假体周围骨折手术治疗的疗效分析[J]. 中国骨伤, 2021, 34(3): 255-259.

27. Bottle A, Griffiths R, White S, et al. Periprosthetic fractures: the next fragility fracture epidemic? A national observational study[J]. BMJ Open, 2020, 10(12): e042371.

28. Deng Y, Kieser D, Wyatt M, et al. Risk factors for periprosthetic femoral fractures around total hip arthroplasty: a systematic review and meta-analysis[J]. ANZ Journal of Surgery, 2020, 90(4): 441-447.

29. Giaretta S, Momoli A, Porcelli G, et al. Diagnosis and management of periprosthetic femoral fractures after hip arthroplasty[J]. Injury, 2019, 50 (Suppl 2):S29-S33.

30. Hasegawa K, Kabata T, Kajino Y, et al. Periprosthetic occult fractures of the acetabulum occur frequently during primary THA[J]. Clinical Orthopaedics and Related Research, 2017, 475(2): 484-494.

31. Hickerson LE, Zbeda RM, Gadinsky NE, et al. Outcomes of surgical treatment of periprosthetic acetabular fractures[J]. Journal of Orthopaedic Trauma, 2019, 33 (Suppl 2):S49-S54.

32. Kabelitz M, Fritz Y, Grueninger P, et al. Cementless stem for femoral neck fractures

in a patient's 10th decade of life: high rate of periprosthetic fractures[J]. Geriatric Orthopaedic Surgery & Rehabilitation, 2018, 9:2151459318765381.

33. King SW, Lamb JN, Cage ES, et al. Periprosthetic femoral fractures following total hip and total knee arthroplasty[J]. Maturitas, 2018, 117:1-5.

34. Marongiu G, Prost R, Capone A. Use of 3D modelling and 3D printing for the diagnostic process, decision making and preoperative planning of periprosthetic acetabular fractures [J]. BMJ Case Reports, 2020, 13(1): e233117.

35. Pascarella R, Sangiovanni P, Cerbasi S, et al. Periprosthetic acetabular fractures: a new classification proposal[J]. Injury, 2018, 49 (Suppl 3):S65-S73.

36. Pavone V, de Cristo C, Di Stefano A, et al. Periprosthetic femoral fractures after total hip arthroplasty: an algorithm of treatment[J]. Injury, 2019, 50 (Suppl 2):S45-S51.

37. Stoffel K, Horn T, Zagra L, et al. Periprosthetic fractures of the proximal femur: beyond the Vancouver classification[J]. EFORT Open Reviews, 2020, 5(7): 449-456.

38. Verettas DA, Chloropoulou PP, Drosos G, et al. Simultaneous periprosthetic fractures of the femur and the acetabulum after bipolar hip arthroplasty[J]. The American Journal of Case Reports, 2016, 17:973-976.

39. 邱贵兴, 裴福兴, 胡侦明, 等. 中国骨质疏松性骨折诊疗指南(骨质疏松性骨折诊断及治疗原则)[J]. 中华骨与关节外科杂志, 2015, 8(5): 371-374.

40. Albareda-Albareda J, Redondo-Trasobares B, Calvo-Tapies J, et al. Salvage of cephalomedullary nail cutout with the variable angle proximal femoral plate[J]. Injury, 2021, 52(Suppl 4):S37-S41.

41. Araki N, Chuman H, Matsunobu T, et al. Factors associated with the decision of operative procedure for proximal femoral bone metastasis: Questionnaire survey to institutions participating the Bone and Soft Tissue Tumor Study Group of the Japan Clinical Oncology Group[J]. J Orthop Sci, 2017, 22(5): 938-945.

42. Arisumi S, Mawatari T, Ikemura S, et al. Spontaneous bilateral femoral neck fractures in a young male adult: a case report and literature review[J]. BMC Musculoskelet Disord, 2019, 20(1): 449.

43. Baig MN, Mac Dhaibheid C, Shannon FJ. Hip Fracture in a Patient with Primary Hyperparathyroidism: Medical and Surgical Lessons[J]. Cureus, 2018, 10(1): e2104.

44. Balakumar B, Arora S, Palocaren T. Sjögren-Larsson syndrome-unusual presentation

with pathological femoral neck fracture: a case report[J]. J PediatrOrthop B, 2012, 21(6): 583-586.

45. Bhatnagar N, Lingaiah P, Lodhi JS, et al. Pathological Fracture of Femoral Neck Leading to a Diagnosis of Wilson's Disease: A Case Report and Review of Literature[J]. J Bone Metab, 2017, 24(2): 135-139.

46. Blay JY, Honoré C, Stoeckle E, et al. Surgery in reference centers improves survival of sarcoma patients: a nationwide study[J]. Ann Oncol, 2019, 30(7): 1143-1153.

47. Canavese F, Samba A, Rousset M. Pathological fractures in children: Diagnosis and treatment options[J]. Orthop Traumatol Surg Res, 2016, 102(1 Suppl): S149-S159.

48. Cazzato RL, Garnon J, Tsoumakidou G, et al. Percutaneous image-guided screws mediated osteosynthesis of impeding and pathological/insufficiency fractures of the femoral neck in non-surgical cancer patients[J]. Eur J Radiol, 2017, 90(1):5.

49. Csotye J, Sisák K, Bardócz L, et al. Pathological femoral neck fracture caused by an echinococcus cyst of the vastus lateralis-case report[J]. BMC Infect Dis, 2011, 11:103.

50. Dahan M, Anract P, Babinet A, et al. Proximal femoral osteosarcoma: Diagnostic challenges translate into delayed and inappropriate management[J]. Orthop Traumatol Surg Res, 2017, 103(7): 1011-1015.

51. Dassa M, Roux C, Tselikas L, et al. Image-guided Percutaneous Fixation with Internal Cemented Screws of Impending Femoral Neck Pathologic Fractures in Patients with Metastatic Cancer: Safety, Efficacy, and Durability[J]. Radiology, 2020, 297(3): 721-729.

52. Denis-Aubree P, Dukan R, Karam K, et al. Bilateral femoral shaft fracture in polytrauma patients: Can intramedullary nailing be done on an emergency basis?[J]. Orthop Traumatol Surg Res, 2021, 107(3): 102864.

53. Eleni A, Panagiotis P. A systematic review and meta-analysis of vitamin D and calcium in preventing osteoporotic fractures[J]. Clin Rheumatol, 2020, 39(12): 3571-3579.

54. Haugan K, Halsteinli V, Dohl O, et al. Health care services and costs after hip fracture, comparing conventional versus standardised care: A retrospective study with 12-month follow-up[J]. Injury, 2021, 52(11): 3434-3439.

55. Jeon YS, Hwang DS, Hwang JM, et al. Pathological Fracture of the Femoral Neck due to Tophaceous Gout: An Unusual Case of Gout[J]. Hip Pelvis, 2019, 31(4): 238-241.

56. John R, Kumar P, Aggarwal S, et al. Simultaneous, Non-traumatic, Bilateral Neck Fe-

mur Fractures in Uremic Renal Osteodystrophy: A Report of Three Cases and Literature Review [J]. J Orthop Case Rep, 2018, 8(2): 90-94.

57. Kim KK, Park YW, Kim TH, et al. Atypical femoral neck fracture after prolonged bisphosphonate therapy[J]. J Pathol Transl Med, 2020, 54(4): 346-350.

58. Kim RG, An VVG, Petchell JF. Hip fracture surgery performed out-of-hours—A systematic review and meta-analysis[J]. Injury, 2021, 52(4): 664-670.

59. Kotian RN, Puvanesarajah V, Rao S, et al. Predictors of survival after intramedullary nail fixation of completed or impending pathologic femur fractures from metastatic disease[J]. Surg Oncol, 2018, 27(3): 462-467.

60. Lee YS, Kim BK, Lee HJ, et al. Pathologic Femoral Neck Fracture Due to Fanconi Syndrome Induced by Adefovir Dipivoxil Therapy for Hepatitis B[J]. Clin Orthop Surg, 2016, 8 (2): 232-236.

61. Lim EJ, Kim JW, Vemulapalli KC, et al. Surgical outcomes of minimally invasive cerclage clamping technique using a pointed reduction clamp for reduction of nonisthmal femoral shaft fractures[J]. Injury, 2021, 52(7):1897-1902.

62. Noguchi H, Koda M, Funayama T, et al. Regenos spacers are not suitable for open-door laminoplasty because of serious adverse events caused by their insufficient mechanical strength[J]. J Clin Neurosci, 2018, 56:50-55.

63. Oberai T, Oosterhoff JHF, Woodman R, et al. Development of a postoperative delirium risk scoring tool using data from the Australian and New Zealand Hip Fracture Registry: an analysis of 6672 patients 2017-2018[J]. Arch Gerontol Geriatr, 2021, 94:104368.

64. Ochi H, Takagi T, Baba T, et al. Total hip arthroplasty with reconstruction of acetabulum through direct anterior approach for metastatic bone disease of acetabulum combined with pathological proximal femoral neck fracture: A case report[J]. Trauma Case Rep, 2021, 32: 100447.

65. Parisien RL, Ment A, Shin M, et al. Pathologic Hip Fracture by Virtue of a Rare Osseous Manifestation of Gout: A Case Report[J]. JBJS Case Connect, 2020, 10(3): e2000231.

66. Purohit S, Marathe N, Amin A, et al. Bilateral Transcervical Femur Neck Fracture in a Case of Pseudohypoparathyroidism: A Rare Case Report and Review of Literature[J]. J Orthop Case Rep, 2020, 10(7): 85-87.

67. Ramanath SK, Shah RH. Non-traumatic Unilateral Femur Neck Fracture in a Human

Immunodeficiency Virus-Positive Septuagenarian Indian Male: A Unique Case Report[J]. J Orthop Case Rep, 2018, 8(5): 75-77.

68. Salman F, Khan MI, Hussain I, et al. Pathological fracture of femoral neck in a middle-aged woman: a rare presentation of primary hydatid cyst disease in humans[J]. BMJ Case Rep, 2018, 2018: bcr 2017222980.

69. Spiro AS, Pogoda P, Amling M, et al. Giant cell tumour of bone: reconstruction of the index metacarpophalangeal joint with an osteochondral graft from the lateral femoral condyle [J]. J Plast Reconstr Aesthet Surg, 2013, 66(5): 729-732.

70. Sternheim A, Giladi O, Gortzak Y, et al. Pathological fracture risk assessment in patients with femoral metastases using CT-based finite element methods. A retrospective clinical study[J]. Bone, 2018, 110:215-220.

71. Studnicka KJ, Kumar G. Total hip replacement for displaced intracapsular neck of femur fracture. Are current guidelines appropriate for all patients? Five-year retrospective analysis of 315 cases[J]. Injury, 2021, 52(10): 3011-3016.

72. Subramanyam KN, Mundargi AV, Reddy PS, et al. Pathological Neck of Femur Fracture with Failed Osteosynthesis in Adolescent: A Report of Two Cases[J]. J Orthop Case Rep, 2018, 8(6): 88-91.

73. Vermesan D, Prejbeanu R, Haragus H, et al. Case series of patients with pathological dyaphiseal fractures from metastatic bone disease[J]. Int Orthop, 2017, 41(10): 2199-2203.

74. Vogt DM, Tushaus L, Kaiser M, et al. Pathological fracture of the femoral neck following septic coxitis and chronic osteomyelitis: a potential complication of Lemierre's syndrome [J]. BMJ Case Rep, 2017:bcr2016218474.

75. Ying LJ. A case of pathological fracture caused by vitamin D insufficiency in a young athlete and a review of the literature[J]. J Clin Orthop Trauma, 2019, 10(6): 1111-1115.

76. Radaideh AM, Qudah HA, Audat ZA, et al. Functional and Radiological Results of Proximal Femoral Nail Antirotation (PFNA) Osteosynthesis in the Treatment of Unstable Pertrochanteric Fractures[J]. J Clin Med, 2018,7(4):78.

77. Nherera L, Trueman P, Horner A, et al. Comparison of a twin interlocking derotation and compression screw cephalomedullary nail (InterTAN) with a single screw derotationcephalomedullary nail (proximal femoral nail antirotation): a systematic review and meta-analysis for intertrochanteric fractures[J]. J Orthop Surg Res, 2018, 13(1):46.

78. Hak DJ, Mauffrey C, Hake M, et al. Ipsilateralfemoral neck and shaft fractures: Currentdiagnostic and treatment strategies[J].Orthopedics, 2015, 38:247-251.

79. Ostrum RF, Tornetta P III, Watson JT, et al. Ipsilateral proximalfemur and shaft fractures treated with hipscrews and a reamed retrogradeintramedullary nail[J]. Clin Orthop Relat Res, 2014, 472:2751-2758.

80. Boulton CL, Pollak AN: Special topic: Ipsilateral femoral neck and shaftfractures——does evidence give us theanswer?[J]. Injury, 2015, 46:478-483.

81. Jones CB, Walker JB. Diagnosis and Management of Ipsilateral Femoral Neck and Shaft Fractures[J]. J Am AcadOrthop Surg, 2018, 26(21):e448-e454.

82. 张世民,王振海,田可为.同时累及同侧股骨颈与转子间两个解剖区域的骨折类型与研究进展[J].中国修复重建外科杂志,2021,35(9):1079-1085.

83. Neogi DS, Ajay Kumar KV, Trikha V, et al. Ipsilateral femoral neck and trochanter fracture[J]. Indian J Orthop, 2011, 45(1):82-86.

84. Tahir M, Lakkol S, Naiquc S. Segmental neck of femur fractures: A unique case report of an ipsilateral subcapital, greater trochanteric and intertrochanteric fracture and proposed management algorithm[J]. Int J Surg Case Rep, 2014, 5(5):277-281.

（甘迪　徐健）

第十章

中西医结合治疗股骨颈骨折

第一节　中医药保守治疗

一、祖国医学对股骨颈骨折的认识

祖国医学把股骨颈骨折归为"损伤"门类,而其病因在《黄帝内经》中有"坠堕""击仆""举重用力""五劳所伤"等记载,可大致分为内因和外因2类:内因最重要的是女子"七七"(49岁)、男子"八八"(64岁)"天癸竭"等年龄因素,故老年人和绝经后女性常发生骨折,这与现代医学的认识是趋同的。同时,中医学理论有"肾主骨,生髓""肝藏血""肝肾同源"等重要观点。若肝肾亏虚,则气血不足、筋骨衰弱以至于骨折。外因如直接间接暴力、肌肉收缩力、持续劳损等均可导致机体组织结构、生理功能失常而出现损伤。根据以上认识,老年人股骨颈骨折的常见原因是天癸竭尽之后肝肾亏虚,常在内因基础上因轻微外力而导致,而青壮年多因强大暴力而导致股骨颈骨折。

西学东渐之前,中医学界对包括股骨颈在内的髋关节解剖已经具有了一定的认识,清代太医院院判吴谦(1689—1748年)等人主修的中医学巨著《医宗金鉴》集历代中医学之大成,在《医宗金鉴·正骨心法要旨》中对骨盆、髋臼、股骨头、股骨干等部位已经有了与现代医学相接近的认识(图10-1-1),其中关于骨盆的表述为:"胯骨,即髋骨也,又名髁骨。若素受风寒湿气,再遇跌打损伤,瘀血凝结,肿硬筋翻,足不能直行,筋短者,脚尖着地,骨错者,臀努斜行。"关于髋臼的表述为:"环跳者,髋骨外向之凹,其形似臼,以纳髀骨

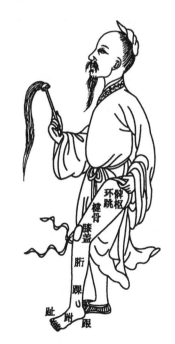

图10-1-1　《医宗金鉴·正骨心法要旨》所载下肢部位

之上端如杵者也,名曰机,又名髀枢,即环跳穴处也。或因跌打损伤,或马垫挂镫,以致枢机错努,青紫肿痛,不能步履,或行止欹侧艰难。"对于股骨表述为:"一名髀骨,上端如杵,入于髀枢之臼,下端如锤,接于胯骨,统名曰股,乃下体两大肢通称也,俗名大腿骨。坠马拧伤,骨碎筋肿,黑紫清凉,外起白泡,乃因骨碎气泄,此证治之鲜效。如人年少气血充足者,虽形证肿痛而不昏沉,无白泡者可治。"这些重要论述对于髋关节外伤有了较为系统的认识,虽然尚未将股骨颈骨折、股骨粗隆骨折与髋臼骨折区分开来,但是在同时代,具有明显的先创性。

二、中药辨证分期论治治疗股骨颈骨折

分期辨证是中医骨伤科学治疗骨折的一大特色,目前主流上将包括骨折在内的创伤性疾病分为三期,即早期、中期、晚期三期辨证施治。

（一）早期辨证

早期指伤后1~2周。发生股骨颈骨折时,常因暴力创伤导致经脉震荡,逆乱气机,气结不散;损伤后血溢脉外,瘀血停滞,壅塞脉道,气滞血瘀,气血不得畅流,故而肿痛并见、活动障碍。《素问·至真要大论》说,"留者攻之""结者散之",且股骨颈骨折系关节囊内骨折,出血有限,瘀血化热较少,因此损伤早期的病症治以祛瘀为主,治宜活血化瘀、消肿止痛为主。常用治法有"攻下逐瘀法、行气活血法"。攻下逐瘀法的代表方剂是桃核承气汤、大成汤、鸡鸣散。行气活血法的代表方剂是复元活血汤、柴胡疏肝散、顺气活血汤等。

（二）中期辨证

中期指伤后3~6周。骨折处经1~2周的治疗肿胀逐步减轻或消退,筋骨断裂处得到了初步连接,疼痛明显有所减轻,体温正常。说明损伤引起的气滞血瘀逐步消退,但筋骨酸软,时有作痛,瘀血尚未化尽,经脉仍未完全通畅,气血仍欠旺盛。故该期用药,除继续活血化瘀外,应重在养血通络、接骨续筋,以促进筋骨愈合。常用治法有"和营止痛法、接骨续筋法、舒筋活络法"。和营止痛法属于"和法",代表方是和营止痛汤。接骨续筋法属于"续法",代表方是续骨活血汤、新伤续断汤、接骨丹、接骨紫金丹。舒筋活络法属于"舒法",代表方为舒筋活血汤、舒筋汤、蠲痹汤。

（三）后期辨证

一般在骨折6周以后,经早、中期治疗后,瘀血已经祛除、筋骨得以续接,但筋骨尚不坚强,并常伴有神疲乏力、筋骨弛萎、关节僵硬等诸虚之症。故后期应以补益气血、强壮筋骨为主。常用的有"补气养血法、补养脾胃法、补益肝肾法、温经通络法"。补气养血法的代

表方为八珍汤、十全大补汤。补养脾胃法代表方为补中益气汤、参苓白术散、归脾汤。补益肝肾法代表方为壮筋养血汤。另肾阳不足以金匮肾气丸、右归丸主之,肾阴不足以六味地黄汤、左归丸主之。温经通络法代表方为麻桂温经汤、小活络丹。

三、股骨颈骨折的中医非药物治疗

中医骨伤科四大治疗方法"手法""固定""药物""练功",非药物治疗占了3项。可见非药物治疗在骨科临床中占有重要地位。

(一)手法整复

由于各派正骨手法各有千秋,但总不离《医宗金鉴·正骨心法要旨》中的"摸、接、端、提、按、摩、推、拿"八法。股骨颈骨折中无移位或外展嵌插型股骨颈骨折,不需整复,只需卧床休息和限制活动。新鲜的移位骨折应该尽快予以复位、固定。整理当前各主要学派手法复位方法如下:

1.牵拉推挤外展内旋整复法 患者取仰卧位,一助手按压两髂前上棘固定骨盆;另一助手持小腿下段顺势牵拉。术者站于患侧,以手掌根部向内下推挤大粗隆部,同时牵拉小腿,助手在保持牵拉力下,逐步使患肢外展、内旋,即可复位(图10-1-2)。

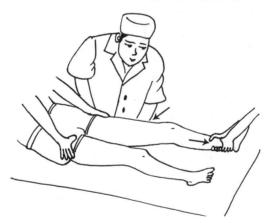

图10-1-2 股骨颈骨折牵拉推挤外展内旋整复法

2.屈曲提牵内旋外展整复法 患者取仰卧位,一助手按压两髂前上棘以固定骨盆。术者站于患侧,面对患者,一手持患肢踝部;另一手肘弯套牢腘窝部,使膝、髋关节屈曲60°~90°,然后顺势向前提拉牵引(图10-1-3A);远端牵下后,将患肢内旋使骨折端扣紧,同时外展,逐步伸直,即可复位(图10-1-3B)。

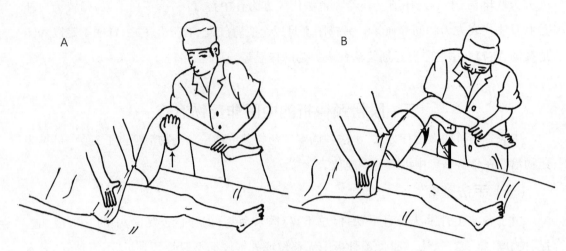

图10-1-3 屈曲提牵内旋外展整复法

A:屈膝屈髋60°~90°顺势向前提拉牵引;B:外展内旋伸直复位

3. 套带挺腰伸颈纠正远端后移法 大体复位后,骨折远端仍有后移者,可令一助手固定骨盆,另一助手握小腿牵引患肢并稍外旋,术者以宽布带套在自己颈上并绕过患者大腿根部,做挺腰伸颈动作(图10-1-4),纠正后移,再令助手内旋患肢。

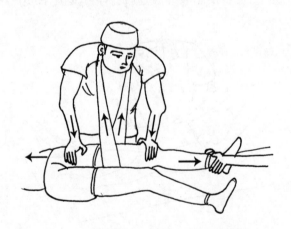

图10-1-4 套带挺腰伸颈纠正远端后移法

4. 牵拉端提后压内旋纠正向前成角法 大体复位后,骨折处仍有向前成角者,在两助手维持牵引下,术者一手扣住大粗隆后侧向前端提,一手按股骨颈前方向后压(图10-1-5),并令助手将患肢内旋,向前成角可纠正。

若股骨颈骨折仅向外上错位者,可采用牵拉推挤外展内旋整复法;若有向前成角突起错位者,可采用屈曲提牵内旋外展整复法。并根据大体复位成功后以套带挺腰伸颈纠正远端后移、牵拉端提后压内旋纠正向前成角等方法对复位进行微调。

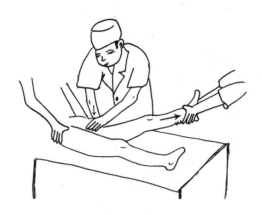

图10-1-5　牵拉端提后压内旋纠正向前成角法

检查复位成功与否:采取手掌试验,将患肢置于平台上或术者手掌平托患足,患肢无外旋者即为成功(图10-1-6)。

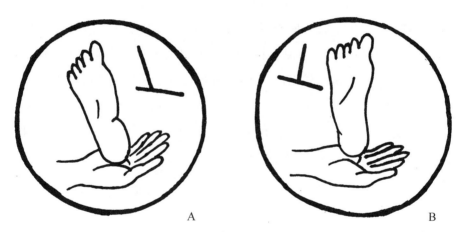

图10-1-6　手掌试验,检查是否复位

A:尚未复位;B:复位成功

(二) 固定

手法复位后或无移位及嵌插型骨折,可让患者卧床休息,将患肢置于外展、膝关节轻度屈曲、足中立位。为防止患肢外旋,可在患侧足穿一带有横木板的丁字鞋(图10-1-7),可同时配合夹板支具在髋关节局部固定(图10-1-8)。小儿股骨颈骨折可在复位后采用髋关节人字石膏固定(图10-1-9)。亦可用轻重量的皮肤牵引固定6~8周(图10-1-10),但有研究表明,皮肤牵引固定可能导致股骨头血供进一步损害引起股骨头坏死,目前已较少开展。

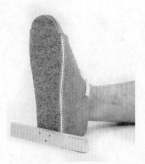 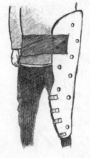 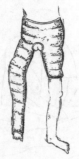 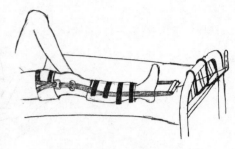

图10-1-7　丁字鞋　　图10-1-8　髋关　图10-1-9　小儿　　图10-1-10　下肢皮肤牵引
　　　　　　　　　　节固定夹板支具　　髋关节人字石膏

（三）练功（功能锻炼）

股骨颈骨折患者固定期间应积极进行患肢股四头肌的收缩活动，以及踝关节和足趾关节的屈伸功能锻炼，以防止肌肉萎缩、关节僵硬及骨质疏松等。在固定期间应嘱咐患者做到"三不"：不盘腿、不侧卧、不负重下地。卧床期间应加强全身锻炼，鼓励患者多做深呼吸和扩胸运动，并主动咳嗽排痰，防止因长期卧床引起的坠积性肺炎。6~8周后解除固定或牵引，需要逐渐加强患肢髋、膝关节的屈伸活动，可用床边屈伸膝关节法练习膝关节伸屈活动，可下床活动扶双拐开展无负重运动，并可配以主被动按揉髋膝以理筋活络。之后每4~6周复查摄片，直至骨折完全愈合。又因股骨颈骨折愈合较慢，通常不少于6个月，故务必待股骨颈骨折处影像学愈合，方可弃拐逐步负重行走；又因在此期间股骨头坏死的风险始终困扰股骨颈骨折患者，所以在实践中判断股骨颈骨折保守治疗成功应不少于12个月。

第二节　中医药配合内固定手术治疗

一、中药辨证论治配合内固定手术治疗股骨颈骨折

对于Garden Ⅰ~Ⅱ型及部分移位较小的Garden Ⅲ型的股骨颈骨折，保髋治疗具有积极意义，目前在股骨颈骨折内固定手术后配合中药辨证论治运用广泛，较为常用的方案如下：术后早期（1~2周）气滞血瘀以行气活血、消肿止痛为主，拟方选桃红四物汤或顺气活血汤加减进行治疗；术后中期（2~6周）营卫不和采用和营止痛汤或舒筋活血汤加减进行治疗；手术后期（6周以后）肝肾亏虚采用十全大补汤加减或壮筋养血汤加减进行治疗。待患者手术切口愈合之后再通过中药配方进行外敷治疗，其配方为伸筋草、红花、透骨草、甘

松、乳香、没药、桂枝、骨碎补、接骨木等,具有很好的疗效。通过分期辨证论治配合手术能更好地改善患者髋关节功能、促进患者骨折的愈合、防止深静脉血栓的发生及预防股骨头坏死的发生。

典型病例:

段某,男,57岁,2018年3月不慎跌倒致右髋疼痛活动受限,摄片示右股骨颈骨折Garden Ⅲ型,伤后24h内行闭合复位空心钉内固定术(图10-2-1)。

1. 术后次日至14天以桃红四物汤加减,组成如下:

当归15g,桃仁10g,川芎15g,赤芍15g,生地黄15g,红花10g,川牛膝15g,川楝子9g,延胡索9g,泽兰9g,甘草6g。

上为颗粒剂,每日1剂,等分为二,早、晚饭后30min冲水150mL顿服。术后在指导下积极开展康复锻炼,患者在术后第7日出院。

2. 术后2~6周以舒筋活血汤加减,组成如下:

羌活6g,防风9g,荆芥6g,独活9g,当归12g,续断12g,青皮5g,川牛膝9g,五加皮9g,杜仲9g,红花6g,枳壳6g,甘草6g。

上为颗粒剂,每日1剂,等分为二,早、晚饭后30min冲水150mL顿服。

3. 该患者因存在移位,术后股骨头坏死风险较大,术后长期随访,并服用中药至术后6个月。术后6周至6个月,以壮筋养血汤加减,组成如下:

白芍12g,当归12g,川芎12g,续断12g,甘草6g,红花9g,生地黄18g,川牛膝12g,牡丹皮12g,杜仲12g。

上为颗粒剂,每日1剂,等分为二,早、晚饭后30min冲水150mL顿服。

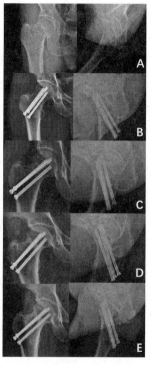

图10-2-1　典型病例

股骨颈骨折闭合复位空心钉内固定,术前(A)、术后次日(B)、术后6周(C)、术后6个月(D)及术后18个月(E)

患者术后次日、术后第6周、术后第6个月、术后第18个月分别行右髋正轴位片。骨折逐渐愈合未出现股骨头坏死,配合练功训练,治疗全程未发生便秘、压疮等并发症,根据术后18个月摄片结果股骨颈骨折考虑临床治愈,未发生股骨头坏死。

二、中医非药物治疗配合内固定手术治疗股骨颈骨折

祖国医学中针灸、推拿、练功导引等手段在股骨颈骨折内固定治疗过程中,也同样能起到较为积极的作用。①针刺麻醉:是中西医结合的典范,可有效减少麻醉药的使用,在

开展股骨颈骨折闭合复位空心钉内固定术过程中,对于基础条件较差或其他因素不能接受全身麻醉或者脊椎麻醉的患者,采用针药复合麻醉即针刺麻醉配合股神经阻滞和局部浸润麻醉均能够达到满意的麻醉效果,可有效减少麻醉药物带来的不良反应如术后谵妄、肝肾损伤等,同时也为手术创造了更好的条件,对于患者的加速康复也有较大益处。②围术期的针灸治疗,术前开展针灸治疗能有效调节情志改善患者焦虑紧张情绪。术后开展针灸治疗能够充分调动患者机体自我修复愈合的功能,促进新陈代谢,改善周身气血循环,对于患者术后加速康复具有积极意义。③推拿理筋手法能改善局部肌肉黏连、改善关节活动受限的症状,并能促进气血流通,帮助消肿定痛,预防血栓形成。④练功导引能够帮助内固定术后的股骨颈骨折患者加快功能恢复,具体可参见本章第一节中的练功(功能锻炼)章节。

第三节　中医药配合髋关节置换治疗

一、中药辨证论治配合髋关节置换治疗股骨颈骨折

对于移位较大、头下型股骨颈骨折、患者年龄较大等较容易发生骨折不愈合、股骨头坏死的情况,人工髋关节置换术能够有效避免内固定或者保守治疗可能发生的骨折不愈合、股骨头坏死、内固定失败等恶劣结局。也正是由于髋关节置换的革命性意义,同时因为手术本身会引起较大的开放性损伤,也对股骨颈骨折的中医辨证分型产生了影响,依据不再以骨的愈合为目标,而应该兼顾预防血栓、改善局部肿胀、尽快恢复患肢功能及促进生物型人工关节骨长入等各个方面。可分为前期(1~3周)活血理气养血,以加味桃红四物汤或舒筋活血汤加减。后期(4~6周)补益肝肾脾胃、长肌生力、活血强筋,以壮筋养血汤或八珍汤加减。

典型病例:

王某,男,52岁,2018年2月从高处跌落至左髋疼痛活动受限剧烈,摄片示左股骨颈骨折Garden Ⅳ型,伤后入院即行皮肤牵引,并于第三日行人工全髋关节置换术(图10-3-1)。术后1~12日住院治疗,术后第3日下床,住院期间行康复理疗针刺等治疗促进围术期功能改善。抗凝方案为术后第-3天~-0.5天达肝素钠5000U,每日1次,皮下注射;术后第0.5天至术后12天达肝素钠5000U,每日1次,皮下注射;术后第13~35天利伐沙班10mg口服。

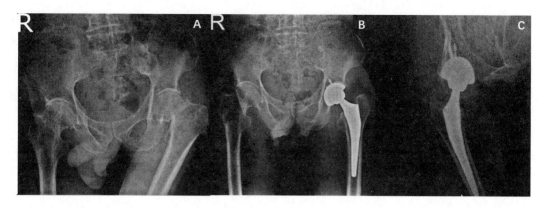

图10-3-1 典型病例

术前(A)及全髋关节置换术后(B、C)

同时,术后次日至21天以桃红四物汤加减,组成如下:

当归15g,桃仁10g,川芎15g,赤芍10g,红花10g,川牛膝15g,泽兰9g,甘草6g,白芍10g,生地黄20g,茯苓15g,陈皮6g,地龙9g。

上为颗粒剂,每日1剂,等分为二,早、晚饭后30min冲水150mL顿服。

此方兼顾活血、养血、行气、消肿、柔筋的功效,对于预防深静脉血栓、改善肢体肿胀、促进关节功能恢复均有较好的帮助。

术后22~42天以八珍汤加减,组成如下:

当归12g,川芎12g,生地黄18g,白芍12g,赤芍12g,太子参12g,茯苓15g,白术15g,甘草6g,川牛膝12g,续断12g,红花9g,杜仲10g。

上为颗粒剂,每日1剂,等分为二,早、晚饭后30min冲水150mL顿服。

本方以长肌生力为主要目的,顾护脾胃、调补肝肾、活血强筋,对于髋关节置换术后的功能恢复有较大的帮助。

随访3年该例患者术后恢复良好,未出现术后严重便秘、尿潴留、关节僵硬、假体松动等不良后果。

二、中医非药物治疗配合髋关节置换治疗股骨颈骨折

虽然人工髋关节置换一定程度上缩短了股骨颈骨折患者的病程,改善了疾病的预后,但是由此不可避免带来了手术创伤较大、麻醉不良反应、术后高血栓风险等问题。中医非药物治疗也同样可以针对股骨颈骨折患者髋关节置换围术期的困境提供帮助。①针刺麻醉:由于髋关节置换手术创伤较大,无法施行局部麻醉、神经阻滞麻醉为主导的麻醉方式,对于老年人群更容易产生术后谵妄、狂躁等精神症状,针对这些问题,相关研究表明,为寻

找改良的麻醉方案、提高老年患者麻醉耐受。上海中医药大学相关团队在髋关节置换围术期运用针刺复合麻醉,在不增加患者应激反应的同时,可有效减少麻醉药物总用量及术后精神障碍的发生,减少恶心、呕吐的发生。②针灸治疗:同样能有效改善围术期患者的精神焦虑紧张、改善周身免疫、预防关节感染、促进神经协调、增强运动力量。③推拿理筋手法能有效帮助患者改善局部肿胀、改善关节活动度、预防血栓形成。

综上所述,中西医结合治疗股骨颈骨折,可兼采现代医学发展成果、发扬中医药传统优势,宜中则中、宜西则西,中西并重,取长补短,为寻找治疗股骨头坏死的更好方案而不断探索、融会、创新。

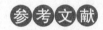
参考文献

1. 吴谦. 医宗金鉴 [M]. 北京:人民卫生出版社,2013.

2. 黄桂成,王拥军. 中医骨伤科学[M].北京:中国中医药出版社,2016.

3. 詹红生,刘献祥. 中西医结合骨伤科学[M].北京:中国中医药出版社,2016.

4. 郭维怀,郭艳幸. 平乐正骨骨伤学[M].北京:中国中医药出版社,2018.

5. 田好超,张宏军,李哲.股骨颈骨折的中西医研究现状及治疗进展[J].中医研究,2019,32(7):74−77.

6. 许京华,张晓东.中医平乐手法复位联合空心钉治疗骨质疏松性股骨颈骨折的效果[J].河南医学研究,2021,30(10):1865−1867.

7. 管俊杰,张亮,孟箭.针刺治疗在加速康复外科中的应用进展[J].针刺研究,2021,46(3):248−253.

8. 郑宏鼎.益肾强骨方用于人工髋关节置换术后效果及对患者生活质量的影响[J].光明中医,2021,36(9):1449−1452.

9. 王向峰.中药辅助髋关节置换术治疗老年股骨颈骨折的临床疗效[J].临床研究,2021,29(2):109−110.

10. 顾小华,刘佩蓉,李超,等.针药复合麻醉对老年患者人工髋关节置换术麻醉耐受性及术后精神障碍影响的临床研究[J].上海中医药杂志,2018,52(1):54−57.

11. 师宝森.加味桃红四物汤联合微创小切口人工全髋关节置换术治疗股骨头坏死的疗效.实用中医内科杂志,2021,5(9):1−6.

12. 黄晓焱,孔令俊,王晨亮,等.中医防治髋部骨折术后深静脉血栓研究进展[J].亚太传统医药,2021,17(02):194−197.

13. 岳辰,周宗科,裴福兴,等.中国髋、膝关节置换术围术期抗纤溶药序贯抗凝血药应用方案的专家共识[J].中华骨与关节外科杂志,2015,8(4):281-285.

14.戚洪佳,马文,童秋瑜,等.针刺麻醉的临床应用[J/OL].医学综述,2021(12):2436-2440.

（冯圣一）

第十一章

股骨颈骨折护理

随着医疗水平及公众健康意识的提高,骨科护理成为骨科治疗的重要环节。护理工作琐碎而平凡,体现在每个细节中。骨科护理专业性强,面对的股骨颈骨折中老年患者比较多,这给骨科护理带来了很大的困难。正确、适当、有效的护理工作对于患者早日康复、恢复正常生活等非常重要。

第一节　常规护理

一、股骨颈骨折非手术治疗护理

股骨颈骨折非手术治疗主要适用于年龄较大,全身情况差,常合并有严重心、肺、肝、肾功能障碍,不能耐受手术的患者。只要患者身体状况允许,应尽早进行手术,入院48h内手术治疗效果最好。

(一)体位及搬运

卧床期间,患者保持患肢外展中立位,平卧时两腿分开,脚尖向上或穿防旋鞋(丁字鞋)。患者不可侧卧,不可坐起,患肢不可内收,以免发生骨折移位。搬运或移动患肢时,患肢和髋关节整个平托起,防止关节脱位或骨折断端移位造成二次损伤。

(二)牵引护理

患者平卧可通过穿防旋鞋(丁字鞋),患肢外展中立位,进行皮牵引达到复位与固定作用,一般牵引时间为6~8周。具体时间需根据患者身体状况调整。牵引期间,注意牵引的有效性,患肢禁止外旋或内收,保持牵引绳与患肢肢体呈一条直线,避免放松以防骨折移位。

(三)肿胀护理

抬高患肢是减轻肢体肿胀的一种简单而有效的方法。骨折部位应高于心脏水平,以利于骨折肢体血液及淋巴液的回流。

通过股四头肌的等长收缩、等张收缩和踝关节旋转运动和足趾屈伸训练,增加血液循环,减轻肢体的肿胀。

冷刺激可以使微血管收缩,通透性降低,减少损伤血管的出血及渗血。因此,在骨折后48h内,使用冰袋冷敷骨折部位,具有降低局部组织温度及减少细胞代谢的作用,达到止血和消肿的目的,预防张力性水疱的发生。冷敷时,需关注患者感受,预防冻伤,观察患者的肢体末梢血运,甲床有无苍白、发绀等。

此外,可遵医嘱使用改善血液循环和消肿药物,如20%甘露醇溶液等。

(四)疼痛护理

术后疼痛是机体受到手术刺激(组织损伤)后出现的生理、心理和行为上的一系列反应,也是临床上最常见和最需紧急处理的急性疼痛。疼痛评估是术后疼痛有效管理的重要环节。

疼痛常用评估方法有3种:数字评价量表法(numerical rating scale,NRS)、视觉模拟评分(visual analogue scale,VAS)和Wong-Baker面部表情量表法。根据疼痛的程度,术后疼痛可以分为轻度疼痛、中度疼痛和重度疼痛。

主管护士与医师共同完成患者疼痛状态评估,与其他专业人员协作,通过教育和指导患者与家属,引导患者正确认识疼痛。患者的主动参与,有利于医护人员精准判断,并制订具有个性化的镇痛方案。

明确诊断并当接受牵引或制动治疗后,患者疼痛能够明显缓解。如果患者仍存在疼痛,在患者无明确禁忌证的情况下推荐使用对乙酰氨基酚或NSAIDs类药物,如双氯芬酸钠、塞来昔布、氟比洛芬酯、帕瑞昔布等。依据患者疼痛程度,尽可能短时间用药。中重度疼痛镇痛效果不佳时,建议联合使用曲马多或低剂量阿片类药物。

(五)潜在并发症预防

1.肺部感染　卧床期间,指导患者进行有效咳嗽、扩胸运动、深呼吸等呼吸功能训练,肺部叩击与振动等干预措施。此外,保证充足的摄水量,一般饮水量2000mL/d,降低分泌物黏度,有效预防肺部感染。患者在病情允许下,尽可能采取半卧位,床头抬高30°。这种体位可使膈肌下降,促进肺扩张和胸腔积液排出。对有吸烟史的髋部骨折患者应强调术前戒烟,指导其练习有效咳嗽等尤为必要。

2. 下肢深静脉血栓　长期卧床制动引起下腔静脉及髂静脉回流受阻、血流缓慢;骨折可导致血管壁和血管内膜损伤;凝血功能障碍等因素导致下肢深静脉血栓的发生。这些因素可诱发下肢深静脉血栓的形成。因而,可早期采取以下预防措施:①指导卧床期间进行下肢的主动和被动运动,如踝泵运动等。②指导按摩下肢的比目鱼肌和腓肠肌,合理使用肌肉刺激器、间歇式充气压力装置、穿弹力袜,来促进血液循环,静脉回流。③合理使用抗凝药物。④如发生下肢静脉血栓,禁止肢体按摩,必要时可行下肢静脉滤网植入术。

3. 压力性损伤　住院期间应对患者进行压力性损伤评估,对足跟、尾骶部等高危部位可使用软垫进行保护。定期检查皮肤情况,积极采取预防措施:定时翻身;保持床单位、患者衣裤整洁干燥;协助并鼓励患者主动和被动运动,促进肢体肿胀的吸收;增加营养摄入;骨突出等部位可使用减压敷料或减压器具。对于高危患者,选用可调节压力的充气床垫。如发生压力性损伤,则根据分期进行相应的对症处理。

4. 泌尿系统感染　鼓励患者多饮水,勤排尿,不憋尿,注意个人卫生,保持会阴部、尿道口清洁。当患者出现排尿异常如尿频、尿急、尿痛等尿路刺激症状时,嘱患者多饮水,必要时进行药物治疗。当患者出现尿液浑浊,如可见脓尿或血尿等症状时,需及时就诊治疗。

5. 便秘护理　饮食调节,多饮水,多食新鲜蔬菜、水果,以及高纤维素的食物,避免食品种类单一、过于精细化。指导患者进行腹部自我按摩:将双手示、中、环指重叠放于脐上四横指处,适当加压按结肠走向,由升结肠、横结肠、降结肠、乙状结肠的顺序,顺时针作环形按摩,促进血液循环,从而刺激肠蠕动,帮助排便。便秘患者必要时可进行药物干预,可采用缓泻剂治疗。

(六)饮食护理

指导患者保持生活行为习惯,均衡饮食,摄入高蛋白质、高维生素和高热量的食物,保持大便通畅。有基础疾病的患者遵医嘱给予基本饮食或治疗饮食,如高龄患者软食、糖尿病饮食等。

(七)心理疏导

由于意外致伤,患者担忧骨折预后,易产生焦虑、恐惧等心理变化。应耐心开导,介绍骨折的相关情况,告知疾病常见并发症及预防措施,从而提高患者对疾病的认识,有利于改善患者的心理状态。

二、股骨颈骨折围术期常规护理

(一)术前护理

1. 一般护理　术前完善相关检查,排除手术禁忌,确保手术安全。协助患者做好术前准备,如床上正确使用便器,准备适宜的拐杖或助行器,指导患者正确使用等。

2. 体位护理　仰卧位,可适当抬高床头;如行牵引维持,可安置牵引体位;如若搬动,需平托髋部与肢体,以防二次损伤加重骨折移位。

3. 病情评估　有基础疾病者,积极治疗原发病。如高血压病患者调整血压,糖尿病患者控制血糖等。评估患肢末端血运、温度、肿胀及足背动脉搏动、足趾活动情况,髋部疼痛状况,发现问题及时对症处理。

4. 心理及睡眠管理　患者入院后,医护人员应关注患者睡眠和情绪变化。失眠和焦虑是因住院后环境改变或对创伤、手术的恐惧,骨科患者产生的情绪和心理主要改变。医护人员应给予患者安慰与鼓励,取得患者的信任,了解患者对骨折的认知程度及心理承受能力,鼓励他们参与医疗活动,最大程度地促进医患、护患的沟通,提高患者、家属的知情权和自我照顾能力,从而帮助患者以最佳的心态积极配合手术。

(二) 术后护理

1. 病情监测　术后密切监测患者生命体征,观察患肢皮温、颜色、血运、感觉及活动度等情况。观察伤口渗血情况,保证伤口敷料的清洁、干燥和创面无异味。

2. 体位护理　患肢功能位抬高,既利于静脉血液、淋巴回流,又可减轻肿胀。髋关节置换患者术后根据术式不同予以不同的特殊体位,以防髋关节假体脱位(见第十二章第三节)。

3. 隐性出血护理　股骨颈骨折手术后的总失血量远高于手术中观察到的失血量,存在隐性出血现象。患者术后表现为血容量不足或贫血,贫血患者会出现头晕、心悸,呼吸、心率变快等表现,且影响患者手术切口的愈合,进而影响患者术后恢复,严重者可出现低血容量性休克而威胁患者生命。手术类型、使用阿司匹林、胃肠道出血、术中低血压均是失血的影响因素。

4. 导管护理　正确固定各类引流管,如负压引流管、导尿管等。保持引流管不受压、不扭曲,及时观察引流液的色、质、量,如引流量短时间超过400mL或伤口处不断渗血,应及时通知医生进行处理;留置尿管患者应做好会阴护理,鼓励患者多饮水,同时尽早拔除尿管,减少尿路感染的发生。

5. 疼痛护理　为患者创造安静舒适的环境,引导患者,分散其注意力。护理人员进行各项护理操作时,动作应轻柔。评估患者疼痛程度,选择合适的镇痛方案。

6. 饮食护理　术后当日即可正常进食,宜食清淡易消化食物。术后患者卧床,肠蠕动减慢易发生便秘,可增加粗纤维丰富的新鲜蔬果(韭菜、芹菜、香蕉等),禁辛辣。可定时顺时针按摩腹部,以促进肠蠕动,防止便秘。可食富含蛋白质的食物,以促进伤口的愈合。

7. 功能锻炼　目的是增加局部血液循环、消除肿胀,加速周围软组织损伤的修复,防治下肢静脉血栓、肌肉萎缩、关节僵硬、神经肌肉粘连等并发症。基于快速康复理念,大部分研究主张术后当日即开始功能锻炼,正确选择锻炼项目,初期应以肌力训练为主,以尽快恢复肌力保证后续锻炼顺利进行。医务人员应告知锻炼的目的,以取得患者最大程度的配合及主动参与。由于每个患者的病情程度、手术方法不尽相同。因此,下床负重的时间与康复的进程也有所区别,既不能盲目追求进度,也不能过于害怕,最好在医务人员及康复师的评估和指导下开展循序渐进的锻炼。

8.出院随访 医护人员可通过电话,网络平台,APP软件等方式对出院后患者进行随访跟踪,了解患者出院后的治疗效果、病情变化和恢复情况;对患者的饮食,生活照顾等给予建议;提醒患者按照医嘱按时进行复诊。

第二节 内固定手术护理

一、常规术后护理

见本章第一节。

二、一般情况护理

术后第2日可坐起,2周后坐轮椅下床活动。3~4周可扶双拐下地,患肢不负重,防跌倒。6个月后去拐,患肢负重。患者存在个体差异,下床活动时间应依据X线检查结果及医师医嘱而定。

三、术后特殊并发症护理

(一)股骨头缺血坏死

早期疼痛表现为髋部或膝部疼痛,腹股沟和臀部压痛,大粗隆处叩痛。关节僵硬,活动受限。早期内旋障碍,晚期各个方向受限。早期表现间歇跛行,后期表现持续性。诊断需要通过X线及MRI检查。内固定术后鼓励患者早期床上功能锻炼,老年患者避免过早下床负重或活动范围过大。让患者了解股骨头坏死的早期表现,一旦出现异常及时就医。根据坏死程度及年龄的不同选择合适的治疗方案。

(二)股骨颈骨折不愈合

骨折术后6~8个月仍未有骨折愈合的征象,表现为患者髋部或下肢疼痛,不能站立,不能行走,活动时加剧,肢体功能障碍。骨折不愈合与内固定对股骨头周围血运破坏、老年骨质疏松、患者未遵医嘱进行康复训练、自行过早下床活动等原因有关。围术期医护人员充分让患者了解手术方案、预后,让患者及家属主动参与医疗活动,提高患者康复训练的依从性。对于骨质疏松严重的患者遵医嘱合理用药。严格按照医嘱进行定期复诊。

第三节　髋关节置换术后护理

一、常规术后护理

见本章第一节。

二、体位护理

(一)仰卧位

患肢轻度外展(20°~40°)、中立位,双下肢间放一枕头(防止患髋内收),以防止脱位。搬运患者时若力度过大会增加关节脱位风险,因为患者术后肌张力低,尤其是患者体位未控制在外展中立位,会对髋关节稳定性造成破坏。一般在手术室回病房和到放射科拍片的搬运过程中,最容易发生假体脱位,应特别注意。

(二)侧卧位

转向健侧,两腿之间垫枕,健肢在下,患肢在上。

(三)放置便盆

当放置便盆时,床头抬高20°,托起整个骨盆。

三、疼痛管理

疼痛是髋关节置换术后最常见的症状。术后严重疼痛将限制患者术后主动、被动活动,影响关节的功能恢复,因此将快速康复理念运用于髋关节置换疼痛管理中,对于帮助患者对疼痛的认识,鼓励患者术后进行无痛康复锻炼无疑是至关重要的。研究证明,快速康复疼痛管理中可采用超前镇痛和多模式镇痛。通过联合应用不同作用机制的镇痛药物或方法,避免单一用药所产生的不良反应,有效地降低髋关节置换术后患者疼痛程度,可达到理想的术后镇痛效果,从而提高髋关节置换术患者功能锻炼的依从性,促进髋关节功能的康复。

四、并发症预防

(一) 术后感染

髋关节置换术后发生手术部位感染是指术后30天内出现的表浅手术切口感染以及1年内发生的与手术有关的深部手术切口感染、腔隙感染。感染是髋关节置换术后严重的并发症,若切口早期、表浅的感染未能得到及时正确的处理,一旦进展为假体周围感染,即便进行翻修手术,依旧有较高的感染复发率。因此,术后注意观察切口渗血情况,及时换药,保持敷料清洁干燥。遵医嘱给予抗生素,鼓励患者深呼吸,有效咳痰。指导患者多饮水,补充营养,进食高蛋白质、高维生素、易消化食物,增加抵抗力。如患者出现发热、伤口疼痛等症状时,及时动态监测体温变化,通知主管医师作相应处理。同时要关注患者是否合并肥胖、吸烟、营养状况差、糖尿病、恶性肿瘤、血友病、长期应用糖皮质激素的免疫性疾病等危险因素,因此需要做好患者的健康资料评估。

(二) 髋关节假体脱位

术后假体脱位的临床表现有髋关节活动性疼痛,关节活动受限,下肢异常内旋、外旋或缩短。患者在手术室回病房的搬运过程中,动作要轻柔;排便时,要将患肢及髋关节整个托起,保持患肢的外展中立位;翻身时,两腿当中放枕头,防止髋关节过度内收、内旋;术后1周内,嘱患者不要做髋部的内收、内旋,屈髋不宜超过90°。手术方式若为前方入路,尽量避免后伸外旋;后外侧入路则避免患肢的屈曲、内旋、内收动作,以防假体脱位。术后一旦发现脱位,应立即报告医生配合整复。脱位超过数小时后由于组织肿胀、肌肉紧张等原因,复位较困难。若整复失败,假体位置明显错误,根据个体脱位差异,采取麻醉下闭合复位或切开复位,再配合皮牵引治疗,并嘱患者及家属严格按照训练计划进行循序渐进的康复锻练。

(三) 下肢深静脉血栓

下肢静脉血流缓慢、血管壁损伤、血液高凝状态是导致下肢深静脉血栓形成(DVT)的三大病因,DVT又继发肺栓塞,将严重影响患者术后关节功能的恢复。因此,早预防、早诊断和早治疗对预防术后DVT的发生有着十分重要的意义。临床上采取Caprini血栓风险评估量表,在患者入院即刻完成首次评估、术后第一天评估、出院时评估,以及发生病情变化时随时静脉血栓栓塞症(VTE)评估。根据风险评分,患者VTE发生风险分为低危(0~1分)、中危(2分)、高危(3~4分)和极高危(≥5分)4个等级,不同的风险等级推荐不同的VTE预防措施。

1. 药物预防　遵医嘱给予抗凝药物治疗,如利伐沙班、低分子肝素钙。护理需要注重用药观察,避免出现药物不良反应。

2. 物理预防　间歇式充气压力装置及梯度压力弹力袜的应用,应严格按照仪器的标准进行操作,治疗前需要核对医嘱,对下肢进行彩超检查,排除禁忌,治疗中告知患者及家属注意事项。

3. 基本预防　抬高患肢,以利于静脉回流,减轻肿胀;麻醉作用消失后,指导患者进行足部的跖屈背伸、踝关节环转运动、股四头肌等长收缩活动,告知患者功能锻炼的重要性。

4. 病情观察　护理人员应密切观察患者的病情变化,警惕肺栓塞的发生,如果患者出现呼吸困难、胸痛、心悸、烦躁不安等表现,应及时给予吸氧、心电监护等应急处理,同时通知医生,必要时做好急救准备,配合协助医生给予治疗与抢救。

(四) 谵妄

谵妄是一种病因不明的器质性精神障碍症状群,以注意缺损、思维紊乱和(或)意识水平改变为主要特征,往往急性起病且病程波动。据国外报道,老年髋部骨折患者谵妄的发生率高达35%~65%。护士处于识别患者症状、早期确诊谵妄的临床一线,应加强对谵妄临床表现的认知,开展规范谵妄症状的评估,早期识别谵妄高危患者,降低高龄患者谵妄发生率。该观点在国内外学者中已得到普遍认可。术后谵妄受多因素影响,早期识别术后谵妄的高危人群并对术后谵妄的高危因素进行干预,降低术后谵妄发生率,减少术后谵妄的严重程度和持续时间,可明显改善患者结局。

(五) 假体周围骨折

骨质疏松、跌倒常是诱发骨折的原因,因而需要提醒患者在进行功能锻炼时避免过度用力;下床活动时应穿着防滑鞋,家属陪伴,防止摔倒;遵医嘱合理补钙,补充适量的优质蛋白,骨质疏松严重者可进行规范的药物治疗。

五、功能锻炼

髋关节置换术后功能锻炼应遵循早期、强度到位、运动适量的原则,锻炼内容应做到易学、易懂、解释全面,并遵循科学依据,在患者接受、掌握,主动参与的前提下达到锻炼目的(见第十二章第三节)。

医护人员、康复师应根据患者手术术式的不同,给予患者个性化的锻炼指导。

六、出院健康教育

(一) 正确的功能锻炼

嘱患者及家属出院后进行正确的功能锻炼,循序渐进地增加活动量、活动时间和活动范围,防止关节肿胀和疼痛;术后康复应遵循个体化、渐进性、全面性三大原则,由弱至强。因患者个体差异,需根据医嘱,确定扶拐下床时间、完全负重行走时间。

(二)行走时注意事项

正确使用助行器及拐杖,挂单拐时需置于健侧。预防在家时意外跌倒;避免剧烈跳跃、急转急停等动作;避免快速行走、进行剧烈的竞技体育运动;避免过多负重;控制体重;预防骨质疏松。

(三)预防和控制炎症

术后预防和控制全身部位炎症的发生,防止造成人工关节感染;拔牙、发热、出血或有局部炎症必要时使用抗生素;术后功能恢复期间,需要服用消炎镇痛药,减少功能锻炼期间关节的肿胀疼痛。

(四)预防关节脱位

根据医嘱避免坐小板凳及蹲便;避免跷二郎腿或两腿交叉;不侧身弯腰或过度向前屈曲;避免术侧髋关节内收、内旋位等不良姿势。

(五)上下楼梯练习

上楼时健肢在前,患肢跟上;下楼时患肢在前,健肢跟上。

(六)术后复诊时间

建议出院后1个月、3个月、6个月、9个月,如发现有以下症状及时到医院就诊,关节局部的红、肿、热、痛或出现窦道有液体渗出;感到关节活动没有过去正常或受限制;出现整个肢体的肿胀并伴有疼痛或出现关节畸形;外伤后关节出现变形和疼痛。

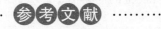

参 考 文 献

1. 周宗科,廖刃,唐佩福,等.中国骨科手术加速康复围手术期疼痛管理指南[J].中华骨与关节外科杂志,2019,12(12):929-938.

2. 梁锦前,赵宇.骨科常见疼痛管理临床实践指南(2018版)解读[J].骨科临床与研究杂志,2020,1(5):61-64.

3. 冷希圣,韦军民,刘连新,等.普通外科围手术期疼痛处理专家共识[J].中华普通外科杂志,2015,30(2):166-173.

4. 屈俊宏,宁宁,李佩芳,等.基于加速康复外科的骨科模式构建及效果评价[J].华西医学,2018,33(9):1168-1172.

5. 张林.快速康复外科理念在髋膝关节置换术中的应用研究进展[J].护士进修杂志,

2015,(4):303-306.

6. 王宇,张攀,韩文锋,等.快速康复理念在髋关节置换围手术期中的应用[J].实用骨科杂志,2017,23(2):110-113.

7. 庞小伟,王伟,马文娟,等.加速康复外科理念中多模式镇痛在TKA围手术期应用的效果分析[J].中国骨与关节损伤杂志,2020,35(4):397-399.

8. Rudolph JL, Marcantonio ER. Review articles postoperative delirium: acute change with long term implications[J]. Anesth Analg, 2011,112(5):1202-1211.

9. Siddiqi N, Harrison JK, Clegg A, et al. Interventions for preventing delirium in hospitalised non-ICU patients[J]. Cochrane Database Syst Rev, 2016 (3):CD005563

10. Guo Y, Jia P, Zhang J, et al. Prevalence and risk factors of postoperative delirium in elderly hip fracture patients[J]. J Int Med Res, 2016,44(2):317-327.

（钱会娟　孙雅妮）

第十二章
股骨颈骨折康复

骨折康复非常重要,是使患者恢复最佳功能和减少术后并发症强有力的手段。所谓"三分靠治,七分靠养"! 股骨颈骨折后不同治疗方法,康复要求和训练方法也不一样,本章将分节介绍。特别需要注意的是:对于股骨颈骨折患者,尤其是老年人,应叮嘱患者量力而行,循序渐进! 不要一味地训练,这样反而不利于恢复,甚至造成二次损伤。康复过程中遇到问题应及时和主刀医师或康复医师联系。

第一节　保守治疗康复

如果股骨颈骨折采取保守治疗,应用患肢牵引、穿钉子鞋等。早期患者需要严格卧床休息,这是骨折愈合的必要条件,康复锻炼要求慢速,首要保证骨折端无移位,可以不负重早期进行关节及肌肉的康复训练;后期有骨痂生长,需要在医生指导下逐步进行肌肉力量训练和下床活动训练。

一、骨折固定期

骨牵引/固定阶段(根据骨折断端愈合情况为6~8周),康复目的:减轻患肢疼痛、肿胀,早期行骨折固定后肌肉力量的训练。

(一)踝泵训练

如疼痛允许,就可以积极主动开始进行主动的屈伸足趾和踝关节,通过小腿肌肉收缩与舒张的挤压作用促进血液及淋巴的回流,减轻患肢肿胀,对预防下肢深静脉血栓有重要意义。具体的做法为:患肢放在床上尽量伸直,踝关节做最大程度的背伸和跖屈,将小腿的肌肉尽量绷紧,坚持5~10s,然后放松(图12-1-1),5min/组,1组/h,反复练习。

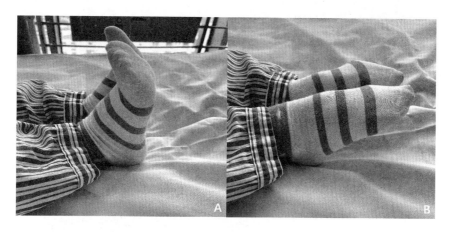

图12-1-1　踝泵训练的背屈(A)及跖屈(B)

（二）股四头肌及臀肌的等长收缩训练

此训练为自主地绷紧和放松大腿和臀部肌肉,练习时必须确保牵引的位置,不能移动肢体,不能产生膝关节屈伸动作(图12-1-2)。每天不少于300次,在不增加疼痛的前提下尽可能地多做。还要加强双上肢及健侧下肢的活动,如双手拉住吊环类装置等,每天适量进行主动活动训练,以维持良好的身体状态,避免肌肉萎缩、压疮等并发症的发生。

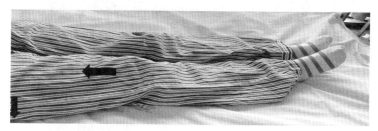

图12-1-2　股四头肌及臀肌的等长收缩训练

←表示股四头肌收缩方向,↓表示臀肌收缩方向。

二、早期

骨牵引拆除后,此时应进行膝关节和髋关节肌力及活动度练习。但要注意髋关节屈曲未达到90°前,只能半坐起(即半躺半坐),禁止正常姿势坐起。

（一）直腿抬高肌力练习

伸膝后直腿抬高至足跟离床15cm处,保持10s后缓慢伸直(图12-1-3)。10~20次/组,1~2组/日。

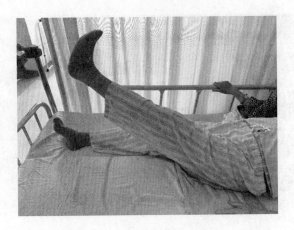

图12-1-3　直腿抬高肌力练习

（二）主动关节屈伸练习

在无痛或微痛且骨折稳定的前提下，动作幅度逐渐增加，缓慢用力，最大程度地屈膝、屈髋，保持10s后缓慢伸直（图12-1-4）。10~20次/组，1~2组/日。

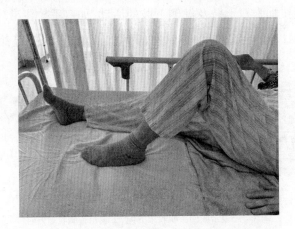

图12-1-4　主动关节屈伸练习

（三）下肢功能康复仪(CPM)训练

使用前要与患者沟通，取得患者和家属的配合。将患者的患肢置于CPM架上，在医务人员指导下，在无痛或微痛情况下逐渐增大训练角度（图12-1-5）。

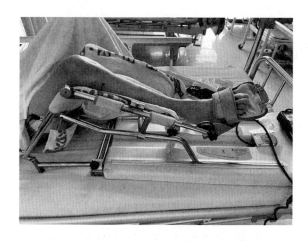

图12-1-5 下肢功能康复仪(CPM)训练

（四）开始下床扶拐行走

如患侧髋关节无明显疼痛或疼痛可耐受,可在拐杖或助行器协助下部分负重(小于1/4体重)(图12-1-6)。此时训练最好有家属在旁协助,防止摔跤,造成二次损伤。

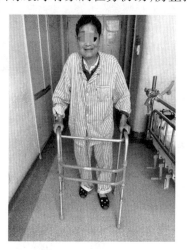

图12-1-6 开始下床扶拐行走

三、中期

通过X线或CT检查骨折愈合程度,确定允许的前提下可以开始增加负重,应强化下肢肌力和关节活动度训练,改善关节稳定性,逐步尝试患肢负重改善步态。

（一）负重及平衡练习

负重由1/4体重、1/3体重、1/2体重、2/3体重、4/5体重至100%体重逐渐过渡。5分/次,2~3次/日。

（二）关节活动度练习

坐位抱腿：开始前测量脚跟与臀部间距离，逐渐使距离缩短至与健侧腿角度相同。在髋关节感到疼痛处每次保持5~10min，1~2次/日。如果条件允许，可以使用固定自行车练习，轻负荷至大负荷，并逐渐降低座位的高度。每次20~30min，2次/日。

（三）腿部肌力练习

1. 后抬腿练习　患腿伸直向后抬起至足背离床面5cm为1次，30次/组，4~6组连续，组间休息30s，2~3次练习/日。

2. 卧位抗阻屈膝　俯卧于床上，患侧脚踝处负重或以绷带束于其上，进行最大范围内抗阻屈曲（图12-1-7），10次/组，每次保持10~15s，每次间隔5s，4~6组连续练习，组间休息30s，逐渐过渡至立位抗阻屈膝。此练习的目的是强化大腿后群肌肌力（腘绳肌），后群肌肉作为前群股四头肌的拮抗肌，在维持整个关节平衡和关节运动可控性的功能中起重要作用。

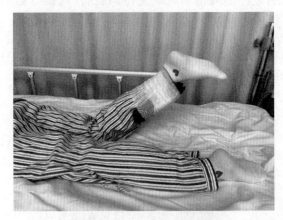

图12-1-7　卧位抗阻屈膝

3. 抗阻力伸膝练习　以沙袋为负荷在髋关节无痛的活动范围内进行伸膝练习（图12-1-8）。10次/组，每次保持10~15s，每次间隔5s，4~6组连续练习，组间休息30s。

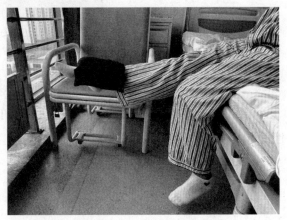

图12-1-8　抗阻力伸膝练习

（四）提踵练习

以双足或单足支撑,足跟离开地面站立一定时间,并保持身体平衡。每次2min,休息5s,3~5次/组,2~3组/日。

四、后期

骨折完全愈合,并具备足够牢固程度,此时进一步强化下肢肌力和关节稳定训练,全面恢复日常生活的各项活动。

（一）静蹲练习

背靠墙,双足分开,与肩同宽,逐渐向前伸,和身体重心之间形成一定距离,为40~50cm(图12-1-9)。同时身体已经呈现出下蹲的姿势,使小腿长轴与地面垂直。随力量增加逐渐加大大腿与小腿之间的角度,每次2min,间隔5s,5~10连续/组,2~3组/日。

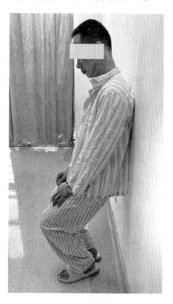

图12-1-9 静蹲练习

（二）跨步练习

包括前后、侧向跨步练习(图12-1-10),20次/组,组间休息45s,4~6组连续练习,2~4次/日。

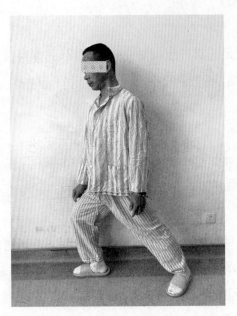

图12-1-10　跨步练习

（三）患侧单腿蹲起练习

先立正站好,抬头挺胸目视前方,之后抬起健侧下肢,以单侧患肢单独负重支撑和稳定身体,有控制地缓慢下蹲,根据力量的情况可以蹲30°~60°以避免出现"打晃""腿发软"为准,20~30次/组,组间间隔30s,2~4次/日。

第二节　内固定手术康复

股骨颈骨折行内固定手术后早期应卧床,避免患肢负重活动,以降低股骨头坏死的发生率。髋关节、膝关节和踝关节可逐渐行康复训练,防止肌肉萎缩,后期逐渐增加肌肉力量、关节活动性和协调性训练,使患者恢复至正常生活。

一、早期（术后2周内）

（一）踝泵练习

麻醉消退后开始活动足趾及踝关节,如可能即开始踝泵练习:通过小腿肌肉收缩与舒张的挤压作用促进血液及淋巴的回流。每组5min,1组/h。此练习对于减轻肿胀、预防下肢深静脉血栓,促进下肢血液循环具有重要意义,应认真练习。

（二）股四头肌等长收缩锻炼

足背屈，膝伸直，直腿抬高15cm，保持5s；负重2kg沙袋于踝关节同前锻炼，大于200次/日。在患髋疼痛不增加的前提下尽可能多做。

（三）等张收缩锻炼

双膝并拢屈曲90°，患侧下肢伸直5s再恢复；床边自然垂直小腿，交替伸直小腿（图12-2-1），大于200次/日。

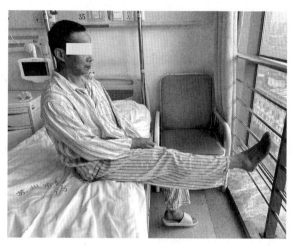

图12-2-1　等张收缩锻炼

（四）CPM训练

术后第3天开始CPM练习，第一天置15°，每次30min，1~2次/日，之后每天增加5°，逐步增加髋、膝关节屈曲角度，整个训练过程中保持髋关节外展中立位，练习后即刻冰敷20~30min。如有关节内明显发热、发胀的感觉，可再冰敷2~3次/日。

二、初期(2~8周)

此期加强关节活动度及下肢肌力练习，髋关节屈曲角度未达到90°前，禁止正常姿势坐起。

（一）直腿抬高和负重直腿抬高肌力练习

10~20次/组，1~2组/日（图12-2-2）。

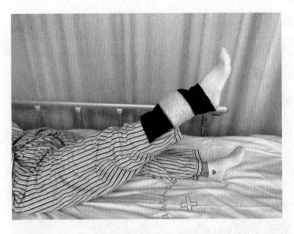

图12-2-2　直腿抬高和负重直腿抬高肌力练习

（二）主动关节屈伸练习

在无或微痛及骨折稳定的前提下，患者取坐位，足不离开床面，缓慢、用力、最大限度地屈膝、屈髋，保持10s后缓慢伸直。10~20次/组，1~2组/日。

（三）加大CPM练习角度

循序渐进，力争膝关节屈曲达120°，髋关节屈曲角度接近90°。

三、中期（9周至3个月）

通过X线或CT检查确定骨折愈合程度允许的前提下，继续强化关节活动度和下肢肌力训练，逐步尝试患肢负重。

（一）坐位抱腿练习

开始前测量脚跟与臀部间距离，逐渐使距离缩短至与健侧腿相同（图12-2-3）。在髋关节感到疼痛处每次保持5~10min，1~2次/日。

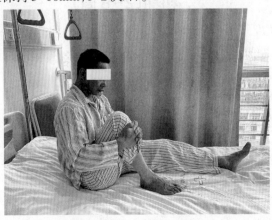

图12-2-3　坐位抱腿练习

（二）练习原地踩单车

由轻负荷至大负荷,并逐渐降低座位的高度。每次20~30min,2次/日。

（三）腿部肌力练习

1. 后抬腿练习(图12-2-4)　30次/组,4~6组连续,组间休息30s,练习2~3次/日。

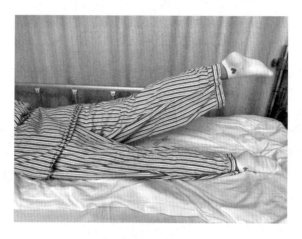

图12-2-4　后抬腿练习

2. 俯卧位抗阻练习　屈膝10次/组,保持10~15s/次,每次间隔5s,4~6组连续练习,组间休息30s。

3. 抗阻伸膝练习　以沙袋为负荷在髋关节无痛的活动范围内进行。10次/组,保持10~15s/次,每次间隔5s,4~6组连续练习,组间休息30s。

4. 提踵练习(图12-2-5)　每次2min,休息5s,3~5次/组,2~3组/日。

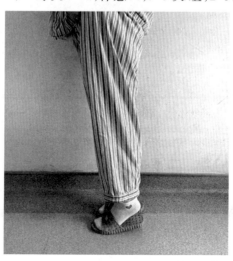

图12-2-5　提踵练习

（四）不全负重下地行走及平衡练习

复查X线或CT检查，若骨折愈合情况允许即开始部分负重（小于1/4体重）训练，此时应注意防止摔倒受伤。

四、后期（4~6个月）

在医生指导下逐步下地进行下肢康复训练，强化下肢肌力及关节稳定性，逐步恢复日常生活各项活动。

（一）负重及平衡练习

在骨折愈合程度允许的前提下，随着骨折愈合的牢固程度，负重由1/4体重向1/3体重、1/2体重、2/3体重、4/5体重至100%体重逐渐过渡。可在平板健康秤上让患腿负重，以明确部分体重负重的感觉。逐渐至可达到患侧单腿完全负重站立，每次5min，2次/日。

（二）跨步练习

包括前后、侧向跨步练习（图12-2-6），20次/组，组间休息45s，4~6组连续练习，2~4次练习/日。

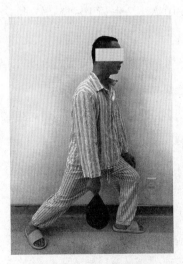

图12-2-6　跨步练习

（三）静蹲练习

随力量增加逐渐增加下蹲的角度（小于90°），每次2min，间隔5s，5~10连续/组。2~3组/日。

（四）患侧单腿蹲起练习

要求缓慢、用力、有控制(不打晃)(图12-2-7)。20~30次/组,组间间隔30s,2~4次/日。

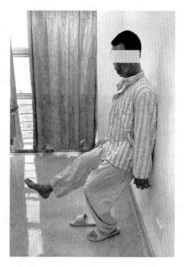

图12-2-7　患侧单腿蹲起练习

第三节　关节置换术后康复

股骨颈骨折关节置换术后患者应在医生、康复治疗师和护士的指导下进行康复训练,目标是使患者能够独立进行转移,安全上下床、坐椅、上厕所,能够使用助行器在平地上独立行走,能进行基本的日常生活活动等。但要注意在活动中应避免出现髋关节脱位的禁忌动作。

髋关节置换术后早期进行关节活动训练,对防止关节粘连至关重要。术后早期,伤口疼痛是正常的,可以在轻微疼痛下开展运动。如果患者的身体条件允许,鼓励患者尽早下地活动,可利用助行器进行部分负重及交替步态训练。先从平卧位到半卧位,从坐位到立位的练习开始,慢慢适应,然后再下床在助行器辅助下进行部分负重行走,此时应注意患者身旁应该有家属陪护,以防止摔倒等情况的发生,同时应避免长时间下地活动,循序渐进进行康复训练。

一、术后的正确体位与禁忌动作

(一)正确的体位摆放

1. 术后患者要保持仰卧位,下肢穿戴弹力袜,在两腿之间放一枕头,在患肢外侧另放一枕头以防止髋关节外旋。当需要侧卧时,尽量保持手术侧在下方;如果翻身手术侧在上侧时，应在两腿之间放一枕头，以降低髋关节脱位的风险（图12-3-1）。

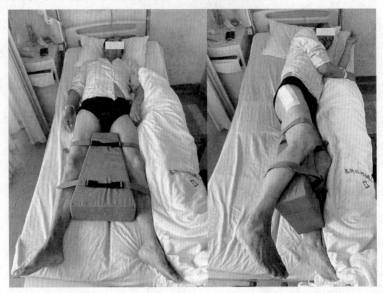

图12-3-1　始终在两腿中间放一枕头

2. 在走、立、坐、睡时尽量保持双腿竖直，避免双脚脚趾来回晃动（图12-3-2）。

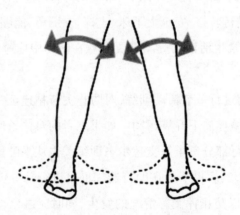

图12-3-2　尽量保持双腿竖直

3. 髋关节弯曲应保持在90°以内，避免膝关节高于髋关节，尽量使用图12-3-3示椅子保持姿势。

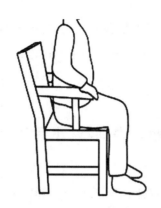

图12-3-3　髋关节弯曲保持在90°以内

（二）禁忌动作

1. 睡觉姿势　仰卧位是睡觉的最佳姿势,可以使髋关节在愈合过程中保持直立。如果要侧卧,在伤口未长好之前,尽量使患肢在下;如果患肢在上,应在两腿之间放一枕头,切勿交叠双脚;术后1~2周内尤为重要,最好保持到术后6周至3个月。

2. 坐椅子　坐椅子时要经常保持髋关节弯曲不能大于90°,避免坐矮板凳或者沙发,不要屈身向前,不要翘二郎腿,不要盘腿而坐。避免同一姿势久坐,建议坐30~40min起身行走一段时间。

3. 上厕所　马桶高度不能太低,坐在马桶上时髋关节弯曲不能大于90°。如果马桶高度不够需要增高或改装马桶。不能蹲着如厕,站起及坐下时要先把患肢伸直,健侧腿慢慢屈膝坐下。

4. 捡东西　最好让别人辅助或帮助捡东西;如果患者自己捡,注意不能弯腰,应向前跨出健膝,屈曲患肢蹲下捡物,或者使用器械帮助拾取。

二、初期康复训练(下床前)

（一）踝泵训练

从麻醉醒来后即可开始进行主动的屈伸足趾和踝关节,这样有助于促进血液及淋巴液循环,减轻肿胀,对预防深静脉血栓有重要意义。具体的做法为:患肢放在床上尽量伸直,踝关节做最大程度的背伸和跖屈,将小腿的肌肉尽量绷紧,坚持5~10s,然后放松,再继续练习,每次进行20~30组,每天进行3次。

（二）肌力训练

和踝泵训练一样,从麻醉醒来到下床行走之前都可以在床上进行股四头肌及臀肌的等长收缩训练,即自主地绷紧和放松大腿和臀部肌肉,每天不少于300次,在不增加疼痛的前提下尽可能地多做。同时加强双上肢及健侧下肢的活动,如双手拉住吊环类装置等,每天适量进行主动活动训练,以维持良好的身体状态,避免肌肉萎缩、压疮等情况的发生。

三、早期室内训练(术后2周内)

(一)坐位膝部伸展

双膝弯曲(原始状态)→保持双腿在椅子上,移动膝部让椅子下面的脚尽量向后且贴地,保持动作5s(图12-3-4)→缓缓使膝盖回到原始状态。双侧交替10次。

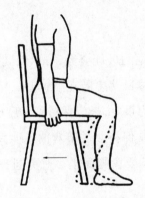

图12-3-4　坐位膝部伸展

(二)坐位踢腿

双膝弯曲→保持双腿在椅子上,慢慢伸展膝部抬腿前踢→保持动作5s(图12-3-5)→缓缓使膝盖回到完全弯曲的状态。双侧交替10次。

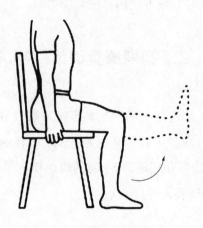

图12-3-5　坐位踢腿

（三）坐位踝泵

双足放松后平放在地面上→让踝关节尽量向上勾,然后向下压,如果动作正确可以感觉到小腿肌肉的收缩(图12-3-6),双侧交替10次。

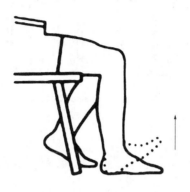

图12-3-6　坐位踝泵

（四）坐位髋关节内收

双膝弯曲(原始状态)→放置一个枕头或一条卷起的毛巾在双腿间→慢慢内收挤压枕头或毛巾,保持动作5s→缓缓使双腿回到原始状态(图12-3-7)。重复10次。

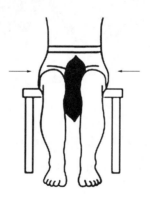

图12-3-7　坐位髋关节内收

（五）坐位髋关节外展

双膝弯曲(原始状态)→在靠近双膝的大腿部位环绕一根收束带或皮筋(要有弹性),慢慢分开双腿以抗拒弹性,保持动作5s(图12-3-8)→使双腿缓缓回到原始状态。重复10次。

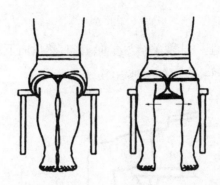

图12-3-8　坐位髋关节外展

（六）仰卧位桥式

双膝放松弯曲脚踩床（原始状态）→屈髋屈膝，双脚踩床，缓慢抬起臀部（图12-3-9），缓缓下降髋关节回到原始状态。重复10次。

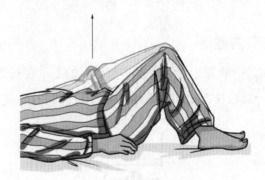

图12-3-9　仰卧位桥式

（七）仰卧位足跟活动

仰卧位双腿放松伸直（原始状态）→利用已手术治疗的腿，抬起膝盖让后脚跟滑向臀部→移动膝关节回到原始状态（图12-3-10）。重复10次。

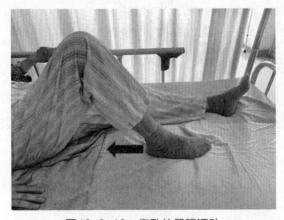

图12-3-10　仰卧位足跟活动

（八）臀部内收

双腿伸直→内收双侧臀部肌肉,保持动作5s(图12-3-11)。重复10次。

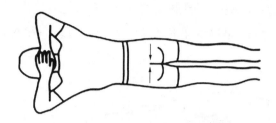

图12-3-11 臀部内收

（九）膝部伸展

卷起毛巾或毛毯放置在踝关节下使膝关节悬空(原始状态)→收紧大腿肌肉,按压膝关节,感受到膝盖后方有伸展,保持动作5s(图12-3-12)→缓缓使膝盖回到原始状态。双侧交替重复10次。

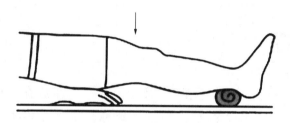

图12-3-12 膝部伸展

三、中期康复训练(术后2周后)

（一）仰卧位髋关节外展

术后2~3周后开始训练。

仰卧位伸直双膝,双腿稍稍分开(原始状态)→收紧腹部肌肉,保持膝关节伸直,慢慢移动腿部(手术治疗过)向外外展(图12-3-13)→缓缓使腿部回到原始状态。双侧交替重复10次。

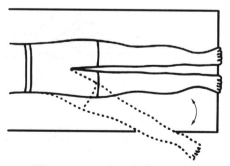

图12-3-13 仰卧位髋关节外展

（二）侧位髋关节外展

术后4周后开始训练。

保持未行手术治疗的一侧腿在下且膝盖弯曲，双腿间夹一枕头（原始状态）→保持手术治疗侧下肢的膝关节伸直，慢慢向上抬起腿（图12-3-14）→缓缓使腿部回到原始状态。重复10次。

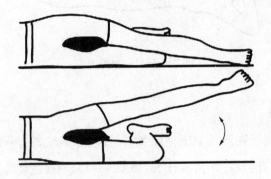

图12-3-14　侧卧位髋关节外展

（三）膝部抬高

术后4周后开始训练。

卷起几条毛巾或毛毯放置于膝盖下作为支撑，双腿放在毛巾或毛毯上（原始状态）→未行手术侧腿弯曲，另一条已行手术的下肢伸直，慢慢抬脚朝向天花板，保持动作5s（图12-3-15）→缓缓使双膝回到原始状态。重复10次。

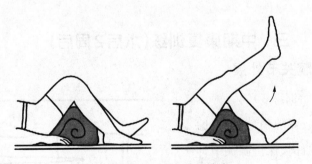

图12-3-15　膝部抬高

四、日常生活活动训练

（一）上下床

将助行器放在健侧腿旁，向床边移动身体，将健腿移到床下，防止患侧腿发生外旋，顺势将患侧腿移到床下,利用健侧腿和双手的力量站起来(图12-3-16)。上床次序相反,健侧先上床,患侧再上床。初次下床后可以先在床边扶着助行器站立5~10min,如无不适在床周行走数步,第二天再过渡到扶着助行器在病房内及走廊行走,每日训练3~4次,每次步行距离和步行时间逐渐延长,但每次不超过30min。

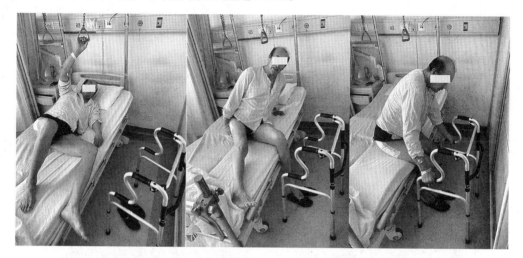

图12-3-16 上下床

(二)穿衣、穿鞋及穿袜

穿衣、穿鞋和穿袜最好能在家属的帮助下进行,如果能自己独立完成,需要使用辅助装置。穿裤时先患侧再健侧,以长柄钳或穿衣辅助器勾住裤头,放低至地面,先伸直患肢,并把裤管套上,然后穿另外一边,把裤头拉高至大腿,站起来把裤子穿好。脱裤时,把裤头推至低过臀部,慢慢坐下,将裤推至过膝,先把健肢抽出,然后用长柄钳或穿衣辅助器把另一边裤腿抽出,切勿提高患侧腿或弯身脱裤。穿袜时要在伸髋屈膝时进行,如果可以的话早期可以不穿袜。穿无需系鞋带的鞋,用长柄鞋抽避免弯腰提鞋。

(三)洗澡

在伤口愈合之后可以洗澡,站着或坐着均可。但应注意防滑、防摔跤,坐着洗澡时髋关节屈曲不能超过90°,涂抹沐浴露时最好使用具有长柄的浴球,不要弯腰、深蹲或者弯曲髋关节涂抹,最好使用淋浴,不要坐在浴盆里洗澡,以防发生意外。

(四)上下楼

有扶手栏杆的情况下,尽量扶好扶手栏杆确保安全地上下楼;如果没有1~2个扶手栏杆,可以使用拐杖或手杖来协助爬楼梯。上下楼时应穿着合适的鞋(尽量选择橡胶底鞋,而不要选择袜子或所谓的"防滑"鞋),始终确保周围楼梯光线充足且无杂物遮挡,尽量控制爬楼梯的速度,始终确保安全。

上楼梯时先将健侧迈上台阶,再将患肢迈上台阶(图12-3-17);下楼时,先将双拐移向下一个阶梯,再将患肢迈下台阶,最后将健肢迈下台阶(图12-3-18)。注意患肢应和健肢迈在一级台阶上,不能患肢直接再上或再下一级台阶。此外,可以做侧身上下台阶练习。

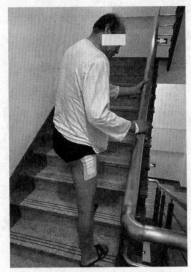 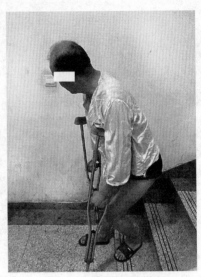

图12-3-17　上楼梯　　　　　　　　　图12-3-18　下楼梯

(五)进出车内

一般在手术后4周,主治医生根据患者恢复情况允许后可以进行进出车练习。在路边停车时,在汽车和路边之间留出足够的空间供患者和助行器/拐杖使用,以便可以在街道上离开汽车。患者坐车最好进入副驾驶而不是后座,因为副驾驶有更多的腿部空间和可调节的靠背,可以将座椅尽可能向后移,以减少拥挤感。注意髋关节屈曲不得超过90°,座位过低时,可能需要枕头或毯子垫高。

进车步骤:起身之前锁住轮椅的两个轮子,如果医生有类似建议,请使用助行器等辅助设备完全站立,慢慢步行到汽车的副驾驶门口,用助行器/拐杖倒行向汽车,直到感觉汽车座椅已靠在腿后部,可使用仪表板、座椅或门框作为支撑,避免使用车门作为支撑,因为车门可能会移动导致患者失去平衡,接着像坐在椅子上一样,慢慢地坐在座椅上,旋转双脚,然后慢慢将双腿抬入车内(图12-3-19)。如果感觉不适或行动困难,可以一次抬起一条腿。下车逆行实施上述步骤。

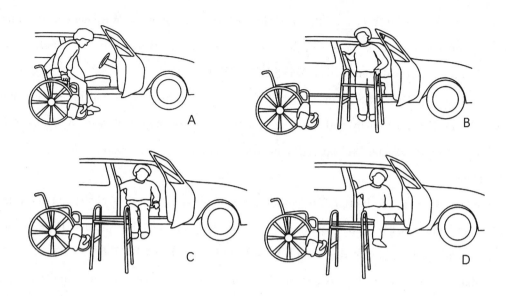

图12-3-19 进车步骤,从A到D

五、其他注意事项

注意合理饮食,营养均衡全面,保证获得足够营养,促进身体恢复。在日常生活中,为防止髋关节脱位,要注意3个月内禁止快步走、踢足球、打篮球、跳跃等剧烈活动及从事重体力劳动、性生活等。

康复训练是艰苦的,需要持之以恒。逐渐增加训练时间和训练强度,进行髋关节外展肌等肌肉力量的锻炼,注意关节活动及负重的训练,循序渐进地增加活动量、活动时间、活动范围。建议出院后1个月、3个月、6个月定期至医院复查,通过医师的评估,予以康复训练指导。如果有异常情况发生,如关节肿胀、疼痛、伤口渗出,伤口周围皮肤发红、发热,活动后、摔倒后、扭伤后、姿势不当后出现关节疼痛,应及时至医院就诊处置。

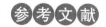 参 考 文 献

1. Kerschan-Schindl K. Prevention and rehabilitation of osteoporosis. Wien Med Wochenschr, 2016 ,166(1-2):22-27.

2. Bai D, Tokuda M, Ikemoto T,et al. Effect of types of proximal femoral fractures on physical function such as lower limb function and Activities of Daily Living. Phys Ther Res, 2020, 24(1):24-28.

3. Li T, Yang S, Hu F,et al. Effects of ankle pump exercise frequency on venous hemodynamics of the lower limb. Clin Hemorheol Microcirc, 2020,76(1):111-120.

4. Xu R, Zuo H, Ji Y,et al. Effects of Short-Term Limitation of Movement of the First Metatarsophalangeal Joint on the Biomechanics of the Ipsilateral Hip, Knee, and Ankle Joints During Walking. Med Sci Monit, 2021(Mar 5), 27:e930081.

5. Watson SL, Weeks BK, Weis LJ, et al. High-Intensity Resistance and Impact Training Improves Bone Mineral Density and Physical Function in Postmenopausal Women With Osteopenia and Osteoporosis: The LIFTMOR Randomized Controlled Trial. J Bone Miner Res,2018, 33(2):211-220.

6. Zhang K, Qi J, Zuo P,et al. The mortality trends of falls among the elderly adults in the mainland of China, 2013-2020: A population-based study through the National Disease Surveillance Points system. Lancet Reg Health West Pac, 2021, 24(19):100336.

7. Zak M, Krupnik S, Puzio G, et al. Assessment of functional capability and on-going falls-risk in older institutionalized people after total hip arthroplasty for femoral neck fractures. Arch Gerontol Geriatr, 2015, 61(1):14-20.

8. Merloz P. Optimization of perioperative management of proximal femoral fracture in the elderly. Orthop Traumatol Surg Res, 2018 ,104(1S):S25-S30.

9. 张弛,姚振均,杨轶,等. 复旦大学附属中山医院髋关节置换康复手册(2021版).

（陈金　孙俊）

附录 大事记

1. 1822 年，Astley Cooper 教授首次描述股骨颈骨折，并将之与股骨转子间骨折区分看待。提出股骨颈骨折的关节内骨折和关节外骨折分型，因此 Cooper 也被称为"股骨颈骨折分型第一人"，而 1822 年可认为是现代股骨颈骨折元年。

2. 1858 年，德国医师 Langebeck 实施了历史上第一例股骨颈骨折内固定手术，但患者死于术后感染。

3. 1875 年，德国医师 Franz Konig 成功地进行了第一例股骨颈骨折经皮内固定手术，并且取得了不错的效果，成为"股骨颈骨折内固定成功第一人"。

4. 1902 年，Whitman 提出牵引内旋复位。

5. 1910 年，法国医师 Pierre Delbet 将股骨上端骨折分为 4 型：头下型、经颈型、基底型和转子间型。并总结出骨折线越接近于股骨头，骨折近端血供越差。

6. 1923 年，Smith-Peterson 在波士顿提出"铸模关节成形术"的概念，设计了玻璃杯关节，被认为是髋关节置换术的鼻祖。

7. 1925 年，Marius Nygaard Smith-Petersen 首次设计出三翼钉，并开创 Smith-peterson 入路切开复位内固定股骨颈骨折。此后 Westcott 和 Johansson 等人对切开复位内固定方法进行改良，开始采用术中透视，闭合复位内固定术。

8. 1935 年，骨折张力带固定原理的提出者，德国医师 Friedrich Pauwels 提出了 Pauwels 分型方法，该分型较直观地描述了对股骨颈骨折稳定性的判断及治疗方法的选择，至今仍为临床所用。

9. 1938 年，美国医师 Henderson 首次发表了应用空心加压螺钉内固定治疗 14 例股骨颈骨折，临床效果满意。

10. 1939 年，Wiles 提出全髋关节成形术的概念，设计并应用不锈钢全金属人工髋关节，成为现代全髋关节置换的先驱者。

11. 1941 年，美国骨科医师协会（AAOS）更新了股骨颈骨折的治疗建议，建议对股骨颈骨折使用"三翼钉"内固定。

12. 1951年，波兰 Ernst Pohl 医师设计了动力髋螺钉（DHS）。

13. 1961年，英国医师 Garden 根据骨折的 X 线表现将骨折分为不完全骨折、完全骨折无移位、完全骨折部分移位和完全骨折完全移位4个类型。该分型最大的优点在于简略而直观，既可较客观地描述骨折的严重程度，还在一定程度上关联骨折不愈合率与股骨头缺血坏死率。

14. 1974年，Garden 教授首次提出评估复位质量的 Garden 分型，其中复位不可接受者具有更大的股骨头坏死、骨不连风险。

15. 1976年，英国医学研究委员会就得出"三翼钉不适用于有移位的股骨颈骨折"的结论，此后"三翼钉"逐渐退出股骨颈骨折的治疗历史。

16. 1987年，AO 创始人 Muller 教授等人提出了长管状骨骨折的综合分类系统，即所谓"AO 分型"。

17. 2014年，土耳其医师 Gumustas 首次在文献中报道了偏轴螺钉技术，并采用模型骨证实此种内固定方式具有更佳的生物力学稳定性。

18. 2015年，Hassen Mir 首次提出在传统三枚螺钉基础上增加一块 Buttress 钢板来抵抗骨折断端的剪切力。

19. 2017年，应用于临床的股骨颈动力交叉螺钉（FNS），由 AO 内固定协会 LEEG（下肢专家工作组）和强生 Depuy Synthes 公司合作开发。

（姜达君）